生命とは何ぞや

生と死の総合科学的解明

沢登佳人
SAWANOBORI YOSHITO

現代人文社

生命とは何ぞや

生と死の総合科学的解明

宇宙超出学にはじめて接する人へ

宇宙船地球号は今どこに向かおうとしているのでしょうか。地球上では、地球温暖化、異常気象の多発、環境汚染、森林伐採など、生態系の危機を警告する事態が進行しています。世界の総人口は六七億人と推計されていますが、六七億人が先進国と同じ水準でエネルギー消費を拡大していったならば、世界がパンクすることは目に見えています。私たちは着々と人類絶滅の道へと突き進んでいるのではないか、そう思えてきます。

しかし同時に、こうした地球規模の危機は、この地球が私たち人類全体にとってかけがえのないものであるという意識を私たちに芽生えさせています。ガイア理論という考え方があります。一九六〇年代にジェームズ・ラヴロックによって提唱された仮説ですが、生物は環境に適応するだけでなく環境を改変するものであり、地球は、たえまない生物との相互作用を続けながら一つの巨大な生命体を形作っているとする理論です。この考え方は地球環境の危機が表面化する中で多くの賛同者を得る理論になっています。

私たちはひとつの存在です。現代ほど、このことが実感をもって感じられる時代はないのではないでしょうか。しかし、世界はどのようにひとつの存在なのでしょうか。人と人とはどのようにつながっているのでしょうか。私たちはこの世界とどのような関係にあるのでしょうか。改まって聞かれるとこれに答えるのは容易ではありません。私たちがほんとうにひとつの存在であれば、国家間の戦争や人種間の紛争はなくなるはずですし、これほどまでに地球環境を悪化させることもないはずです。しかしそれでも、世界はひとつなのです。この全存在の全体構造（ひとつの生命の働き）を解明したのが「宇宙超出学」の思想です。

最初に、宇宙超出学を理解するための鍵となる二つの考え方に簡単に触れておきます。ただし、この二つの考え方はそれが卓越した思想であるが故に、常識的な頭にはなかなか受け入れ難いという特徴があります。思考のコペルニクス的転換を求めるのです。

ひとつは「物質は未来の諸可能性である」という考え方です。これを聞いて即座にその意味するところを理解できる人は少ないでしょう。私たちは、私たちが認識するしないに関わらず、この世界（物質）は存在すると考えています。しかし、「私たちの認識を離れてこの世界は存在しない」のです。物質は私たちが認識することによって「実在」となるのです。この考え方は、量子力学のいわゆる「コペンハーゲン解釈」の系譜に属するものではないかと気付かれたとしたら、あなたは相当物理学に造詣の深い人です。「月はわれわれが見ているときにだけ存在するのか」という言葉はアインシュタインが観測行為と実在とを結びつけようとするコペンハーゲン学派に対して批判を込めて述べた言葉ですが、かの大天才アインシュタインでさえこの考え方を受け入れることはできませんでした。

しかし、あまり難しい理論を持ち出さなくても、私たちの認識を離れてこの世界が存在しないというのは、私たちの感覚と合致しています。実際のところ、私たちが目で見、耳で聞き、触って感じている世界が私たちの知る世界ですから、「私たちの認識を離れて世界は存在しない」というのは私たちの実感そのものです。この意味で宇宙超出学は、偏見を取り払った後の、私たちの純粋な直観を理論化した思想であると言えるでしょう。以上の点は二頁以下（総説第一章）および八四頁以下（各説その一第一章以下）で解説されていますので、ぜひ吟味してみてください。

もうひとつのポイントは、「生命（全存在）は物質宇宙を無数回作り変えて、その全体を参照して現宇宙における地球生態系を創造している」という考え方です。すなわち宇宙の繰り返しの再生の思想です。これによって沢登思想は、従来の「自己超出論」という呼び名から「宇宙超出論」へと発展しました。ここで詳しい説明は出来ませんので、ぜひ四〇頁以下（総説第三章）と一二二頁以下（各説その一第四章）をお読みいただき、宇宙の再生・進化とはどういうことなのか確認してください。とくに一一一頁以下では、現代宇宙論と宇宙超出学との関係が論じられています。二〇〇八年度のノーベル物理学賞は、南部陽一郎、小林誠、益川敏英の日本人三人が受賞しましたが、三人の受賞理由に共通するのは「対称性の破れ」という考え方でした。この概念は宇宙の誕生を考える上で鍵となる概念ですが、本書は、「対称性の破れ」の解明を糸口として、「現宇宙はどのようにして生まれたのか」を分析しています。この他にも、本書では、これまで「なぜ」について答えた者がいない理論物理学の根本問題について解答を与えています。これらの考え方については「仮説」に過ぎないという批判はありうると思います。しかし、この仮説は様々な現代理論物理学が明らかにした知見と合致するものですので、むしろこの点については、宇宙論に関心を持つ方々に批判的に検討していただきたいと思うのです。

また、本書をはじめて手にされた方は、興味のあるテーマから読まれるのもよいと思います。二〇四頁以下（各説その二第二章）では、「宇宙人（地球外生命体）は存在するのか」が論じられています。かつてはタコのような火星人が宇宙人の代名詞でしたが、二〇〇八年に火星探査機フェニックスが火星の土壌から水の存在を確認したことによって、今また火星には原始的生命体が存在するのではないかという期待が高まっています。もし火星に生物が存在することが確認されれば、もっと地球に似た環境にある惑星には、さらに高度に発達した生命体が存在してもおかしくないはずです。しかしながら、宇宙超出学は地球外生命体の存在を明快に否定するのです。宇宙人の存在を期待する私としては少々残念な結論ですが、なぜ宇宙超出学は地球外生命体の存在を否定するのでしょうか。その理由については本書の説くところをじっくりと検討してください。

二二二頁以下（各説その三第一章）では、「死後の世界」が取り上げられています。このテーマは古来より人類の宗教心の源泉ともなってきた興味の尽きないテーマです。本書では、「私たちは死んだらどうなるのか」について相当に踏み込んで論じていますので、学会会員の知的関心を呼び起こし、様々な質問が寄せられました。この質問にも丁寧に答えています。ここでの論理がいまひとつよく理解できなかったら、「総説」に戻って宇宙超出学の説くところを読み直してみてください。

問題関心は人それぞれでしょう。私自身は人権（人間の尊厳性）の根拠としての宇宙超出学の思想に関心があります。自分の知りたい観点、答えてもらいたい問いに宇宙超出学はどう答えるのか。各自の疑問に対する答えを探して読まれるのもよいと思います。

本書の最後に、安藤雅裕さんに作成していただいた沢登先生の詳しい著作目録を載せました。宇宙超出学に関心を持たれた方はぜひ、これらの著作にも挑戦してみることをお薦めします。

なお、本書は、沢登佳人先生が傘寿を迎えられたことをお祝いして、宇宙超出学会会員が出版を企画したものです。沢登先生が最近執筆された論稿を中心とし、宇宙超出学をよりよく理解してもらうために書き下ろした論稿を加えて、沢登先生自身に全体を再構成していただきました。編集作業は宇宙超出学会事務局の高見優さんが全体のとりまとめをし、原稿の電子化については、武林正和、梅田豊、藤田悦史、安藤雅裕、牧野えり子各氏および私が担当しました。お忙しい中ご協力いただいた会員の皆様には心よりお礼申し上げます。

高内寿夫（國學院大學教授）

広大深遠な生命の世界への誘い

みなさんは、こう考えてはいませんか。「人間はひとりひとり一つずつ自分だけの生命を持っている。」「物質としての自分のからだと環境は、自分の生命とは別の存在である。」「生物出現以前、今から百三十億年ほど前に物質宇宙が生まれて進化し今の銀河集合宇宙になった、と物理学者から聞いているが、それは純然たる物質現象で生命とは無関係だ。」と。

またある人は、生物学者からこういう話を聞いてそれを信じていませんか。「三十八億年前に地球上で何種類かの物質が偶然集まり結合して最初の生物となり、その生物である物質が突然変異で新形質の生物になり、そのうち自然淘汰（自然選択）の篩《ふる》いにかけられて生き残ったものが新種の生物に進化することを重ねて、今の地球生態系を創り上げた。」と。

これらの生命観がおそらく今日の一般常識でしょう。しかし、このような考えに固執している限り、生命の実体は決して見えて来ません。

本書は、物理学、化学、生物学その他現代諸科学の最新の知識を集め互いに照らし合わせて正誤を見定め、正しいものを綜合してその指し示す所に忠実に従い、以上のような常識を根底から覆します。そして発想を百八十度転換し

て、次のような壮大で複雑・精緻・巧妙極まりない生命の統一的・体系的な構造を明らかにして行きます。すなわち

生命は各個人・各生物個体に個別に宿るのではない。全物質宇宙とそこに棲む全生物との全体である「全存在」の一つの生命のみが存在し、各個人・各生物個体は全員でその一つの生命をひとしく共有している。全存在の一つの生命のはたらき（生命活動）が、物質宇宙全体を創造し進化させて、その中に地球のような生物の棲むに適する星を創り、そこで諸生物とその生態系を創造し進化させる。各個人・各生物個体は、全員が全存在のこの事業を推進する同志である。全存在が創造する物質宇宙と生態系は進化の果てに消滅するが、全存在は一つの物質宇宙におけるただ一つの生態系の創造・進化を終えるごとに、その経験を参照して前者よりさらに進化した新たな物質宇宙と新たな生態系を創造し進化させることを永遠無限に繰り返している。このように全存在は永遠不滅の生命主体、無限不断の創造・進化者である。そして全存在の永遠不滅の生命を共有する各個人・各生物個体もまた、全存在が新宇宙を創造するごとに、そこで新たな生物個体・生態系として蘇り、新たな進化を無限不断に繰り返して已む時が無い。

常識に背くことを恐れず真実を追求して已まぬ情熱と勇気を持つ人に対してのみ、生命は惜しみなくその全貌を開示してくれます。さあ、魅惑に満ちた生命の世界へどうぞ。

沢登佳人

生命とは何ぞや

生と死の総合科学的解明

――目次――

各説その三

死生一体論――各生物個体の理知的生命活動は、死後も、生きている生物個体の理知的生命活動に一体化し、全存在の一ペルソナとして永遠に自己超出し続ける

補遺

本書に転載、引用または参照されている著者自身の著作一覧

『存在と文化 第一巻　自由意思の基本構造』	一九七一年	風媒社
『　同　　第二巻　社会史の法則』	同	風媒社
『　同　　第三巻　存在の諸次元と文化の諸相』	同	風媒社
『権力止揚論』	一九八一年	大成出版社
『宇宙超出論』	一九九〇年	白順社
『宇宙超出への道』	一九九二年	白順社
『本能知と理知』	二〇〇三年	白順社
「トマス・アクィナスの所有権理論と人民主権論」	一九九四年	『白鷗法学』（白鷗大学法学部紀要）創刊号

「昔の商人と今の企業、昔の王様と今の国家」　一九九六年　『白鷗法学』六号

「新しい革命への道」　一九九七年　『白鷗法学』九号

『法の基本構造』　一九六八年　風媒社

『法学』　一九七三年　風媒社

「特殊相対性理論・光速度不変原理と宇宙超出学との論理的関係について」　二〇〇四年　『宇宙超出』（宇宙超出学会機関誌）二八号

「一般相対性理論と宇宙超出学との論理的関係について」　二〇〇四年　『宇宙超出』二九号

「現代物理学の宇宙論と宇宙超出学との論理的関係について――全存在はどのような手法で時空を創造したのか」　二〇〇四年　『宇宙超出』三一号

「（続）現代物理学の宇宙論と宇宙超出学との論理的関係について――全存在はどのような手法で時空を創造したのか」　二〇〇四年　『宇宙超出』三三号

「生物進化論の再検討――進化は地球生態系の相転移である」　二〇〇六年　『宇宙超出』三六号

「地球外生物存在否定の論理」　二〇〇七年　『宇宙超出』四〇号

「死生一体論――宇宙超出学に基づく死生一体の論理的且つ実証的な証明」　二〇〇七年　『宇宙超出』四一号

「〝死生一体論〟への疑問に答えることを通して、宇宙超出の原理を再確認し、死生一体の理を闡明する」　二〇〇八年　『宇宙超出』四二号

「　同　（続き）」　二〇〇八年　『宇宙超出』四三号

第一部 総説

第一章

生命活動は自己超出である
――物質は自己超出において選択される未来の可能性である

第二章

生命活動＝自己超出の窮極の主体は地球生態系である
――本能知と理知

第三章

超宇宙叡智を参照して行う物質宇宙および地球生態系の創造・進化が、全存在の自己超出＝宇宙超出を構成する

第四章

全存在はなぜ多種多数の生物に岐れて自己超出しなければならないのか
――各生物個体・各個人は全存在の一ペルソナである

第五章

生命活動＝自己超出には、全存在自身の超宇宙叡智に直接基づく本能知的生命活動と、全存在が各生物個体の自由意思に委ねた理知的生命活動とが在る
――理知の仕組み

第六章

本能知と理知との関係から生じる、各個人の孤独感・無常感・無力感・優越欲・支配欲および自己中心的利己的欲望・責任感の欠如
――理知的自己超出＝真・善・美

第一章

生命活動は自己超出である——物質は自己超出において選択される未来の可能性である

無限に繰り返される生命活動

「生命」とは「生きること」です。生きるためには、物質としての「からだ」とその環境とを物理的に「変化」させること「動」かすことが必要です。その意味を篭めて生きることを「生命活動」と呼ぶことにします。

人間の生命活動には「本能」的あるいは「生理」的な活動と、「理知」的つまり考えて行う活動とが在ります。前者は、熟睡中など後者と無関係に独立して行われるときには「無意識」に、つまり自覚無しに行われます。後者は、常に前者と一体になって「意識」的に、つまり自覚を持って行われ、そのときには前者の一部も意識的に自覚を持って行われます。自覚を持って行うとは、行おうとする意思によって行うことですから、この点に着目して理知的生命活動を「自由意思」的行為と呼ぶこともあります。

理知的生命活動と無関係に本能的・生理的生命活動をしているときには、活動主体である個人、例えばあなたや私には、しているという自覚がありませんから、自分がどのように活動しているかを自ら認識することはできません。これに対して理知的生命活動には自覚が伴いますから、活動主体である個人・あなたや私は、反省によって自分がどのように理知的生命活動をしているかを自ら認識することができます。

一例として、私が街に出かけて空腹を感じ最寄りのレストランに入ってから、どのように生命活動をするかを反省してみましょう。私はまずメニューを見て、そこに載っている多種類の料理の中からそのどれかを、自分の意思で自由に選んで食べることができることを知ります。そこで私は、過去に自分がそれらの料理を食べた経験、すなわちそのとき自分が各料理ごとに感じた美味しさ・不味さや満腹度、先ほどメニューを見て確認した各料理の値段、家を出るときに確認した自分の財布の中身などを想い出し、それらの記憶を互いに照らし合わせて、最も手頃な値段で自分の嗜好にも合い、空腹を満たすに足る熱量の料理を選んで注文します。

このほか私自身のさまざまな理知的生命活動を反省してみると、それらすべてに共通の次のような構造が在ることに気付きます。すなわち、「私は、自分の複数の過去体験を想い出し互いに照らし合わせて、これから（＝未来に）行うことのできる複数の行動（＝からだと物質環境の変化）の中から、最善と判断する行動を選んで今（＝現在）実行する」ということです。もっと正確且つ簡潔に表現すると、「私は、私自身が過去に行なってきた理知的生命活動の統一的意味連関（＝相互関係の認識＝知恵）を参照して、私のからだとその物質環境の未来のさまざまな変化の可能性の中から、最善と判断する可能性を選んで定在化（＝実行）する」ということです。そのことの全体が、現在（＝今）私が行う理知的生命活動にほかなりません。

さて、私が現在の理知的生命活動を行い終わるや否や、その生命活動は直ちに私の新たな過去体験となって、それ以前の過去体験の統一的意味連関に組み込まれて、これを一層高次の統一的意味連関に進歩・発展させます。すると、私のからだとその物質環境が変化し過去体験の統一的意味連関が進歩・発展したのに対応して、私のからだとその物質環境の新たな未来の諸変化の可能性を発見し、創造します。そこで、この進歩・発展した新たな過去体験の統一的意味連関を参照して、新たに発見・創造した未来の諸変化可能性の中から最善の変化を選んで定在化する、私の新たな現在の理知的生命活動を行います。そして私がその現在の理知的生命活動を行い終えるや否や、その生命活動は直ちに私のさらに新たな過去体験となって……以下、上記の過程を循環して無限に繰り返します。

このようにして私の生命活動は、私自身の過去体験の統一的意味連関である私の知恵を無限に進歩・発展させ続け、それに応じて私のからだとその物質環境の未来の諸変化可能性を無限に発見・創造し続け、その諸可能性の中から無限に選択・定在化し続けます。

生命活動の実体である、自分の知恵の無限の進歩・発展、自分のからだと物質環境の新たな諸変化可能性の無限の発見・創造および前者を参照して行う後者の中からの選択・定在化の無限の循環、それが「自己超出」です。「自己の知恵と可能性を乗り超えて、より進歩・発展した知恵とより豊かな可能性である新たな自己へと出で立つ」という意味です。抽象的な説明ではわかりにくいと思いますから、以下その内容をもっと詳しく具体的に解説しましょう。

知覚体験の想起と意味連関の形成

たとえば、物心づいた子供が、初めて黄色のタンポポの花とオレンジと帽子とを、この順でつぎつぎに見て記憶していた場合を、想定しましょう。これらの体験は、色の知覚と呼ばれている身体の生理作用＝本能的行動の共通の型を含んでおり、幼児の心は多くの場合、その共通性を手がかりにして、オレンジを見たときにはその前に見たタンポポの色彩知覚体験を、帽子を見たときにはその前に見たタンポポとオレンジの色彩知覚体験を、意識野に呼び出します（＝想起します）。

自由意思的行為者であるその幼児は、自分の行動に影響を与えそうな事物を認識したら、それにどう対処するのがこの際一番善いかを判断して、善いと判断する行動を選択的に行わなければなりませんが、そのためにはまず、それが何ものであるかを知らなければなりません。それを知るために、意識下に記憶として蓄えられた過去体験群の中から、咄嗟に、それへの反応として今自分が行なっている生理作用と同型の生理作用を含む過去体験を探し出して意識野に呼び出し（＝想起し）、この対象はこの過去体験の対象と同類ではないかなと調べるわけです。

対象への反応には、色彩知覚以外に、形・大きさの視覚、音の聴覚、味の味覚、においの嗅覚、肌ざわりなどの触覚（以上五官による知覚）、内臓感覚と呼ばれる身体各部位の存在知覚などがありますが、現対象の知覚と色彩知覚について同型であることを手がかりにして想起された過去体験は、他の種類の知覚についても現対象の知覚と同型か否かを調べられます。すると、色彩知覚についてだけ同型で、他については同型でないことがわかります。その結果、幼児の意識において「色」の知覚という観念が他の諸知覚から区別され、タンポポとオレンジと帽子とは、「同じ色」を持つものという意味によって互いに結び付けられます。こうしてこの三者は、「統一的な意味連関」を形成するのです。

その後、同じ手続きを踏んで、赤いチューリップとリンゴと着物が、同じ色を持つものという統一的意味連関を形成したとします。このとき幼児である自由意思的行為者は、型は違うけれど対象に対する生理的反応の生ずる身体の部位（器官）が同一であることに着目して、何か関係があるかもしれないから調べてみようと考えて、タンポポとオレンジと帽子とを同じ色を持つものという意味で結び付けて統一的意味連関を作った過去体験を想起し、それらを互いに比較して、使う器官は同じで型のちがう生理的反応の存在を知ります。これによって、「色」という上位観念の中に「黄色」と「赤色」という異なる下位観念が含まれる、という新たな統一的意味連関が形成され、その中で六つの過去体験が結合されます。

「タンポポ」が持つ意味

このように、たった六つの知覚体験が幼児の心の中で結合されて統一的意味連関を形成する過程でさえ、解説するのにこれだけの字数を必要とするのですから、あなたのように高度に発達した自由意思的行為者が、年齢を増すにつれ、つぎつぎに増加する無数の過去体験を結び付けてどんなに複雑な統一的意味連関を作り上げて来たかは、想像に余りがあります。そして、この意味連関が複雑でしかも緊密なもの、つまり高次元のものになって行けば行くほど、その要素である個々の過去体験が担う意味は、広く深く精密で微妙なものになって行きます。

先例でも幼児が最初に見たタンポポの花は、それ自身だけでは何の意味も持たなかったのに、オレンジや帽子を見た段階で「色を持つもの」という意味を与えられ、さらにチューリップやリンゴや着物を見た段階で「(色の中で特に)黄色い色を持つもの」という意味を与えられましたね。あなたの今日までの人生行路において、このような手続きが数限りなく積み重ねられて来た結果、今あなたの心の中のタンポポは、「春になると、田舎の道端や小川の土手に冬を越えて生き続けた長く深い根から葉や茎を出し、または種子から発芽し成長して雑草とまじって長いまっすぐな茎の頂にただ一個の可愛い庶民的な感じのする無数の小さな花が集合した頭花を開き、ギザギザがライオンの歯に似ているのでフランス語で『ライオンの歯（ダン・ド・リオン）』と呼ばれる細長い葉を茎の根元から地面にそって四方八方に広げ、やがて蜜を吸いに来た昆虫によって花粉を媒介されて一つ一つの小さな花が、長い柄の先に綿毛を付けた小さな種子を結び、それが春風に乗っていずれともなく飛び去って、落ちた場所の条件がよければ来春また同じように発芽し成長し開花し稔り種子を四方に飛ばし、やがて根を残して葉や茎は枯れて消滅する、近ごろは開発が進んで町ではめったに見られず、在っても人や車に踏みつけられ、学校通いと塾通いに明け暮れる子供たちに無視されているが、昔、幼稚園や小学校の行き還りにその花や綿毛の実と戯れて道草した憶い出と重なって、年寄りの郷愁、感傷を誘う、被子・双子葉・合弁花類・キク科の植物」という文章で表される諸々の意味の塊に成長しましたね。そしてさらに、この文章中の言葉の一つ一つ、例えば小川、土手、昆虫、花粉、春風、学校、塾が指すあなたの過去体験の意味は、それぞれにこのような長い文章で表さねばならぬ豊富で微妙な内容を持っており、それに加えてさらにその各文章中の言葉の一つ一つが……というわけですから、結局それらの意味を全部合わせたものが、あなたの「タンポポ」が持つ意味なのです。

それを思うと、今のあなたは、物心づいたばかりの頃のあなたとは、別人のような成長ぶりですね。いったいぜんたい、何がどこからやって来てあなたに付け加わったから、こんなに成長したのでしょうか。人生行路の間に出遭ったものが、経験として外から付け加わったからでしょうか。確かにそのことがなければ、成長は不可能だったでしょう。しかし、それだけではなさそうです。

人間の成長と真理の湧現

幼いあなたが外で出遭ったのは、あるタンポポ、オレンジ、帽子、チューリップ、リンゴそして着物でしたね。その六つの物を見た体験が、そのままただ、あなたの記憶の中に溜っているだけでは、あなたは、色の観念も持たず黄色と赤色の区別も知らぬ永遠のバカにとどまったでしょう。あなたが右の体験を通してそれらの観念を持ち区別を知るようになったのは、あなた自身がそれらの体験を、前述のような論理的関係によって互いに結び付けて、統一的意味連関に形成し、その中で一つ一つの体験に、それまでどこにも——あなたの外にも内にも——まったく存在していなかった意味を与えたからです。そして、このような手続きの積み重ねが、あなたを、今のような素晴らしく利口なあなたに成長させたのです。

ですから、あなたがこれからどうしたらよいかを知るために、これまでに記憶して来た諸過去体験の中からどれかを想起・参照して、これからしようとすればすることのできるさまざまな生命活動、すなわち未来の諸可能性の中からどれかを選択的に定在化（現実化、実現、実行）して、それを既に行なった過去の生命活動体験に変えて、先に記憶していた過去体験群に引き渡すとき、過去体験はたんに引き渡された分だけ量的に増加するのではなく、これまで他の過去体験と結び付いて統一的意味連関を形成することができずバラバラの経験にとどまっていた旧い過去体験が、新入りの過去体験と結び付いて新たな統一的意味連関を形成することにより、または、すでに形成されていた諸過去体験の統一的意味連関が、新入りの過去体験と新たに結び付いて、いっそう高次の統一的意味連関を形成することにより、いっそう広く深く精密で微妙な内的世界に変貌していく――つまり質的に向上し発展する――のです。

新しく出現したこの意味連関は、従来の意味連関を全面的に否定してこれに置き換わったものではなく、従来の意味連関を自己の内に包み込みながら、全体としては全くこれと別物になっているのです。例えば真珠が、旧い真珠質を内に包み込みながら成長し、それにつれて光沢の深みと微妙さとを増して行くようなものです。真珠質の増量分は母貝の体から分泌されて真珠の外からやって来たのですが、光沢のいや増す美しさは、外から来たのでもなければ、それまで内に隠れていたものが姿を顕わしたのでもなく、これまでどこにも存在していなかった美が、突如出現したのです。いわば無からの湧現です。

それと同じように、過去体験の増量分は、未来の諸可能性の中から選択的に現実化されて過去へと送り込まれたものですが、広まり深まり精密化し微妙化した意味連関は、未来から到来したものでもなければ、過去体験の内に隠れていたものが姿を顕わしたものでもなく、これまでどこにも存在していなかった「真理」の無からの湧現なのです。

発見とは創造である

「無からの湧現」のわかりやすい例として、誰もが知っている高次意味連関（＝真理と美）の形成者、つまり、有名で偉大な芸術家と科学者の業績をあげましょう。モナ・リザの美はダヴィンチがモナ・リザを描いた時に、特殊相対性理論の真理はアインシュタインがその理論を考案した時に、湧現しました。ふつうはこれを、美の「創造」・真理の「発見」と言います。「発見」というと、何か「隠れていたものを見付け出す」感じがするかもしれませんが、真理は発見されるときに創造されるのです。

「ウソをつけ。特殊相対性理論の法則が発見される前から、物質はその法則どおりに変化していたが、ただ人がそれに気付かなかっただけだ」と言うかもしれませんが、物理学の真理とは、物質変化そのものではなく、物質変化の法則として表現される物質変化の統一的意味連関――最も簡単な例で言えば、A（太陽がのぼる）が原因でB（夜が明ける）という結果を生ずる――です。それゆえ、新たな物理学的真理の発見は、発見者に、この法則的意味連関の参照によって、これまで思いもよらなかった新しい未来の諸可能性の選択的実現の展望を開かせ、その結果、物質変化そのものの新たな可能性を創造します。

例えば、特殊相対性理論が「物質の質量（重さ）もエネルギーの一型態であって、一グラムの質量は三百億の二乗エルグのエネルギーに相当する」という物質変化の意味連関を発見＝創造した時に、質量エネルギーを熱や運動のエネルギーに変えて巨大なエネルギーを生み出す装置、原水爆弾や原子力発電を創り出す可能性が開け、その可能性の現実化が人類の物質文明を大きく変えたのです。つまり、これまでは自ら法則どおりに変化していた物質に、人間が法則どおりに変化させる変化を付け加えて、物質変化の可能性を拡大したのです。このように、真理の発見は常にその創造であります。

逆に美の創造はまたその発見でもあります。ですから、何か新しい作品を創らなくても、すでに存在していたもののこれまで知られていなかった美を発見することもまた、美の創造なのです。例えば、芭蕉が古池に蛙が飛び込む音の中に、紹鴎や利休が朝鮮人の作った古い飯食い茶碗を抹茶茶碗として眺め扱うことの中に、侘び・寂びという新たな美を発見したことによって、俳諧や茶道という新たな文学と芸術の分野が創造されたように。

天才と凡人のあいだ

「ダヴィンチ、アインシュタイン、芭蕉、紹鴎、利休のようなズバ抜けて偉い人たちの生命活動・自由意思的行為が、美的、真理的意味連関の無からの湧現＝創造であり、同時に新たな生命活動・自由意思的行為による新たな創造の可能性の発見だということはわかった。しかし、君や僕のような平々凡々たる人間の日常的な自由意思的行為、行住坐臥・時々刻々の生活もすべてそうだ、タンポポの色が黄色だと気付いた幼児が真理の発見者だ、無からの創造者だ、と言われると、首をかしげたくなる」。こうおっしゃる人も多いでしょう。お答えします。

彼らが歴史に名を残し多くの人に尊敬されているのは、彼らの作り出した高次の意味連関と新たな創造の可能性が、私やあなたが努力すれば作り出すことのできる、または現に作り出しつつあるそれに比べて、絶対的に優っているからではありません。種明かしをすれば、彼らはたまたま絵描きや科学者や俳諧師や茶人であったために、自分の形成した高次意味連関を、絵や論文や俳句や茶道という形の残るものに表現して、後続の芸術家・科学者その他世間の多くの人々に伝えることができ、伝えられた人々がそれを参考にしてそれぞれの意味連関、美や真理、ないし思想をより高次なものに高めることができた――あるいは高めることができたと思った――がゆえに、つまり彼らの作品や論文から啓発ないし影響を受けたがゆえに、彼らを尊敬し、「彼らのおかげで、われわれの今日が在る」、つまり「かれらは今日の芸術や科学の発展に大いに貢献した」と宣伝してくれたから、有名であるに過ぎないのです。

これに対して普通の人つまり私やあなたも、彼らと同じように、それぞれの仕事・生活を通して高次意味連関の形成と新たな創造の可能性の発見に努めて来たからこそ、いっぱしの人間になれたのですし、努力次第ではそれぞれの分野で、彼らと異なる独自の個性を持った彼らに匹敵する高次意味連関を形成し、新たな創造の可能性を発見することもできた——あるいは現に形成し発見した——かもしれないのですが、ただその意味連関を、なし終えれば忽ち消える日常的な仕事や生活にしか表現できないために、その人の仕事ぶり・生活ぶりを間近に見ているごく少数の人しか、その高次意味連関と新たな創造の可能性を理解して参考にし、いっそう高次の意味連関を形成し新たな可能性を発見して行くこと、つまりその人の仕事ぶり・生活ぶりに啓発されることができず、したがってそのごく少数の人から尊敬され慕われ、ときには恐れられ少々煙たがられるだけで世間的に有名にはなれず、歴史に名を残すことができないのです。

モナ・リザをしのぐ生活芸術

例えば、今の私たちの衣食住生活技術は、大昔からの無数の発明・工夫・改良の積み重ねによって形成された極めて高次な意味連関で、その全体に比べれば、モナ・リザや相対性理論に表現された意味連関など極めて単純でスケールの小さいものとさえ言えますが、発明・発見・工夫・改良によってそれらの技術をその水準にまで高めるために貢献した人々の大部分は、それらの技術を駆使して行う、ごく日常的な衣食住生産労働の従事者、ただの職人や農民や主婦であり、古代・中世にはしばしば奴隷や隷民や受刑者でさえあったために、全く名が残っていないのです。しかし、無名だったからと言って、彼らの業績がモナ・リザの制作や相対性理論の創造に劣るわけでは絶対にありません。

その証拠に、昔無名の職人が作り、当時は安価に取り引きされた工芸品の数々が、今では博物館や美術館に貴重な財宝として収蔵・展示され、あるいは古美術市場で、一点何億円、何十億円で取り引きされています。そして事実その多くは、それと同分野の工芸に携わって現代の名工とか人間国宝とか呼ばれている先生方の作品に比べて、単に技術的に先生方の到底到達すべくもない優秀性を持っているだけでなく、先生方の作品からは決して受けることのできない深く微妙な想いを、一眼で私たちの心に伝えてくれます。

陶芸を例にとれば、朝鮮李朝初期に庶民の飯食い茶碗として作られたものを紹鴎や利休が発見して茶の湯という生活芸術の中心に据えた井戸茶碗は、その典型です。朝鮮の片田舎で安物の日用雑器を濫造していた、おそらくは当時社会の最下層に属した貧しい陶工が、空前絶後の美を創造したのです。中国北宋時代に作られた汝窯の青磁は、宮中御用の品ですから井戸茶碗に比べれば上等とは言え、無名の陶工が焼いて納めた皿・碗など使い捨ての日用雑器で、芸術制作のつもりなど毛頭なかったはずなのに、その釉色は神韻縹渺としてさながら天上の想いに似、モナ・リザをしのぐ美の極地と感じられます。

「生活技術でも製品の残るものは、こういうチャンスに恵まれることもあろう。形の全く残らない日常生活労働、例えばお母さんの毎日の炊事・洗濯・掃除・買物や育児は、彼女の精神的向上・高次意味連関形成を阻害する一大要因ではないか。だからこそ近年、女性を家事労働から解放し社会に進出させよ、という声が大きくなったのではないか」。こう反論する人には申し上げますが、女性の社会進出はそういう問題ではなく、男性主導の文明や社会機構の打破に関わる問題なのです。現代の家事労働が、もしほんとうにそういう阻害要因であるとすれば、そうさせてしまった文明や社会機構の在りようを問わなければなりません。

あなたや私の人格形成、つまり独自個性的な高次意味連関の形成に対して、善かれ悪しかれ、お母さんの及ぼした影響は測り知れぬものがあります。私が大学で四十六年間接してきた何千人の学生の中で、彼らがお母さんから受けた思想的影響に優る影響を私から受けた学生が一人でもいたでしょうか。なのに、大学教育の方が育児よりやりがいがありそうに見えるとしたら、その理由はさっきダヴィンチやアインシュタインについて言ったのと同じ理屈で、影響を与える——実は影響を与えると世間が信じている——人の数が多いからにすぎません。

ですから、芸術・科学と日常生産労働とで、高次意味連関の形成と創造可能性の発見に差は全く無いのであって、形成すべき意味連関と発見すべき創造可能性との個性に違いがあるだけです。ダヴィンチやアインシュタインが、あなたのお母さんほど料理や編物に有能だったかは知りませんが、銀行員であるあなたほどには現代社会の経済的からくりに通じてはおらず、私ほど上手に近代法・現代法の原理を説明する力が無かったことは確かです。

言葉とシンボル

これまで、高次意味連関の形成・思想の発展には、科学的な真理の発見と芸術的な美の創造の二種があることを、当然のように話して来ましたが、科学と芸術、真理と美では、追求し形成する意味連関そのものに本質的な違いがありはしないか、また、その二つを並べるなら、もう一つ善あるいは愛あるいは正義の実行を付け加えるべきではないか、という疑問があるかもしれません。善・愛・正義ついては、この後、総説第六章で詳しくお話ししますが、真理と美、科学と芸術の本質・異同については、ここで説明しておきましょう。

科学と芸術がそれぞれ追求する真理と美の実体たる高次意味連関には、本質的な違いはありません。違うのは、追求する方法とそのために用いる道具とだけです。前に述べたように、高次意味連関は、複雑微妙で形成と維持とに多大の努力を要し、努力はそう永く続けっぱなしというわけにはいきませんから、一旦形成しても、そのままではすぐ崩れて消えてしまい、消えてしまったらまた想い出せるかどうかは、甚だ不確実です。ですから、高次意味連関は、形成したらすぐ、何らかの知覚可能な安定的事物に表現しておかなければなりません。表現しておけば、いつでもそれを見て想い出し、それを基礎にしてより高次な意味連関の形成へと進むことができます。ですから、科学的および芸術的探求は、不可欠の道具として、形成した意味連関を表現する何らかの知覚可能な安定的事物の使用および設定を要求します。

科学の場合、その道具は符牒ないし記号です。最も多く使われるのは言葉（音声形態）と数理記号です。これらは、社会的な約束として、また時には個人的取り決めとして、この言葉この記号はこの意味連関のこの要素（この意味）を表わし、その言葉その記号はその意味連関のその要素（その意味）を表わす、と決められたものです。約束ですから、客観性は高い、つまり誰が使ってもほぼ同じ意味を表わすことができるけれど、その反面、表わしうるのは、多くの人が安定的に共有できる意味連関の要素、つまり、誰でもいつでも理解できる意味でなければなりませんから、人ごと体験ごとに微妙に違う意味のニュアンスを表わすことは、技術的に不可能です。その分、表わしうる意味連関の厳密性が低下します。

これに対して、芸術の使う表現道具はシンボル＝象徴です。これは、約束によらず、心理的連想の仕組みを利用して特定の意味を表わすものです。連想とは、ある知覚ないし意味認識に連動して、無条件反射的または条件反射的に、別のある知覚ないし意味の想起が行われることです。たとえば、生々しい赤色の知覚は、通常、間髪を容れず、血や不吉な何かを想い出させ、灰色の知覚は、沈滞した状態や憂鬱な気分を想い出させます。このとき、赤色は血や不吉な何かの、灰色は沈滞や憂愁のシンボルなのです。画家は、キャンバス上にこれらの色彩を適切に布置することにより、その各々から連想的に想起される知覚や意味が観る人の心の中で自然に結合して緊密な統一的意味連関を形成するように仕向けます。それが巧くいったとき、彼はその意味連関を見事に画面に表現したことになるのです。書では墨線から想像される腕・手・筆一体の運動が、音楽では音が、文学では言葉が記号的に表わす事物や事件の想像イメージが、シンボルになります。

シンボルは、何を表わすかを約束で決められてはいないから、巧く使えば表現しようとする意味連関の微妙なニュアンスまで的確に表現できますが、その反面、連想作用には人ごとに、また同じ人でも時ごとに、偏差がありますから、作者は的確に表現したつもりでも、観る人が作者の予定したとおりの連想をしてくれないと、意味が全くまたは不正確にしか伝わらないことがあります。つまり、表現が厳密になる反面、客観性に乏しくなります。ですから、高次意味連関形成のためには、記号による科学的方法とシンボルによる芸術的方法との併用・連携が必要不可欠です。

以上の違いだけに着目して、しばしば、「芸術的直観＝情緒的精神活動と科学的推理＝説明的精神活動とは、道具・方法だけでなく求める意味連関形成そのものの個性をも本質的に異にする、全く対蹠的な自由意思的行為である」と説く美学者がいますけれど、これは表面的な見方で、求める意味連関形成に本質的な相違はなく、目的達成には両者の提携・協力が有効不可欠です。

以上の解説により、生命活動の実体である自己超出の内容が、かなり明らかになったと思います。念のため付け加えますが、新たな真理や美の創造は必ず新たな創造の諸可能性を発見させてくれますが、その諸可能性の一つを実現・実行することは、必ずしも先に創造された真理や美に優るとも劣らぬ新たな真理や美を創造することになるとは限りません。例えば先程も触れましたが、アインシュタインは従来広く知られていたニュートン力学という統一的意味連関＝真理にマイケルソンとモーリーが行なった光速度測定実験の結果という新たな過去体験を付け加え結び付けて、特殊相対性理論というより高次の統一的意味連関＝より高次の真理を創造・発見し、その真理を参照することにより、原子爆弾を作って広島・長崎で大量殺戮を行なったり、原子力発電技術を開発して大量の電力を供給し経済に貢献する反面チェルノブィリの大事故を招いて多数の人々の死や重い疾患をもたらしたりする可能性をも創造してしまったのです。

しかしまた、その悲惨な体験を既存の過去体験の統一的意味連関に結び付けて一層高次の意味連関＝真理を発見した人々は、その真理を参照して核爆弾の製造・使用の禁止や原子力発電に代わる新エネルギー源の開発を目指す生命活動の新たな諸可能性を創造・発見して、その中からそれぞれ善しと思う活動を選択し実行しつつあります。このように、一つの自己超出は必ず次の自己超出によって克服しなければならない新たな課題を創り出しますから、自己超出に「これで善し」という時すなわち終わりは無く、永遠・無限に続けられるのです。

物質は、各個人・各生物個体の生命活動によってさまざまに変化させせられる可能性として存在している——この物質観は、現代理論物理学の根本的物質観と一致する

もう一つ、以上の本書の見解に対し、「生命活動は、からだという物質の物理的変化以外の何ものでもない」と考える人々から寄せられるであろう疑問に、明快に答えておく必要があります。

生命活動には必ず物質としてのからだとその物質環境との物理的変化が伴います。多くの生命活動では、からだと物質環境とを物理的に変化させることがその活動の直接の目的とされます。本書の見解では、理知的生命活動は過去体験の統一的意味連関を参照して、「生じうる多数の異なる物理的変化」の中から最善と判断する一つの変化を自由意思的に選択して現実に生じさせるのです。ところが、私たちは小・中・高等学校の物理・化学の授業で、「物質の変化は必ず物理法則に従ってただ一つの決まった道筋を辿って生じる」と教えられました。もしそれが唯一・絶対の物理学的原理だとしたら、本書がこれまで述べて来たことはすべて絵空事だということになってしまいます。

十九世紀にニュートン力学を基礎理論とする古典物理学が完成し、天体観測や応用科学技術に適用されて画期的

な成功を収めた時代には、多くの人々が、ただ一つの道筋を辿る物質変化の法則は絶対であると信じました。そして、生命の意思が物質の諸変化可能性の中から一つを選択するという生命観をも、一緒に排斥する風潮が盛んになりました。今でも自然科学、とりわけいわゆる生命科学において、そういう思想に基づく理論や主張が幅を利かせています。しかし、そんな難しい科学論争や哲学論争に関わりなく、日常生活の中では私たちは、物質を、自分の意思次第でさまざまに変化する可能性を当然持っているものとして取り扱っています。例えば、私がスーパーで買って来て冷蔵庫に入れておいたブリの切り身は、私の意思如何で、今夜、明晩あるいはその次の晩のいずれかに、刺身、照り焼き、煮付けあるいはブリ大根のいずれかに調理される可能性として、紛れも無く存在しています。身近に接する物質だけではありません。猛暑、旱魃、大雨、洪水、暴風、龍巻きのような、従来人間の意思ではどう防ぎようもないと思っていた巨大な物質変化でさえ、近頃は、人間の経済活動による二酸化炭素の大量排出がもたらした地球温暖化の影響による所が大きいから、人間が挙って二酸化炭素の排出制限に努めるなら、発生を減らし被害を緩和する可能性を持つことが明らかになっています。

そして、現代物理学の基礎理論である量子力学とその発展である素粒子場理論は、まさに私たちのこの日常的物質観を、そのまま精緻な数学的形式に構成したものにほかならないのです。その内容を詳しく解説したのが、本書各説その一ですが、差し当たりこれまでに述べて来た生命観を裏付けるのに必要な範囲で、以下、簡明にその内容を説明しておきましょう。万一読んでも難し過ぎて理解できない方がおられましたら、各説その一第一章を併せてお読み頂ければ、凡そのイメージを持つことができると思います。

現代理論物理学の不動の定説では、物質の実体は、全宇宙に遍在する重力・強力・弱力・電磁力という四つの素粒子場の統一体であり、且つこれに尽きます。各場を表す物理数式に従って時空全体のあらゆる点で、各種素粒子の各種物理量の存在の確率（「可能性」を物理学的に数値化したもの）が、時空の果てから果てまで互いに一斉に連動しながら絶えず変化しており、且つそのある点における物理量を認識（物理学では観測・測定）すると、確率的に可能な物理量のあるものだけが選び取られて確定的に存在（＝定在）するのと同時に、他の可能性はすべて消滅して、時空の果てから果てまで一斉に全く新たな物理量の存在確率（＝存在可能性）が出現します。これを纏めて言うと、物質とは「時空全体に遍在するさまざまな物理量の存在可能性であって、それを『認識する』という生命の働きによって、その諸可能性のある特定のものだけが選ばれて定在するのと同時に、他の諸可能性がすべて消滅して異なる新たな諸可能性に置き換わり……以下これを無限に繰り返す」ものです。

生命の「認識」活動はこのように、物質の「諸可能性からの選択」ですから、「標的を定めて選択する」という「意思」の働きにほかなりません。例えば、ある天体物理学者が、遠い空からやって来る「光」すなわち光子＝フォトンという素粒子の時空各点における存在確率の束（それは絶えず規則的に変化していて、その変化をグラフで表わすと「波」の形になりますから、光波と呼ばれますが）を「観測しよう」と意思して、光の進路に撮影用フィルムを置いて光波を受け取ると、その時点でのフィルムの各点におけるフォトンの存在確率の分布に対応して光子の存在が選び取られて、それぞれエネルギーの塊としてその場所のフィルムの感光物質と相互作用し、光波は消滅して新たな原子や分子に変わりますが、原子や分子を構成する電子や陽子は、原子や分子の大きさの中に閉じ込められた物理量の存在確率の変動の波（定常波）にほかなりません。

同様に、あなたが夕陽に照り映える紅葉の山々を眺めよう（認識しよう）と意思してその方角に眼を向けると、樹々の葉に反射した光波はあなたの瞳を通して網膜の視細胞に達するや否やその時の網膜上の各点におけるフォトンの存在確率の分布に対応して光子の存在が選び取られてそれぞれエネルギーの塊となり、視細胞を構成する物質と相互作用して電気を発生させ、それが視覚神経系を構成する物質と次々に同様の物理現象を起こしつつ脳の視覚野に達しそこから運動神経に転轍されて諸器官の筋肉運動や内分泌を促進したり抑制したりさまざまな現象を惹き起こしますが、その過程の随所で本能知と理知の認識による意思的選択を行うことによって、全過程が、山々の紅葉を楽しもうとする最初の意思の目的に向かって正確に進行するわけです。意思的にその物理的変化を惹き起こす生命活動の全体が、夕陽に映える紅葉の山々を知覚するという生命の認識活動にほかなりません（諸器官の微細領域で如何にして意思的選択が行われるかの解説は引き続き次の章、総説第二章で行います）。

では、その天体物理学者はなぜ、その星を観測しようと意思してその星を観測するのでしょうか。あなたはなぜ、夕陽に映える紅葉の山を眺めたいと思ってその光景を眺めるのでしょうか。それは、物理学者である彼が、物心付いてからその時までに積み重ねて来た勉学と研究の体験を思い出しそれに照らして、自分は天体物理学者の職務として今夜この星を観測すべきであり、観測するには過去の研究体験の積み重ねによって獲得した望遠鏡や観測機材の操作マニュアルに従って観測すべきであると意思して、そのマニュアルに従い望遠鏡を操作してその星を観測するのです。あなたも、物心付いてからその時までにさまざまな季節・天候・時間にさまざまな自然の姿を眺めた体験、さまざまな道と距離をさまざまな時間をかけてさまざまな道路を車で通った体験などを思い出し互いに照らし合わせ結び付けて、今秋は一度ぜひ夕陽に映える紅葉の山々を見たいが、それにはこの日この時間に車でこの場所に行き、そこからこの山々を眺めると、最も美しい紅葉の山々を眺めることができるから、そうしようと意思してそうするのです。

以上述べたことを一般化して簡明に言い表せば、生命活動とは、第一に「過去体験の統一的意味連関を参照して、現物質宇宙に遍在するさまざまな存在可能性の中から、最も善いと判断するものを選び取って定在化しようと意思してそうする」という、現在の自由意思的行為のことです。第二に、そう行為するや否や、その行為を既に行なった過去の行為の体験として過去記憶群に送り込むと同時に、選び取る以前の全物質宇宙の諸存在可能性を一斉に消滅させて、異なる新たな可能性を一斉に創り出すことです。そして第三に、こうして新たに加わった過去体験を、それ以前に過去記憶に送り込まれた行為体験群の意味連関に組み入れて、その全体すなわち過去体験の統一的意味連関を、以前より一層豊富で緊密な統一的意味連関であるより善き知恵に進歩させると同時に、それまでは存在していなかった、新たな自由意思的行為による新たな選択可能性である新たな未来の物質宇宙を創造して、生命の新たな進むべき道を開拓することです。これが、本書の思想である宇宙超出学に言う「自己超出」です。そしてこの三過程が完了するや否や、再び第一に還ってさらに第二、第三の過程を辿り、完了するや否や、三度第一に還って……現在の自由意思的行為にほかならない自己超出を無限に繰り返し行います。つまり生命活動とは、「永遠の現在における無限の自己超出」にほかなりません。

それゆえ、物質とは、過去・現在・未来が無限に循環しつつ自己超出する生命、言い換えれば自己超出する自由意思的行為の一構成要素として、自己を無限に更新する未来の諸可能性＝物質宇宙全体なのです。生命を構成する一要素ですから、物質だけがどう変化しても生命にはなりえません。ですから「三十数億年前地球上で何らかの物質が偶然集まり結合して生命を持つ生物になった」という、今日広く流布されている仮説は、在りえないこととして否定されます。生命や心の本質・実体に対する唯物論的解釈は誤りです（これらのことについては『本能知と理知』二一三〜二三八頁、二四四〜二八八頁に詳しい説明があります）。さらに、生物進化の原因を突然変異と自然淘汰の組み合わせで説明する今日の生物学の通説である仮説も、正しくありません（このことについては、本書の各説その二第一章で詳しく説明します）。

これらの仮説が科学者によって科学理論らしく装われているのに対し、本書が説く生命の構造は、一般人の日常意識をそのままなぞっているに過ぎないように見えます。しかし、一見簡単そうに見える生命のこの構造の中に、道徳・倫理・宗教・自然科学・法政経済社会等の諸科学・哲学・芸術・スポーツ・娯楽その他人間の理知が築き上げて来た文化体系とその歴史の全体の根本原理が、すべて含まれています。その全体像を遍く詳しく記した著書が『存在と文化』（全三巻）であり、そこで書き漏らした思想の歴史を、古今東西の諸思想それぞれの内容および相互関係を一般世界史の展開と関係付けながら、一望の下に俯瞰した著書が『権力止揚論』です。

第一部 総説

第二章
生命活動＝自己超出の窮極の主体は地球生態系である
――本能知と理知

本能は理知に遥かに優る精妙な知恵、本能知である

生命活動には、理知的生命活動のほかに本能的生命活動があります。熟睡中のように理知的生命活動は停止していても、本能的生命活動が行われていれば、活動主体は生きていますが、本能的生命活動が停止すれば活動主体は「死」んでしまい、理知的生命活動も当然行いえなくなります。してみると、本能的生命活動こそ生命活動の本体で、理知的生命活動は本能的生命活動の付属物か変形かであろうと推測されても、不思議ではないはずです。にもかかわらず多くの人は、理知的生命活動は高級な生命活動、本能的生命活動は低級な生命活動と思い込んでいます。「人間には他生物に比べて遥かに発達した理知という知恵があって、自分自身の過去体験の統一的意味連関を参照して、さまざまな異る状況に対して臨機応変に巧く対応することができ、そういう体験を積み重ねて個人として理知すなわち自分自身の過去体験の統一的意味連関を進歩させるだけでなく、言葉やシンボルを使って自分が獲得した知恵をお互いに伝え合い教え合うことにより、理知をいわば幾何級数的に進歩させて、他生物には絶対に創りえない壮大な物質文明と華麗な精神文化を創造することができるし創造してきた」というのがその理由です。

しかし本当に本能は、何にも創造しないのでしょうか。何かを創造してもその創造物は、人間の文明・文化に比べて遥かに劣っているのでしょうか。以下この問題をじっくり考えてみましょう。

本能と聞くと多くの人は、お腹が空くと物を食べたくなる、夜になると睡くなる、年頃になると異性のからだを求める……など、からだ全体の物理的変化を生じさせようとする欲求・欲望を想像します。しかしそれらの変化は、人間のからだを構成する六十兆個の細胞が互いに緊密に連携し協力して、さまざまな本能的生命活動＝生理機能を行うことによって生じます。さらに六十兆個の細胞の一つ一つの生命活動＝生理機能は、各細胞を構成するＤＮＡ、ＲＮＡ、リボソーム、小胞体、マイクロチューブル、ゴルジ体、リソゾーム、ミトコンドリア……などが互いに緊密に連携し協力して、さまざまな生理機能を果たすことによって行われるのです。それら小器官の構造と機能は、概略次のようになっています。

遺伝子の本体であるＤＮＡは、糖と燐酸との結合物であるヌクレオチドの縦鎖に四種類の塩基Ａ（アデニン）、Ｔ（チミン）、Ｇ（グアニン）、Ｃ（シトシン）が横にくっ着いて並んだもの二本が、それぞれのＡはＴと、ＧはＣとのみ結合するという単純な法則に従い、螺旋状に併行する形で結合した物質です。特別の酵素がこの塩基間の結合を切って二つの鎖が分かれると、細胞の溶液内に自由に拡散していたヌクレオチドの塩基が、分かれた鎖の対応する塩基と結合して失われたもう一方の鎖を複製します。無性生殖、受精卵から成体への成長および成体細胞の新旧交替における細胞分裂は、すべてこのような遺伝子の複製により行われます。その結果、一単細胞生物が分裂増殖したすべての単細胞生物、一多細胞生物のからだを構成するすべての細胞および一多細胞生物のすべてのクローンは、基本的に同じ遺伝子を持つことになります。

生物のからだの構造・機能を作る分子は、Ｃ（炭素）、Ｈ（水素）、Ｎ（窒素）、Ｏ（酸素）、Ｐ（燐）、Ｓ（硫黄）の六元素のいずれかが結合して出来た炭水化物、タンパク質、脂質、核酸です。炭水化物はエネルギー源であり、タンパク質は細胞の生化学反応を触媒する酵素として細胞が行う複雑な機能を担う細胞の分子機械ですが、共に構造保持のための組織を構成することもあります。脂質は細胞膜を作るとともにエネルギーを貯蔵します。核酸（ＤＮＡとＲＮＡ）は各細胞の機能を特定します。

それらは低分子が特定の組み合わせで共有結合した巨大分子ですが、そのうちタンパク質はわずか二十種類のアミノ酸の立体的な結合体です。中でもあらゆるからだの機能に基本的に関与する酵素タンパク質は、立体の表面の谷間に反応する分子が自然に当てはまって新たな化学結合を作り、作ると当てはまらなくなって自然に谷間から離れ、空いた谷間がまた次の分子間反応を起こさせるという単純な手順により、細胞内の化学反応を促進する触媒となります。そして、結合するアミノ酸の組み合わせと結合の仕組みの違いにより、異なる分子間反応を触媒する多くの種類に分かれます。

それらのうちどのタンパク質を作るかは、ＤＮＡの塩基配列（遺伝コード）によって決まります。すなわち、ＤＮＡ鎖の中の三つの塩基が一つのアミノ酸を指定します。四種類の塩基から三種類を選ぶ組み合わせは四の三乗で六四通りありますが、生物のタンパク質を作るアミノ酸は二十種類なので、ある種のアミノ酸は複数の三塩基に対応します。遺伝コードから対応するアミノ酸そしてタンパク質が作られる仕組みは次の通りです。

まず、ＤＮＡ鎖のある幾つかの三塩基部分で二重鎖の結合が解かれると、細胞の中に拡散しているメッセンジャーＲＮＡの対応する各三塩基がそれらと一旦結合した後に、ＤＮＡから離れ細胞の小穴を通って細胞質の方に出て、それぞれに対応する三塩基を持つトランスファーＲＮＡと結合します。トランスファーＲＮＡの反対側にはそれぞれ対応するアミノ酸が在り、細胞質中に在るリボソームというＲＮＡとタンパク質とから成る物質の表面の溝に配列されてタンパク質に組み立てられます。

遺伝子を適当な時と場所で発現させたり発現を停止したりする機能は、発生と機能分化と成体細胞の新旧交替のときだけでなく、普通の細胞の日常的生命活動のときにも働いていますが、タンパク質の産生に関してはいろいろな方法が知られています。例えば大腸菌の場合の一例として、日頃はリプレッサーと呼ばれるタンパク質が遺伝子の直前に在るプロモーター領域というＤＮＡ領域に結合して乳糖分解酵素の合成を阻害していますが、牛乳を飲んで環境の乳糖濃度が上がると、リプレッサーは乳糖と結合してＤＮＡから離れ、遺伝子が発現できるようになって多くの乳糖分解酵素が作られます。その働きで乳糖濃度が下がり始めると、再びリプレッサーがＤＮＡに結合して乳糖分解酵素の産生を低下させます。

遺伝子全体の発現・停止を操るもっと複雑な仕組みもあります。最近の研究では、ＤＮＡのメチル化による遺伝子の発現阻止が、からだの成長、細胞分裂、部分的な形質変化、ある種の病気などに深く関わっていることが明らかになって来ました。メチル化とは、ＤＮＡの要素の一つＣ（シトシン）にメチル基 $-CH_3$ が結び付くことですが、哺乳類ではＤＮＡの塩基配列のうち、ＣＧ（シトシンとグアニン）の繋がりを含む遺伝コードのＣにメチル基が結合すると遺伝子の発現が阻止されます。メチル基が成長のどの段階でどのＣと結合するかは、同種生物個体ごとに一定のプログラムに従って基本的に決まっています。したがってそれが乱れると、成長が阻害されたり時には死に至ったりします。通常は脂肪、骨または軟骨の細胞に分化する骨髄中の間質細胞を、遺伝子のメチル化の状態を変えることにより、心筋細胞や神経細胞に分化させた実験例もあります。環境や栄養の違いによってもメチル化の状態が変化し、その結果一卵性双生児でも成長するにつれて容貌が著しく違って来ることもあります。同じ遺伝子配列の蜂でも、メチル化の状態が普通の蜂は働き蜂になり、ローヤルゼリーを食べてメチル化が抑制された蜂は女王蜂になる確率が高いのです。胃癌や白血病などの悪性腫瘍の原因は、癌抑制遺伝子の発現がメチル化によって阻止されるなど、メチル化プログラムの乱れによるという説も有力になっています。しかしメチル基が、遺伝子全体の中から、哺乳類ではその三パーセントしかない結合すべき相手のＣをどうやって見分けるのかは、人間の理知には全くわかっていません。

さて、リボソームで合成されたタンパク質は、細胞全体に広がって存在する小胞体で仕上げされ膜袋詰め（小胞）にして貯蔵されて、マイクロチューブルという繊維で出来た輸送システムに沿って移動しそれを必要とする化学反応の行われる場所に運ばれます。小胞の表面にはゴルジ装置によって付けられた特定の分子が在り、細胞内の各所の膜に在る受容体と対応したときにのみ内側に取り込まれて所定の反応を起こします。食物中の炭水化物や脂質やタンパク質などは小腸で部分的に消化され、細胞膜に在るリセプタータンパク質により細胞内に取り込まれ、リソゾームによってさらにより簡単な化学物質に分解されて細胞質内に送り返され、ミトコンドリアがそれを取り込んでこの分子を分解しエネルギーに変換します。

以上の小器官の中でもミトコンドリアや、植物細胞の一器官である葉緑体は、むかし独立の生物個体だったものが他生物の細胞にもぐり込んで共棲しているもので、モネラ（ウイロイド、ウィルス、バクテリオファージ）より少し複雑な構造の原核生物ですから、細胞内で分裂して増殖し、それ自身の内部に染色体以外にも大きな石油精製工場に例えられるほどの複雑な諸器官が在って連携・協力して機能することにより、ミトコンドリアや葉緑体の機能を作り出しています。

以上に紹介した諸器官の構造・機能と相互間の連携・協力の仕組みは、どの一つを取っても極めて合目的々で精緻・巧妙ですが、中でも際立っているのがタンパク質の合成方法と、合成された酵素タンパク質の機能です。タンパク質は酵素として、からだの細胞の中で行われる複雑精妙な化学反応のすべてを触媒している物質で、両端にアミノ基 $-NH_2$ とカルボキシル基 $-COOH$ を持つという単純な共通構造のアミノ酸が多数、両基の脱水縮合により鎖状に繋がっています。それだけ聞くと簡単な構造のように思われるかもしれませんが、実は一本の鎖の各環であるアミノ酸のあるものは同じ鎖の中の他のアミノ酸と結合したり、時には他の分子とも結合したりして、一本ごとまたは複数の組ごとに複雑な二次構造を持ち、大きなタンパク質では部分部分で別の種類の二次構造が作られます。そしてこれら二次構造を含む鎖の全体がさらに大きな三次構造に折りたたまれて、多数の原子間の相互作用により大きな立体構造を形造ります。しかしその相互作用があまりにも複雑であるために、与えられたタンパク質のアミノ酸配列がすべてわかっていたとしても、その立体構造を計算によって予測することは、超大型コンピューターを使っても不可能です。田中耕一さんが、生物のからだを構成するタンパク質の分子の種類と量を、対象を壊さずに短時間で測定する方法を発見した功績によりノーベル化学賞をもらったことからも、タンパク質の構造の複雑さは察しが付きます。

しかし、本当に難しいのはそのことではありません。酵素タンパク質の立体構造は、球形の表面に反応を行う分子の一方（基質）がちょうどピッタリ当てはまる谷間（活性中心、触媒中心）が在って、基質と相手の分子とが新しい化学結合を形成するのに最も好適で、且つその結合によって生じた生成物が自然に谷間から離れて行く構造・機能を持つように、アミノ酸鎖を折りたたんで作られています。人間の知恵（理知）では、材料が与えられても作りうる立体構造の見当さえ付かないのに、本能的生命活動は易々と一点の狂いも無く、特定の分子だけがピッタリ当てはまる谷間が作られるように、そして相手の分子と結合すると自然に谷間から離れて行くように、アミノ酸鎖を折りたたんで行くのです。

しかし、このような仕方で酵素が触媒する個々の生化学反応は、からだの外でならもっと簡単な構造の化学触媒を使って起こさせることができるものです。それなのに、からだの中ではなぜ、わざわざこんな手の込んだ仕掛けを作って起こさせなければならないのでしょうか。そのわけはこうです。

酵素は他の化学触媒と違って、極く限られた基質にしか作用しません。しかも、基質は同じでも酵素が違うと、相手の分子したがって起きる反応が変わってきます。それは、例の谷間＝活性中心がそれぞれ特定の基質にしか当てはまらず、また特定の相手分子しか呼び入れない構造・機能を持つように作られているからです。そういう特殊な構造・機能を持たせるために、酵素の中には、タンパク質のほかに糖や脂質その他の分子を共有結合させているものや、谷間の活性化のために補酵素や陰陽のイオンを谷間に結合させているものもあります。

また酵素は、同じ分子結合反応でも、他の化学触媒を使うと高温・高圧・非生理的 pH の条件の下でしか巧く進行しない反応を、常温・常圧・生理的 pH といった穏やかな条件の下でも、僅かなエネルギーを使うだけで効率よく進行させることができます。それは、酵素の場合には、反応する分子がどんなに多数周囲に存在していても、谷間に基質の高分子が一個だけ当てはまって相手分子と結合した後に谷間から離れると、入れ替わってまた一個の基質が当てはまって……という手順を繰り返すことによって、反応が進んで行くからです。

そしてこのように常温・常圧・生理的 pH の条件下でそれぞれ特定の反応だけを行う各種のタンパク質が、それぞれの反応を必要とするからだの各位置に必要な順序で固定して存在し、各触媒作用を巧く連結して極めて効率よく小さなエネルギーで行うことにより、初めて、生物は現在の地球環境に巧く適応して生命活動を行うことができるのです。

同じ酵素でも、からだから抽出されて位置の固定から解放されたものは、反応する分子が周囲にたくさん在れば、片端からどんどん反応を触媒してしまいます。例えば絞った果汁を放置すると、含まれる触媒の作用で糖やビタミン類などの有益成分がどんどん分解されてしまいます。絞り立てに加熱して触媒の方を分解しておけば、長く新鮮時の状態を保ちます。からだの中、生きている果実の中では、各酵素の相対的位置を固定して、周囲の反応分子の濃度に関係なく各反応を決められた順序通りに決められた速度で行うことができるように、各酵素の活性化・不活性化を巧く制御するさまざまな機能が働いて、からだの自己分解を防いでいるのです。

酵素だけではありません。からだの構造を作っているタンパク質の中にも、負けず劣らず複雑精妙な構造・機能に作られたものがあります。例えば血管の通っていない人間の表皮が、通っている真皮と全く同じように七〇パーセント程の水を含んで皮膚のしなやかさを演出しているのは、表皮の細胞の脂質の膜にアクアポリンというタンパク質の管がたくさん嵌め込まれていて水の通路を形成しているからです。しかし、水と一緒に細胞質の成分が出入りしてはなりません。そこで管の穴の最も細い所を水の分子一個がギリギリ通ることのできる三オングストローム（千万分の三ミリ）の幅にして、それより大きい水以外の分子の通過を阻止しながら一秒間に数十億個の水分子を通しています。明らかにこれらのタンパク質は、からだの中で自分が他の諸器官と連携協力して何を行うべきかを知っており、その目的を達成するには自分をどのような構造に作ったらよいかを考えて、アミノ酸鎖をその構造になるように折りたたんで行ったのです。他の諸器官の構造・機能も複雑さに違いはあれ、目的に合うように巧妙に考えられ精緻に作られ行われている点は全く共通です。してみれば、からだのすべての器官を作り機能させる本能は、一つの知恵、本能知にほかなりません。

本能知は、その合目的性・精緻さ・巧妙さにおいて理知を遥かに凌ぐ知恵です。その証拠に、人間がこれこそ理知の最も偉大な創造と自負するＩＴ技術を駆使して、人間のからだの機能に似た機能を行わせようとして作ったロボットは、開発が始まって久しいのに、いまだに階段をヨチヨチ登り降りできたと言っては喜び、指先で豆を摘まめたと言っては自慢する程度にとどまっています。まして生物が本能で子を作るように自分と同じ構造・機能のロボットを作るロボットの発明など、理知にとっては夢物語・サイエンスフィクションでしかありません。

本能知は、各生物個体のからだの構成と機能から地球生態系の創造と進化までの生命活動のすべてを指揮する

本能知の創造力はそれどころではありません。生物個体やその子のＤＮＡに新しい遺伝コードを付け加えたり逆にある遺伝コードを削除したり、塩基配列を組み替えて新しい遺伝コードに変えたり、自分の遺伝コードを他の生物個体にコピーして伝達したり……まだ一部しか解明されていないさまざまなテクニックを使って、次から次へと新種の

生物を創り出して、原初生物誕生以来三十八億年をかけ、殆ど無種無数の生物個体が棲み分け・共棲・直接的相互依存関係・循環連鎖的相互依存関係など複雑な相互関係の網目状連鎖によって緊密に結び付いた、今日の繁栄した地球生態系を創り上げたのです。

それらテクニックの精妙さの一端は、次の事例からも窺い知ることができます。メチル水銀による水俣湾の汚染により、湾内の魚介を食べていた人々が水銀中毒に罹り、一六四名の死傷者を出して今なお多くの人が苦しんでいる事件は、みなさんご存知と思います。当初この汚染は百年たっても完全には浄化されないだろうと考えられ、一九七四年から湾には汚染魚を封じ込める仕切網が設置されていました。ところが、湾の水は予想外に急速に浄化され、一九九七年には水銀値が基準を下廻り仕切網は撤去されました。その原因はまず、水銀値の高い湾底のヘドロを浚渫船で吸い上げて、砂を詰めた鋼鉄製の護岸で湾を仕切った中に封じ込めて埋め立てたからです。そしてその後、海水中に棲むシュードモナス菌などの細菌が、水銀耐性と水銀化合物の分解能力の元になる伝達遺伝子（プラスミド）を自分で作り、メチル水銀を食べて金属水銀とメタンガスに分解して吐き出すように進化した上に（金属水銀は自然に大気中に蒸発します。）、同属だけでなく全く異種の細菌にも伝達遺伝子をコピーして伝達した結果、全体の半分ほどの海中の細菌がその機能を持ってメチル水銀を分解したからです。しかも、こうして海が浄化されるにつれ、それらの菌はその能力の元となった遺伝子を不要として捨て去り、普通の雑菌に戻ったのです。

尤もこの事例は、生物個体が他の同種個体と異る環境に適応して種としての基本的な形質（構造・機能）は変えずに適応に必要な範囲で部分的に形質を変えたものすなわち変種に変化したものであって、真の意味における「種の進化」ではありません。真の種の進化とは、ある種の生物個体が全く形質を異にする生物に変身し、あるいは自分の子供が自分と全く形質の異なる生物になり、しかも異形質生物として生殖を重ねて増殖し新しい種として定着することです。ダーウィンその他の生物学者が、現に棲息している生物の形質を比較して「種の進化」の証拠として示したものは、例えばイグアナや象亀は棲息環境の違いに適応して形質の違う幾つかのグループに分かれていると言った変種への変化の証拠に過ぎません。

真の種の進化は、化石を主な証拠として古生物学、生物考古学がその実在を主張しているものです。最近の研究によると、生物は地球生態系を構成しつつ生態系全体として、ある段階から次の段階へと飛躍を重ねる形で進化して来ました。すなわち、ある期間大きな変化無しに安定した生態系として存続した後、地球環境の急激な変化によって生態系を構成する諸生物種の多くが絶滅し、絶滅を免れた種のあるものがそれを埋め合わせるように全く形質を異にする多くの新種に劇的・革命的に進化し、形質を変えずに絶滅を免れた少数の種と共に、全く様相の異る複雑・合目的・精緻・巧妙に構成された新しい安定した地球生態系に進化するという過程を、繰り返し踏んで来たのです。

現在に最も近い例を挙げましょう。中世代の終わり頃巨大隕石の落下か何かが原因で地球表面が急激に寒冷化し、恐竜や大型爬虫類や大型昆虫や裸子植物が繁栄していた地球生態系が崩壊してそれらの動物が絶滅し裸子植物が衰退して、替わりに生き残った小型哺乳類が多種多数の新種哺乳類に進化して草本被子植物と草食獣と肉食獣との安定した食物連鎖を形造る一方、裸子植物に替わって被子植物が多種多数の新種に一斉に進化して地球表面を蔽い、大型昆虫に替わって小型昆虫が無種無数の新種となって被子植物の花々の受粉を助け蜜をもらい枝葉に巣食い、羽毛恐竜の進化によって突如現れた多種多数の鳥類が被子植物を巣や餌にし果実を食べて種子を運び小型昆虫をも餌食にして我が世の春を謳歌する新生代が到来しました。その末期に現れた人類は、ことによるとその極度に発達した理知の企みにより、六千五百万年かけて繁栄・安定の極に達したこの地球生態系を崩壊に導いて地球生態系の新たな時代への扉を開く役割を担っているのかもしれません。（これについては本書第二部各説その二第一章で詳説します。）そしてこの一大スペクタクルは、シナリオ制作から舞台装置造り、俳優の選定とその演技の隅々まで、細大漏らさず本能知の一貫した構想・指揮・指導の下に繰り広げられて行くのです。

しかし今でも生物進化論の通説は、このような劇的進化の原因を、遺伝子の偶然の変化（突然変異）により偶然新たな形質を獲得した生物個体のうち、激変した環境に偶然巧く適応できたものだけが生き残り（自然淘汰）、繁殖して新たな種として定着したのだ、と説明しています。

でも突然変異が生物の本能知によって合目的々・意図的に生じさせられるのではなく、全くの偶然によるものとすれば、ある特定の変異が同時または短期間内に近くに棲む複数の同種生物個体のからだに生じる確率は極めて小さいでしょう。まして有性生殖の種に属する一個体が偶然親と異なる新しい種として生まれるのに前後して、その個体の近くにその配偶となるべき異性でしかも同じ新種の生物個体が偶然生まれる確率は、ゼロでないとすれば奇蹟と言うべきでしょう。それゆえ偶然の突然変異により新種の生物が生まれても、子を作れませんから新種として定着することはできません。

また現実の生態系を観察しますと、明らかに各生物種は、物質環境だけでなく生物環境すなわち周辺に棲む諸生物と、どのような関係であれば巧く生きて行けるかを周到に計算して創られたとしか考えられない、合目的々で巧妙な形質を備えています。例えば特定の植物の葉や枝や花にそっくりな姿をした昆虫の映像を近頃テレビやビデオでよく見かけます。彼らは自分を食べようと狙っている鳥や虫がいること、自分の餌にしたい虫がその葉や枝や花にしばしば近付くことを知って、自分のからだをその葉、枝、花に似た姿にすれば自分を狙っている鳥や虫に気付かれずに、餌にしたい虫を騙しておびき寄せ能率的に捕食できると計算して、その姿に進化したのです。

さらに、先記した恐竜絶滅以降の新地球生態系創造のいきさつを観察すると、多数種の新生物が巧く生態系を形造るようにあらかじめ計算して、同時に一斉に創られたことは明らかです。被子植物と小型昆虫と鳥類は、どれか一種類だけでは生殖できないかそれとも餌にありつけないかで生きて行けません。例えば蝶や蜂はレンゲやツツジなどの被子植物の花の蜜を食べて生きることを予定して、蜜を吸うのに適した伸縮自在の管状の口や吸った蜜を溜めて運ぶ蜜胃をからだに創っています。花の方は、昆虫が蜜を吸いに来ることを予定して、蜜と粘性のある花粉や雌蕊を用意し美しい花弁を開き甘い香りを発して昆虫を誘い込み交配の仲介をしてもらおうとしています。蝶や蜂が突然変異で偶然できたとしても、蜜をくれる花が無ければ生きられません。レンゲやツツジが偶然できたとしても、花粉を媒介してくれる昆虫がいなければ繁殖できません。それぞれが種を形成し生態系の一員となるためには、両者を同時に創ろうと配慮する知恵が必要です。そして地球生態系とその進化は、そのような各種・各生物個体の結び付きに対する配慮があまねく全種・全生物個体にわたって複雑・合目的々・精緻・巧妙に行われ、その配慮のすべてが結び付いて統一的意味連関である一つの知恵すなわち「本能知」となることによって可能になるのです。

本能知的生命活動の主体は地球生態系であり、理知的生命活動の窮極の主体も地球生態系である
——意識と無意識

あなたの理知の持主はあなた自身であり、あなたの理知的生命活動の主体ももちろんあなた自身です。なぜならあなたの理知は、あなた自身が過去に行なった理知的生命活動の体験だけの統一的意味連関であって、あなた以外の人の理知とは全く別のあなただけの知恵であり、あなたの理知的生命活動は、あなただけのものであるその理知を参照してあなただけが行うことのできる、あなたのからだとその物質環境だけを変化させる生命活動であるからです。

これに対して本能知は、地球生態系を構成する全生物種・全生物個体が原初生物の誕生以来今日まで行なって来た全生命活動体験の統一的意味連関ですから、地球生態系を構成するどの種・どの生物個体の知恵でもなく、地球生態系自身の知恵であり、地球生態系の創造・進化は、その本能知を参照して地球生態系が行う生命活動にほかなりません。

尤も、地球生態系を構成する各生物個体たとえばその一員であるあなたの本能知的生命活動は、地球生態系の創造・

進化の一構成要素です。なぜなら、各生物個体・たとえばあなたは、地球生態系の創造・進化の全体験の統一的意味連関である本能知を直接参照して、各生物個体自身たとえばあなた自身の本能知的生命活動を行なっているからです。してみれば、各生物個体たとえばあなたの本能知的生命活動の本当の主体は、各生物個体たとえばあなた自身ではなくて地球生態系です。言い換えれば、本能知的生命活動を行なっている各生物個体たとえばあなたは、地球生態系自身にほかなりません。あらゆる生物個体は、あなたも私も犬も猫も松も松茸もチフス菌も……同じ一つの地球生態系なのです。別の言い方をすれば、あらゆる生物個体は、同じ一つの地球生態系の創造・進化＝自己超出の同志なのです。

他方、理知的生命活動の主体としての各生物個体たとえばあなたにとっては、本能知的生命活動の主体としての自分は自分ではありません。したがって、自分のからだが一瞬の絶え間もなく本能知的生命活動を行なっていてそのお蔭で理知的生命活動の主体である自分が生物個体として存在しうるにもかかわらず、理知的生命活動には自分のからだの本能知的生命活動が自分自身の生命活動であるという認識、自覚あるいは自意識がありません。その状態をふつう「無意識」状態と言い、熟睡中がそれに当たります。

しかし理知的生命活動の主体としての各生物個体たとえばあなたは、自分のからだの本能知的生命活動を「意識」して、すなわち自分自身の生命活動であるという認識・自覚あるいは自意識を持って行うこともできます。熟睡中はできませんが目醒めているときには、自分のからだが呼吸していることを理知的に認識することつまりそれに気付くことがありますし、時には進んで意識的に呼吸をしたりしなかったりすることができます。どうしてできるのでしょうか。

実は、自分のからだの本能知的生命活動は、行なう瞬間、行なう正にその時には、決して意識されることはありません。一瞬遅れてその生命活動を自分のからだの中で理知的に反復して行い、その反復行為を一瞬前に行なったその生命活動自身と一体のものとして理知的に認識することにより、その生命活動は意識化され、その理知的生命活動の主体である自分自身が過去に行なった理知的生命活動体験として記憶されるのです。そして実は、理知的生命活動の主体である個人が自分自身の理知的生命活動と見做しているものの実体はすべて、この意識化された自分のからだの本能知的生命活動にほかなりません。したがって理知的生命活動するときに参照する理知の実体も、意識化された本能知的生命活動の統一的意味連関なのです。してみれば、理知の真の持主、理知的生命活動の真の主体は、熟睡中の無意識の本能知的生命活動の主体と全く同一の地球生態系です。但し理知的生命活動は、自分のからだが行なった本能知的生命活動体験だけの統一的意味連関を参照して行う生命活動である所から、そのからだの持主である生物個体・個人が、そのからだの生存中に限りいわば期間限定付きの理知の持主、理知的生命活動の主体と見做されているのです。つまり各個人はからだとして生きている間だけの理知の主体であり、すべての理知的生命活動主体・すべての個人の理知的生命活動体験を自己の知恵の構成要素とする地球生態系こそ、本能知と理知との共通・窮極の主体です。したがってその知恵を参照して地球生態系を新たな生態系へと創造し進化させる生命活動＝自己超出の窮極の主体は、地球生態系自身にほかなりません。個人が発見・創造した知恵、思想・科学・芸術は決して私物化してはならず、万人に公開して参照に供すべきである、という人倫の大道の理論的根拠はここに在ります。

なお、上記本能知的生命活動の意識化のからくりについての詳しい解説は、総説第五章に在ります。上記の簡単な説明では理解できなかった方は、第三章を読む前に第五章をお読み下さい。

第一部 総説

第一章

生命活動は自己超出である
――物質は自己超出において選択される未来の可能性である

第二章

生命活動＝自己超出の窮極の主体は地球生態系である
――本能知と理知

第三章

超宇宙叡智を参照して行う物質宇宙および地球生態系の創造・進化が、全存在の自己超出＝宇宙超出を構成する

第四章

全存在はなぜ多種多数の生物に岐れて自己超出しなければならないのか
――各生物個体・各個人は全存在の一ペルソナである

第五章

生命活動＝自己超出には、全存在自身の超宇宙叡智に直接基づく本能知的生命活動と、全存在が各生物個体の自由意思に委ねた理知的生命活動とが在る
――理知の仕組み

第六章

本能知と理知との関係から生じる、各個人の孤独感・無常感・無力感・優越欲・支配欲および自己中心的利己的欲望・責任感の欠如
――理知的自己超出＝真・善・美

第三章

超宇宙叡智を参照して行う物質宇宙および地球生態系の創造・進化が、全存在の自己超出＝宇宙超出を構成する

地球生態系と物質宇宙との創造・進化が全存在＝宇宙を構成する

「物質宇宙は生命活動において選択・定在化（実現・実行）される未来の諸可能性であり、それは現代物理学の基礎理論である量子力学・その発展である素粒子場理論から論理必然的に導き出される結論である」。これがここまでお話しして来た生命観の大前提です。しかし従来、この見解に対して誰もがすぐ思い付く次のような反論があって、この見解したがって本書のような生命観が広く受け入れられることを阻んできました。すなわち――

「物質宇宙が生命活動において選択・定在化される未来の可能性であるなら、最初の生物が出現した三十数億年前よりもっと前には、物質宇宙は存在する理由も必要もなかったはずだ。存在する理由も必要もない存在はこの世に存在しない。ところが相対性理論と量子力学の発展である素粒子場理論とに基づく現代物質宇宙論は、生物出現の百億年ほど前に物質宇宙が誕生し進化して、いまから四十数億年前に地球を含む太陽系が出来て今に至っていることを証明した。これらの理論に基づいて存在したことが証明されるということは、その存在は立派に存在する理由を持っていたこと・存在する理由があるから存在する必要があったことを意味する。したがって誕生から生物の出現までの百億

年ほどの間も、生物の棲まぬ物質だけの宇宙が確かに存在していた。本書の生命観がもし正しければ、その間生物のものでないどのような生命活動が行われていたのか。そのような生命活動の存在を証明できなければ、本書の生命観は全くのナンセンスに過ぎない」。

お答えしましょう。実は、現代物理学の物質宇宙論は、現代理論物理学の根本原理・基本法則と完全に矛盾する物理現象（物理学では超常現象といいます）が、物質宇宙の誕生と相転移（物質宇宙の様相の劇的変化）に伴って必ず現れることを認めているのです。素直に考えれば、物理学の原理・法則に反するこの現象は、物質宇宙を越えて存在する何ものかの介入によって物質宇宙が誕生しまた相転移が起きたことを示していると解釈されます。

ところで私たちは日常的に、生命活動により自分のからだとその物質環境を物理的に変化させています。それはどういうことでしょうか。物質は時空（時間と空間）の各場（各点）における物理量の存在確率が一定の法則に従って一斉に変化しているという事実そのものです。したがって、各場における物理量の可能な諸変化の中からある一つの変化がすべて偶然に生じるとすれば、無数の場の変化の集合である巨視的物理現象は、ある一つの決定論的法則に従うものとして大数的に記述することができます。生命活動が「からだとその物質環境を変化させる」ということは、からだと物質環境の大数法則に従う巨視的変化過程のある部分で、偶然に生じる場合と異なる諸変化可能性の選択・定在化を行うことにより、それ以降の巨視的変化を、大数法則に従う変化と異なる変化過程に導くことです。物理学は各場の物理量の諸変化が偶然に生じる確率法則と、その確率法則に従う巨視的物理現象の大数的法則を明らかにすることはできますが、偶然にではなく生命活動によって諸変化可能性の一つが選択・定在化されて生じる変化の法則を明らかにすることはできません。してみれば、日常的な生命活動が生じさせる物質変化も、物理学の原理・法則と矛盾する物理的超常現象にほかなりません。ただ私たちが日常難の苦も無く生じさせているために、超常現象と呼ばれないだけのことです。

それから類推すれば、生物出現以前の物質宇宙の誕生と相転移が必ず超常現象と共に起きるということは、それもまた物質の諸可能性の中から選択・定在化する生命活動であることを示していると解されます。そこで物質宇宙の誕生と相転移が超常現象と共に、本書の解明した生命活動＝自己超出の動的構造の手順通りに生じるか否かを検証しました。結果は予想を超えるもので、上記のことを完全に証明したばかりか、従来の物理学的宇宙論の謎とされていた多くの物理現象の実体を、明快に解き明かすことができたのです。

その詳細は、本書各説その一第四章「現代物理学の宇宙論と宇宙超出学との論理的関係について——全存在はどのような手法で時空を創造し進化させるのか」で解説しますが、今その大筋を簡明に説明すると次の通りです。

今日定説となっている現代物理学の宇宙論によると、現物質時空は、原初真空の対称性の自発的破れによって、まず質量無き重力場として生まれて膨張し始め、その結果時空が対称の状態を回復すると、再び対称性が自発的に破れて時空全体が全く新たな相へと相転移しました。そして対称性の回復—自発的破れ—相転移がさらに繰り返されてその度ごとに、重力場に続いて強力場，電弱力場、さらに電弱力場が分かれて電磁場と弱力場が生まれ、これら四場が結合して変化を重ね、銀河の集合体である現在の物質宇宙に成長して、その一点に生物の創造・進化に適する諸条件を完備した地球が生まれました。

物理学の説明は以上で終わりですが、宇宙超出学はさらに深く考えます。すなわち、物理的に対称な状態は、物理学的には絶対に安定で、他から何らかの物理的な力が働かない限り破れるはずはありません。にもかかわらず、現実には対称性が見かけ上自発的に破れて相転移が起きるのですから、これは原初真空や時空を超越した、何らかの超物理的作用によるとしか考えられません。そして現実にその時、そのことを示す物理的には在りえない現象（物理学では「超常現象」と言っています）が起きます。すなわち「発散（相転移を記述する物理数式に無限大の物理量が現れること）」と「時間の停止あるいは永遠の臨在（物質の物理的変化が停止すること）」がそれです。

永遠の臨在は端的に、その場所で永遠無限の自己超出である全存在の生命の自由意思的選択・定在化が行われたことを示しています。また、発散の無限大物理量をもう一つの無限大物理量と相殺することによって、実測された有限大物理量と一致させる計算手法(「繰り込み」)によって、発散の困難を回避しうるということは、原初真空を構成する「対称的に増減する一対の無限大の変化＝可能性」の増減につれて生ずるさまざまなプラスとマイナスの無限大変化の和の中から、全存在の生命が自由意思的に、ある有限大の値の変化＝可能性を選択・定在化することにより、原初真空の対称性が破れて、その有限大の変化＝可能性すなわちエネルギーにほかならない質量無き重力場時空が創造されて膨張変化を開始し、やがて一旦破られた対称性が回復すると、再び全存在がその対称性を破る全存在の自由意思的選択を行なって、質量を持つ素粒子場を創造し、また対称性が回復すると三度全存在が……という過程を辿って、現物質宇宙の創造に至ったという、全存在の物質宇宙創造手法の原理を明示しています。そしてこう解釈することによって、光速度、プランク定数、素粒子の質量、電荷、色荷などの各種物理定数の存在理由、時空膨張とその減速・加速の原因、明暗エネルギーの実体など、理論物理学の基礎に横たわる数々の難問を、統一的に矛盾無く説明できます。

このように、物質宇宙は生命活動＝自己超出において自由意思的に選択・定在化されるのを待つ未来の可能性として、生命活動を構成する一要素にほかなりません。

物質宇宙と地球生態系の創造・進化の共通の主体は全存在＝宇宙である——全存在は無限に繰り返し行なって来た物質宇宙と生態系との創造・進化体験の統一的意味関連（超宇宙叡智）を参照して、無限に新たな物質宇宙と生態系の創造・進化＝自己超出（宇宙超出）を行う

物質宇宙の創造・進化が生命活動であることはわかりましたが、生命活動ならば何らかの物質の諸可能性の中からの選択・定在化による創造・進化であるはずです。ではその諸可能性、詳しく言うと現物質宇宙（今私たちが住んでいる物質宇宙）の創造・進化において選択・定在化されて来た物質の諸可能性は、どのようにして創造されたのでしょうか。

第一章でお話ししたように、生命活動が物質の諸可能性の中から一つを選択するや否やその諸可能性は消滅し、入れ替わって新たな物質の諸可能性が創造されます。それに当てはめると、現物質宇宙を創り進化させる生命活動に先立って、前の物質宇宙を創り進化させる生命活動が行われそれが終わるや否や、入れ替わって現物質宇宙を創り進化させる可能性を含む物質の諸可能性が創造されたのです。

さてそうすると、現物質宇宙に先立つ前物質宇宙にさらに先立つ前々物質宇宙の創造進化が行われてそれが終わるや否や、前物質宇宙の創造進化の諸可能性が創造されたことになります。そしてこの関係は無限に一つ前の物質宇宙へと遡ります。そこから次のような結論が導き出されます。すなわち――

生命活動が一つの物質宇宙を創造し進化させてそれが終わるや否や、次の物質宇宙を創造し進化させる諸可能性が創造され、その諸可能性の中からある可能性を選んで定在化して次の物質宇宙を創造し進化させてそれが終わるや否や、次の次の物質宇宙を創造し進化させる諸可能性が創造され、その諸可能性の中から……という物質宇宙の創造・進化リレーが無限に行われて、その果てに私たちの棲む現物質宇宙が創造され進化しているのです。そして現物質宇宙もいずれは……

では前宇宙が作り出してくれた諸可能性の選択・定在化により現物質宇宙を創造し進化させている生命活動は、どのような生命活動の過去体験の統一的意味連関を参照してその選択・定在化を行なっているのでしょうか。上記物質宇宙の創造・進化リレーに結び付けて考えればすぐ分かるように、現物質宇宙の創造・進化に先立って無限に繰り返し行なって来た物質宇宙の創造・進化の体験の統一的意味連関を参照して行なっているのです。

ところで、現物質宇宙では三十八億年前から、それ以前の物質宇宙創造・進化手法とは異なる手法で現物質宇宙の諸可能性を選択・定在化することによって、生物個体とその生態系（地球生態系）を創造し進化させる生命活動が行われています。それと同様に生命活動は、現物質宇宙に先立って創造し進化させた無数の前物質宇宙でも、生物個体・生態系を創造し進化させたはずです。したがって当然地球生物個体と地球生態系の創造・進化は、それら無数の前物質宇宙で無限に繰り返し行われて来た無限に多くの生物個体・生態系の創造・進化体験の統一的意味連関を参照して行われているはずです。

そうと知ることにより初めて、現地球生態系が三十八億年の短期間に、原初生物から今日の無種無数の生物種・生物個体から成る複雑・合目的々・精緻・巧妙極まりない生態系に進化しえた原因が明らかになります。また全く生物の棲んでいなかった地球上に突然原初生物が出現した不思議も解明されます。三十八億年前地球上で何らかの物質が偶然集まり結合して原初生物になったという、生物学者がよく使う説明は、分からないのに分かったふりをする学者の悪い癖です。本当は原初生物も、現宇宙に無限に先立つ無限に多くの宇宙における生態系創造・進化体験の統一的意味連関を参照して物質宇宙の諸可能性の中から一つの可能性を選択し定在化することによって創られたのです。

現物質宇宙も同様に、その創造に先立って無限に繰り返し行われて来た物質宇宙の創造・進化体験の統一的意味連関を参照して創造され進化しているのです。だからこそ、現代物理学・化学が解明してきた物質宇宙の構造とその創造・進化のからくりは、各説その一第一〜第四章で詳しく説明するように、生物個体・生態系の構造・機能と創造・進化のからくりに負けず劣らず複雑・精緻であり合目的々で巧妙なのです。

どちらの統一的意味連関も、現宇宙に無限に先立つ無限に多くの宇宙における無限に多くの創造・進化体験の統一的意味連関ですから、これを今後「超宇宙叡智」と呼ぶことにします。

さて以上により、生命活動には物質宇宙の創造・進化と生態系の創造・進化との二種類の在ることが分かりました。

両者は次章で説明する関係で結びついて、空間的にも時間的にも絶対に切れ目の無い一繋がりの全体として一挙に存在することにより、一つの宇宙（この世）を構成します。ですから宇宙は無限に自己超出する物質宇宙と生態系とによって構成され、両者以外には何ものも存在しません。両者は存在するすべてすなわち「全存在」です。両者が結び付いて自己超出することが宇宙＝全存在の自己超出です。宇宙の自己超出をつづめて「宇宙超出」と呼び、存在と生命すなわち全存在の実体を究明する学問である本書の思想を「宇宙超出学」と呼んでいます。

しばしば物質でもなく生態系に属する生物でもない第三の存在と考えられている神・悪魔・妖精・霊魂その他の神秘的霊的存在は、人間や他生物の生命活動になぞらえて創られた想像の産物であり、真・善・美・愛・自由・平等・人権・自然権などの理想・理念、時間・空間・数・諸概念・論理などの観念は、人間の理知的生命活動が自分自身や他生物の生命活動の自己超出を巧く行い・行わせるために必要な道具として創り出した、生命活動＝自己超出自身を指示する記号やシンボルですから、いずれもそれ自身理知的生命活動なのです（理知的生命活動がそれらを創り出すからくりは『存在と文化』第一巻一〜六五頁に説明があります。記号とシンボルの意味は本書総説第一章言葉とシンボルで解説しました）。

第一部　総説

第一章

生命活動は自己超出である
——物質は自己超出において選択される未来の可能性である

第二章

生命活動＝自己超出の窮極の主体は地球生態系である
——本能知と理知

第三章

超宇宙叡智を参照して行う物質宇宙および地球生態系の創造・進化が、全存在の自己超出＝宇宙超出を構成する

第四章

全存在はなぜ多種多数の生物に岐れて自己超出しなければならないのか
——各生物個体・各個人は全存在の一ペルソナである

第五章

生命活動＝自己超出には、全存在自身の超宇宙叡智に直接基づく本能知的生命活動と、全存在が各生物個体の自由意思に委ねた理知的生命活動とが在る
——理知の仕組み

第六章

本能知と理知との関係から生じる、各個人の孤独感・無常感・無力感・優越欲・支配欲および自己中心的利己的欲望・責任感の欠如
——理知的自己超出＝真・善・美

第四章

全存在はなぜ多種多数の生物に岐れて自己超出しなければならないのか
――各生物個体・各個人は全存在の一ペルソナである

全存在が多種多数の生物に岐れて自己超出する理由

前章で、生物出現以前全存在が物質宇宙を創って進化させる生命活動＝自己超出を行なっていたことを明らかにしましたが、するとまた新たな疑問が生じます。「全存在は物質宇宙を創って進化させることを繰り返せば無限に自己超出することができる。なぜわざわざ各生物種に属する各生物個体を創って個々別々に生命活動を行わせ、それらの生命活動を結び付けて生態系を創り、生態系全体を進化させることを繰り返して自己超出するという、回りくどい方法をとる必要があったのか」と。

お答えしましょう。全存在がもし、物質宇宙を創造し進化させる生命活動＝自己超出でしかないとすれば、全存在は自分自身を知り尽くしていることになります。すなわちまず、自己超出するために参照する、過去に無限回繰り返し行なって来た物質宇宙の創造・進化体験の統一的意味連関である自分自身の知恵と、それを参照して選択・定在化すべき物質宇宙のあらゆる変化可能性とを完全に熟知しています。したがってまた、その知恵のすべてを参照してその可能性のすべての中から選択・定在化することのできる物質宇宙のすべてを知っています。言い換えれば、そういう方法で自分がどのような自己超出を行うことができるかを、行なってみるまでも無くすべて熟知しています。現物質宇宙を創造し進化させて現銀河宇宙集合体、その中の地球という星を創り出したことも、こうすればこうなると行う前から完全に分かっていたことの一つに過ぎません。すでに知っていることを知っている通りにやってみたところで、それは知っていることの再確認に過ぎず、新たな自分自身の発見・創造である真の自己超出にはなりません。

しかし全存在は、自分自身以外に何ものも存在しないからこそ全存在なのですから、自分自身を完全に熟知している限り、自分の内にも外にも新たな何ものも発見・創造することができません。それができなければ、新たな自分自身の発見・創造すなわち自己超出を行うことはできません。

このように全存在は、自分自身である全存在を完全に熟知している「全知者」としてのみ存在している限り、真の自己超出＝生命活動を行うことはできません。けれども全存在は、自分の全知を自ら制限して、自分自身の全体を一部分ずつ時間をかけてしか知ることのできない「貧知者」あるいは「部分知者」になることができます。そうなれば、全知者として自分自身の全体を時間をかけず一挙に認識するときの自分と異なる、貧知者・部分知者としての新たな自分を自分自身の中に発見・創造し、それを繰り返して無限に自己超出することができます。

全存在が貧知者となるためには、全存在自身の一部分を全存在全体を認識するための視座としなければなりません。その視座が、各生物個体のからだです。からだの感覚器官とその外の全存在の一部分とを、一回ずつ時間をかけて相互作用させることを繰り返して、少しずつ自分自身を認識して行くこと、それが全存在にとってそれまで知らなかった思いがけない新しい自分自身を発見・創造することすなわち真の自己超出となるのです（一回ずつ時間をかけて相互作用させることを繰り返すことによってしか全存在を認識できないようにするために、全存在が物質の存在構造をどのように定めているかについては、各説その一第二章「特殊相対性理論および量子力学と宇宙超出学との論理的関係について」において詳しく説明します）。そしてそのような感覚器官を備えた多種多数のからだを創り、それらを無限に新たな構造・機能を持つものに創り変えて行くこと、すなわち生態系を創造し進化させることによって、全存在は無限に新しい自分自身を発見・創造すること＝自己超出することができるのです。逆に言うと、全存在が真に新たな自分自身の発見・創造＝自己超出をするためには、生態系を創造し進化させなければならないのです。

してみれば、物質宇宙を誕生させ進化させて地球という星を創り出すまでの全存在の生命活動は、それ自身としては真の自己超出ではなく、真の自己超出すなわち生態系の創造・進化に最適な未来の諸可能性を創り出すことが目的だったのです。この目的で全存在が、熟知している物質宇宙の創造・進化のあらゆる可能性の中から、無数の全宇宙における無数の生態系創造・進化体験の統一的意味連関を参照して、これこそ新たな生態系の創造・進化＝真の自己超出に最適と判断して選択・定在化したのが、この地球を含む現物質宇宙です。つまり現物質宇宙の創造・進化は、全存在の真の自己超出のためのいわば条件整備だったのです。

各生物個体・各個人は全存在の一ペルソナである

以上の話は平たく言えば、「全存在は多種多数の生物になり、それぞれ異なる仕方で自分自身にアプローチし、自分自身の多種多様な姿を発見・創造する。それが全存在の行いうる唯一の真の自己超出なのだ」ということです。山に生え草原を作り森と茂り、草に隠れ木を攀じ土を掘り、川を泳ぎ海に潜り空を翔け……棲む環境やからだの構造・機能が違うごとに、生物はそれぞれの視座から宇宙＝全存在をそれぞれ全く異なる姿として認識します。それら異なる姿のすべてを統一的意味連関に構成したものが、全存在の認識する日々に新たな自分自身（宇宙）の全体像にほかなりません。つまり全存在は自分自身を各生物個体に分かち、各生物個体として自己超出しているのです。言い換えると、各生物個体の生命活動の主体は全存在です。

それゆえに私たちは通常、あなたという個人、私という個人、誰それさんという人、ポチという犬、ミューという猫、この庭のこの松、あの山のあの松茸、誰それさんのからだを蝕んでいるそのチフス菌が、それぞれ別個独立の主体として別個独立に生きている・生命活動をしていると思っていますが、本当は、同じ一つの全存在があなた、私、誰それさん、ポチ、ミュー、この松、あの松茸、そのチフス菌として生きているのです。宇宙超出学ではそのことを、「各生物個体、人間ならば各個人は、全存在の一ペルソナである」と言います。

ペルソナとは元々は、古代ギリシア劇で俳優が役柄を表すために被ったマスク・仮面、日本なら能面に当たるもののことです。同じ一人の俳優が、違うマスクを被れば違う人間＝異なる人格として異なる役を演じ、それらの演技のすべてが統一的意味連関に構成されて一個の劇として上演されます。それと同じように、同じ一つの全存在が、あなた、私、誰それさん、ポチ、ミュー、この松、あの松茸、そのチフス菌という異なるペルソナとして、全存在の自己超出＝地球生態系の繁栄・進化劇を上演するために、異種異個体の生物というそれぞれ異なる役割を担って異なる演技をしている、というわけです。

初めは俳優の役柄を表す仮面であったものが、その役を演じる主体の意味に転用されたのは、聖書に記されている神とキリストと精霊とを、キリスト教神学が同じ一つの神が異なる仕業を行う各姿と解し、各仕業を行う神を一つの神の異なるペルソナ（persona、日本語で位格）と読んだことに始まります（三位一体説）。その用語法が人間に適用されて、同じ人間という種が異なる生物個体＝個人として異なる生命活動をしている姿・異なる人生を生きている姿を人間のペルソナ、人格、person（英・独）、personne（仏）と言うようになりました。人間のペルソナが人格なら、犬は犬格、猫は猫格……チフス菌はチフス菌格として、同じ一つの全存在が自己超出しているわけです。

全存在の自己超出＝生態系の創造・進化を一個の劇に見立てれば、各生物個体それぞれの格は俳優が配役を演じる姿に当たりますから、各生物個体はその劇の上演という同じ一つの目的のために他の全生物個体と力を協せて各自与えられた配役を演技しているわけです。つまり、あなたにとって私やポチやミューやこの松やあの松茸やそのチフス菌……は、あなた自身に他ならない全存在の自己超出＝地球生態系の繁栄・進化という旗（大義）の下に結束した同志なのです。したがって、あなたが全他生物と同志である真の人格として生きる道は、地球生態系の一員たるにふさわしく生きること、つまり地球生態系の繁栄と進化に貢献すること・害ある行為をしないことです。人間の生き方＝倫理の根本原理が、ここに在ります。

第一部　総説

第一章

生命活動は自己超出である
——物質は自己超出において選択される未来の可能性である

第二章

生命活動＝自己超出の窮極の主体は地球生態系である
——本能知と理知

第三章

超宇宙叡智を参照して行う物質宇宙および地球生態系の創造・進化が、全存在の自己超出＝宇宙超出を構成する

第四章

全存在はなぜ多種多数の生物に岐れて自己超出しなければならないのか
——各生物個体・各個人は全存在の一ペルソナである

第五章

生命活動＝自己超出には、全存在自身の超宇宙叡智に直接基づく本能知的生命活動と、全存在が各生物個体の自由意思に委ねた理知的生命活動とが在る
——理知の仕組み

第六章

本能知と理知との関係から生じる、各個人の孤独感・無常感・無力感・優越欲・支配欲および自己中心的利己的欲望・責任感の欠如
——理知的自己超出＝真・善・美

第五章

生命活動＝自己超出には、全存在自身の超宇宙叡智に直接基づく本能知的生命活動と、全存在が各生物個体の自由意思に委ねた理知的生命活動とが在る
――理知の仕組み

各生物個体のからだの構造・機能は、本能知により各生物種ごとに一定に創られているので、特殊環境に巧く適応できない

本能知は、種ごとに異なる生物個体のからだの構造・機能と生態系の仕組みとを創って進化させることに関しては、人間の理知には想像もできない霊妙不可思議な能力を発揮する超宇宙叡智です。しかし他面、その能力には幼児の理知でもやれる簡単なことがやれないという大きな欠落が在ります。すなわち――

本能知は一つの種に属するすべての生物個体が通常棲んでいる平均的な物質環境を想定して、彼らのからだを、その環境に巧く適応するのに最適の構造・機能を持つ一定の型に合わせて創ります。そのため、各生物個体が一時的に想定外の環境に遭遇すると巧く適応できず、時にはその個体の死を招いたり生殖に失敗したりします。例えば本能知は鶏のからだに、「餌を見付けるという感覚刺激に対してその餌を啄むという反応行動をする」という機能を持たせました。しかし餌の前に餌の透けて見える目の大きな金網が置いてあると、野生の鶏の通常の環境を想定していた本能知には想定外の出来事ですから、鶏は金網越しに餌を見付けると、本能知が定めた型通りに餌に向かって直進し金

網の前でいつまでもバタバタしています。

そういう事態が稀に起きるだけならまだよいのですが、ある種に属する生物個体の全部または大多数の棲息していた環境が、何らかの原因で本能知の想定を超えて劇的に変化したときには、その種の絶滅を招くこともあります。そのような状況に対応して本能知が行いうることは、その種に属する生物個体のからだの構造・機能を一斉に、変化した環境に適応しうるように変えることだけです。

変えるためには、遺伝子をこう組み替えると構造・機能がこう変わるという正確で緻密な計算に基づいて、遺伝子を組み替えることが必要です。ウィルスや細菌（バクテリア）などからだの構造が比較的単純な原始的生物の中には、環境の変化に対応できるあるいは変化した環境を元の環境に復元できる構造・機能を持つように自分のからだの遺伝子を直接創り変えたり、創り変えた遺伝子を転写して自分と同種または異種のウィルスや細菌に伝達したりするものもあります。第二章でお伝えした水俣湾の水銀汚染に適応して汚染を浄化した海中細菌はその好例です。

しかし真核生物、とくに多細胞生物は、からだ全体とその中に在る遺伝子の仕組みが極めて複雑・精妙ですから、本能知の能力を以てしても、同一世代の同種個体群の遺伝子全体を一挙に組み替えて、全個体のからだを、想定外の環境に適応できる構造・機能のからだに一挙に創り変えることはできません。それどころか、基本的な構造・機能は変えずにほんの一部を人為的に創り変えるだけでも、容易ではありません。例えば人間の手で交配と淘汰を繰り返して同種で新品種の花を作ったり、少数の遺伝子を操作して農作物の品種改良を行なったりするのでさえ、何世代にもわたる長期間の試行錯誤が必要です。まして、ある一つの種に属する多数の個体を全く新しい種に変化させるために遺伝子を創り変えるとなれば、当然想像を絶する複雑・精緻・巧妙な合目的々操作を要します。

同じ哺乳類の霊長目の新猿亜目のオランウータン科に属するある猿の種が分かれて進化しチンパンジーと人とになるには、比較的少数の遺伝子の入れ替えで足りますが、それでさえ百万年の歳月が必要でした。まして綱から綱への進化には、当然その何乗もの遺伝子の入れ替えと新遺伝子の組み込みおよびその百倍の歳月を要します。例えば元々水中で誕生した生物にとって、鰓《えら》で水に溶けた酸素を取り込む魚類から肺で直接空気中の酸素を取り込む爬虫類に進化するために、遺伝子とからだの構造・機能全体を全面的に創り変える作業は、ワン・ステップではやれません。そこで中間に、ある時には水中からまたある時には空気中から酸素を取り込む生物を何種類も創り、彼らの生命活動体験の統一的意味連関を参照して、空気中から酸素を摂取して生命活動するのに適するからだの構造・機能とそれを創り出す遺伝子を見付けて結合し、その妨げとなるものや無用なものを捨て去ることにより、ようやく生涯空気中だけから酸素を取り込んで生命活動する爬虫類の創造に成功したのです。中間段階の生物のうち幼生時には鰓呼吸し成長して肺呼吸する両生類は、適応できる環境が広く分布しているので中間の綱として定着しました。雨季には鰓で水中呼吸し乾季には鰾《うきぶくろ》を変化させた肺のような構造・機能の器官で空気呼吸する肺魚は、雨季と乾季がはっきり分かれている特殊な気候の地域にのみ適応した生物ですが、本能知は、鰾を空気呼吸できるように創り変えた肺魚の手法を発展させて、両生類の肺を創り上げました。さらに創り変えのスピードを速めて、孵化の時期、次いで胎児の時期に肺を完成させるのに成功し、爬虫類次いで哺乳類を創造したのです。

ですから肺魚と両生類は、魚亜綱および両生綱として定着してからは、その環境に最も善く適応した進化の最高段階に立つ生物となったのですが、肺の形成に関してはいわば試行錯誤の段階がそのまま定着したので、ＤＮＡ鎖の塩基数が人間の三十億個に対しその数倍も在り、肺魚に至っては千百億個で人間の三十六〜七倍も在ります。どうしてそんなに多いのかと言うと、綱として既に定着している生物のからだ全体の基本的な構造・機能を、新種の綱として定着するほど完全に創り変えるには、前者のからだを一旦解体し、新しい遺伝子と構造・機能を加えて組み立て直さなければならないからです。例えば完成した木造家屋を解体して素材の柱や棟木や梁や板や瓦や壁……のうちあるものは残し、これに多くの新たな素材を加えて全面的に組み替え、全く旧と異なる家屋に創り変えるようなものです。

初めから完全な設計図に従って素材を集め家屋に組み立てる作業より、遙かに複雑で精密な作業を要します。生物のからだ創りも同じことで、既に定着した種では、初めから本能知の決めた設計図に従って、決まった材料を使い決まった手順でからだを創って行けばよいので、材料も少なくて済み仕事も楽です。定着した種を新種に創り変えるには、これと桁違いに多くの材料を用いて桁違いに複雑・精密な作業を積み重ねなければなりません。したがってＤＮＡとＲＮＡによるタンパク質合成過程全体を統制するノンコーディング（タンパク質をコードしない）ＲＮＡの数を飛躍的に増やさなければならないのです（この作業の詳しい解説は各説その三第二章中で行います）。

このように本能知は、想定外の環境に適応するように遺伝子を創り変えて、同種の生物個体のからだの構造・機能全体を創り変えること、すなわち種を進化させることはできますが、それには多世代・長期間にわたる極めて難しい作業が必要です。他方本能知は、各生物個体が時折直面する細かな環境の変化に対してその場で直ちに臨機応変な対応を見付けることは全くできません。例えば本章の初めに挙げた鶏の例のように。

しかし、霊妙不可思議な超宇宙叡智である本能知が、どうしてその鶏に「金網を迂回して餌の所に行く」という、理知を使えば三歳の幼児にも分かる簡単なことを教えてやれないのでしょうか。それとも本能知は、「知っているけど教えてやらない」意地悪婆さん（爺さん？）なのでしょうか。教えてやらないのかそれとも教えることができないのか、それはどうしてか、教える代わりに本能知が各生物個体に授けた理知の実体は何か。以下、それらのことを説明しましょう。

本能知は、生物が生まれながらに持つ知恵です。ヒトの受精卵が出来たとき、すでに、生物個体として完成するまでの全過程を通して細胞をどこでどう分裂させまた自殺させるかの全プログラムが、与えられています。それは各細胞に、遺伝子配列としていわば書き込まれています。各細胞は、自分がそのプログラムのどの位置に在るかを確認し、そこでのプログラムの指示に従い互いに異なる機能を持つ二個の細胞に分裂し（＝機能分化）、または自殺します（例えば、ヒトの手を創るプログラムでは、まず分裂増殖によって手全体をひとかたまりに作り、次に四箇所の細胞の一団が自殺して五本の指を削り出します）。これを繰り返して最終的に、六十兆個の細胞が分化した各機能を巧く組み合わせて生きる、一成人個体が出来上がるわけです。

では、このプログラムは誰がどのようにして創ったものでしょうか。「三十数億年前に出現した一個の単細胞生物が、分裂増殖しつつ遺伝子を創り変えて各種の単細胞生物となり、次いでそれらが集まって各種の共棲細胞生物となり、さらにそれらが結合して各種の多細胞生物となって、今日の地球生態系に至った」というのが、生物進化のあらすじですが、本能知はこの過程で、絶えず生態系全体を見渡し、各生物種・各生物個体・各細胞が互いに持ちつ持たれつの関係で結びつき、そろって繁栄しさらに次々に新しい種を生み出して行けるように配慮しつつ、各生物種に属する各生物個体の生涯（＝発生・成長・繁殖・老化・死）のプログラムを創って来ました。そして、これからも創って行くのです。

ですから本能知は、各生物種・各生物個体ごとに別個独立の知恵ではなくて、生態系全体（＝全存在）が持つ一個の知恵です。例えば、蝶やミツバチと虫媒花植物とは、同時に見合った数の個体が創られるのでなければ、生き続けることができません。昆虫の本能知が勝手に蝶やミツバチを創っても、虫媒花が咲いていなければ花蜜を吸えないから死に絶えてしまいます。また、顕花植物の本能知が勝手に虫媒花植物を創っても、花粉を運んでくれる虫がいなければ種子が出来ず絶滅してしまいます。本能知は、両者を一組みにして同時に見合った数だけ創り出す知恵なのです。

そして生態系の中では、あらゆる生物種・生物個体がこのような関係で緊密に結びついて生きています。つまり本能知は、生態系全体を統一的プログラムに従って構成し進化させる知恵であり、全生物種の全生物個体は、結局、本能知のこの構成・進化プログラムの中で自分が占める位置とそこで自分に課された役割（＝果たすべき機能）を確認し、その役割・機能を遂行することによって生きているわけです。

ところで、現存の単細胞生物の数は一種類だけでも何億・何兆、多細胞生物も全種の全個体数を合わせればやはり何億・何兆ですから、彼らが生涯に行う生命活動の数となったら無数としか言いようがありません。ですから、彼らの独りひとり（一個体ごと）に別々の生涯プログラムを用意するなどということは到底不可能です。したがって本能知は、彼らを生物種ごとに一括りにして、その種に属する生物が、通常置かれている環境に巧く適応して生きるために必要十分な、生命活動の共通のプログラムを考案します。

同種の全生物個体は、基本的にこの同一のプログラムに従って本能知的生命活動を行うわけですから、その活動には個性がなく、適応を予定された通常の環境には巧く適応できますが、たまたまその個体だけに特異な環境に遭遇すると、巧く適応できないことが起こります。

例えば、通常水辺に棲むトンボは、本能知の指示で水の光る平面に産卵して種の保存に成功しますが、たまたま水辺に新築された家の中に迷い込んだ不運なトンボは、本能知の指示に従いデコラの机の光る平面に産卵して種の保存に失敗します。

各生物個体を各特殊環境に巧く適応させるために、本能知が各生物個体に創って与えた理知の仕組み

（その一）直接記憶と再認

このような失敗をしないように、本能知はまず、各生物個体・各細胞が、自分自身の過去体験だけを記憶し、それを参照して彼だけの特異環境に巧く適応できるように、「直接記憶」と「再認」という一種の理知を、本能知の一要

素として設けました。また、再認によって獲得した知恵を、各個体が同種、時には他種の他個体に伝達する方法を案出しました。

ある生命活動がある時間継続し、終わってから体にその影響（＝体のある部位におけるある機能の興奮または抑止）が残っている間は、本能知はこの一繋がりの生命活動の全体を記憶しています。これが「直接記憶」です。例えば、アメーバの体の一部をしばらく針で刺激し続けてその部位を引っ込めさせ続けた後に刺激を止めても、その影響が残っている間は、アメーバはその部位を引っ込めたままにしています。

また、ある状況に何回も繰り返し出遭うと、過去に同じ状況に出遭ったことに気づき、同じ状況下で過去に行なった生命活動の結果の好し悪しを参照して、同じ生命活動を行なったり避けたりするようになります。これが「再認」で、「学習」の最も原初的な型態です。例えば、アメーバの体の一部を針で刺激しては止め刺激しては止めることを時間的間隔を置いて繰り返すと、次第に、刺激を止めても「また来るぞ」と警戒して、かなり長時間もとの形に戻らずにいるようになります。また、例えば、ミミズをY字型の管のY字の下に当たる穴から追い込み、岐路で右に曲がると不愉快な電気刺激を与え、左に曲がると快適な環境に行き着くという実験を繰り返していると、ミミズは学習して次第に左へ曲がる頻度を増していきます。

しかし、直接記憶の参照は、ただ一回の経験だけではその時その場だけで終わります。再認による学習は、何回も同じ状況に遭遇する場合に限り有効ですが、そういうケースの多くは、本能知によりすでに種の共通生命活動パターンとしてプログラムの中に組み込まれていますから、各個体・各細胞の特異体験としては、次のようなケースを除いてあまり遭遇する機会がありません。

例えば、侵入した何万の病原ウィルスを、同じく何万の免疫担当細胞が迎え撃つ場合。攻撃を避けようとして各ウ

第五章　生命活動＝自己超出には、全存在自身の超宇宙叡智に直接基づく本能知的生命活動と、全存在が各生物個体の自由意思に委ねた理知的生命活動とが在る──理知の仕組み

ィルスは、初めはアトランダムに体の形や構造を次々に変えていきますが、あるウィルスが偶然ある形や構造になったとき、免疫細胞がなぜか自分を侵入者と気付かずに通り過ぎたとします。何しろ何万もの免疫細胞があたりにウヨウヨしているのにみんな気づかないのですから、その経験はすぐ再認によって学習されます。

するとこのウィルスは、学習した知恵を遺伝子情報として直ちに周囲の同種ウィルスに伝達します。伝達方法は様々ですが、例えばあるウィルスは細い糸を出して他のウィルスに接続するという方法を採ります。伝えられたウィルスは教えられた形・構造にからだを変えると同時に、同じ方法で情報をさらに他のウィルスに伝えます。こうしてあっという間に、免疫の効かない新型病原ウィルスが出現します。

多細胞生物の体内では、その細胞や共棲または寄生する微生物が、それぞれにまたは相互間で再認により学習した知恵を使って絶えずいろんな仕事をこなしており、それが本能知的生命活動のかなり幅の広い重要な部分を占めています。

（その二）ヒト型理知──体験の意識化による記憶と想起の仕組み＝表象化機構

しかし、ある一つの種の大型多細胞生物の個体数は、ある一つの種の微生物の個体数ほどには多くありませんし、各自かなり広く多様で絶えず変化する環境の中で活動していますから、各個体が同じ特異状況に何回も繰り返し出遭う機会、したがって再認による学習の機会は、あまり多くありません。例えば、這い始めた赤ちゃんがたまたまお母さんの置き忘れた熱湯入りのヤカンに触れたとしても、そんな経験を繰り返しさせるバカなお母さんはあまりいないでしょうから、赤ちゃんが再認により熱湯入りのヤカンに触れないことを学習する機会は滅多にありません。

そこで本能知は、中枢神経の末端を発達させて脳を創り、脳をさらに発達させてヒト型の脳を創りました。本能知

はこのヒト型脳を使って、各生物個体・各個人の過去体験を、一回限りの体験であっても直ちに記憶して、必要に応じ随時随意に想起しうるような仕掛けを創りました。その結果、各生物個体・各個人が自分自身の過去体験だけを多種多数まとめて想起し、それらを自由に結びつけて統一的意味連関を構成しうるようになりました。そしてその統一的意味連関を参照することにより、多数の本能知的生命活動を複雑に組み合わせて行い、適応の不能または困難な特異環境を容易に適応しうる環境に創り変え、適応可能領域を拡大する方法を考案しました。「ヒト型理知」の創造です。

ヒト型脳はそのための基本的な道具で、その使い方は次のとおりです。

特異状況下での本能知的生命活動は、先ほど説明したように、一連の活動として継続して行われている間と、行われ終わってからその影響がからだに残っている間とだけ、活動者である生物個体自身により直接記憶され想起されますが、その影響が消えたとたん忘れ去られてしまいます。その後同じ状況に繰り返し出遭う機会があれば、再認によって忘却の淵から蘇ることもありますが、大型生物個体にとってそんな機会は、稀にそして偶然にしかありえません。そんな本能知的生命活動にちょっとした手を加えて、偶然にでなく必要に応じ随時随意に再現して再認しうるようにするのが、ヒト型脳の仕事です。

ではどうするかと言うと、まず本能知的生命活動の直接記憶がまだ消えないうちに、つまり活動の影響が残像（残効）としてからだに残っている間に、その残像すなわちその生命活動が行われた経路に沿って、言い換えればその活動においてある感覚刺激のエネルギーが電気エネルギーとなり種々の化学的変化を連鎖的に惹き起こして感覚神経系から中枢神経系に運ばれ、そこから運動神経系に回送され、その末端で筋肉や内分泌器官に至りその収縮・弛緩や分泌の増進・抑制を引き起こした道筋に沿って、ヒト型脳から改めて電気刺激を送り、その後半すなわち中枢神経系から運動神経系を経て筋肉や内分泌器官に至る生命活動をもう一度繰り返して行います。簡単に言うと、本能知的生命活動を、その残像が消えないうちにヒト型脳から電気刺激を送ってやり直すのです。ちょうど、牛が一度食べた餌を口に戻して反芻するように。これによって、元来無意識に行われる本能知的生命活動が「意識」化されます。

さて、このようにして意識化された生命活動は、その後一旦は忘れ去っても、必要に応じヒト型脳を使って随時随意に何回でも再現しうるようになります。その仕組みは次のようになっています。すなわちまず、残像に沿って電気刺激を送り直した脳の神経回路の各シナプス（神経細胞同士の接続部）のスパイン（電気刺激を受ける側の突起）にグリア細胞が絡み付いてそのスパインの成長・成熟・安定を促します。それと併んで、こうして安定した神経回路に接続する別の神経回路のシナプスのスパインにグリア細胞が絡み付くことを止めてスパインを消滅させ、安定回路から発信した電気刺激が別回路へ送られえないようにします。このようにして残像沿いに電気刺激を送り直した神経回路を固定して保存しておけば、必要に応じてその回路から運動神経系―筋肉・内分泌器官へと電気刺激を送って、過去に行なった生命活動を近似的に再現することができます。再現された生命活動は実際に行われた生命活動の全体ではなくて、その一部分であるからだの生理機能の模像に過ぎませんが、その模像を索引（手引き、インデックス、指標）にして容易に元の生命活動全体を想起することができます。本能知的生命活動体験はこのようにして下意識に記憶として貯えられ、必要に応じて想起されるのです。

例えば、初めて熱湯入りヤカンに手を触れた幼児は、すでにヒト型脳が機能し始める状態に達していれば、触れたのに続いて自分がやった本能知的生理的反応を、その直後に残像を下敷きにして再現・意識化し（この意識が「熱い！」という苦しみの感情です）、その時電気刺激を発進した脳の神経回路をグリア細胞の働きで固定して保存します。そして、後に再びヤカンを見たとき、保存していた脳の神経回路から再び電気刺激を発進してヤカンに手を触れた時の知覚体験の模像である生命活動を行い、それを手引きにして元の知覚体験を想起し、それを参照して（「あの時は熱くて苦しかったな」と考えて）うかつに手を触れないようにするわけです。

このように、自分の本能知的生命活動は、やりっ放しでは記憶として残りません。残すには、直後に脳を使って反芻し意識化しなければなりません。初めの本能知的生命活動と意識化の活動とは異なる二つの生命活動ですが、間髪を入れず行わなければなりませんから、普通は一体の活動と捉えられて意識的生命活動・意識的行為・思考などと呼ばれ、あたかも本能知的生命活動とは全く本質を異にするもののように錯覚されがちです。しかし実際は、初めになされた本能知的生命活動の方こそ、参照すべき過去体験そのものであって、その再現・意識化活動は前者の一部分であるからだの生理機能の模像にすぎないのです。ただし、なぜこんな模像を創って前者に合体させるかというと、模像は必要に応じて随時随意に何回でも、同じ自分のヒト型脳を働かせ自分のからだを使って再現できますから、再現された模像と一体のものとしてその原物である自分の本能知的生命活動体験をも随時随意にいわば引っぱり出して、参照することができるようにするためです。模像すなわち本能知的生命活動の意識表象は、真の参照体験たる本能知的生命活動を随時随意に引き出して参照しうるように、原体験に付加された索引（＝手引き・インデックス・指標）にほかなりません。

ですから、車にはねられるといった不測の大事故で、突然大きな衝撃を受けると、脳がパニックに陥って機能停止し、衝撃の残像が消えないうちにこれを意識化することができなかったために、つまりその体験に索引を付けられなかったために、そこだけ記憶にポッカリ穴が空いてしまうといったことが、しばしば起きるのです。

次に、こうして理知の仕掛けを使って貯えられた過去体験の記憶を参照して、本能知が、本能知的生命活動を巧く組み合わせ環境そのものを創り変えて適応可能領域を拡大する手順の概略を説明しましょう。

まず感覚刺激のエネルギーが電気刺激に変わって神経中枢に達したとき、直ちに本能知所定のプログラムに従って電気刺激を運動神経系に送り末端で筋肉運動や内分泌を惹起または抑制すること（一言でいえば感覚刺激に対する本能知的反応）を、脳が電気刺激の回送経路を遮断するという方法で抑止します。その上で、参照すべき過去の本能知的生命活動の諸体験を、その索引である意識表象を自分のからだで再現することによって想起します（再現された意識表象が記憶表象です）。

他者の脳を働かせ他者のからだを使って他者が創った意識表象は、自分の脳を働かせ自分のからだを使って再現することは不可能ですから、これにより自然に、他人や他生物の体験が紛れ込んで参照を混乱させたり誤らせたりするのを避けることができます。

なお、意識表象の再現は、通常完全な再現でなく控え目な再現となるように、脳自身により抑制されます。例えば、昨夜の初キスを回想する少年は、抱擁の動作の再現については、関与した筋肉が実際には動かぬ程度の弱い電気刺激を脳から運動神経を通して送りそれらの筋肉を軽く刺激するにとどめ、唇の感触や心臓のときめきを半ば再現して満足します。想起の真の対象は初キスの体験そのものですから、索引である意識表象の再現はこの程度で充分なのです。

もっとも、梅干を食べたことを想い出すときには、唾液分泌が充分再現されても分泌した唾液は飲み込めばよいのですから、あまり強く抑制する必要はありません。ですから、梅干を実際に眼前に見るよりも単に想像する方が唾液の分泌量は多いのです。三国史の梟《きょう》雄、曹操が、暑中の強行軍に喘ぐ兵士たちに、「山を越えれば梅林があるぞ」と嘘をついて渇きをこらえさせたという故事は、これに因るのです（祖庭事苑「梅林渇ヲ止ム」）。さらに、深い催眠状態では、脳の機能が低下して抑制が巧く効かないので、ここに火傷したという暗示により、その部位に実際に火傷したときと同じ水ぶくれを生ずるほど完全に再現されてしまうことがあります。

こうして想起された自分の過去体験だけを参照して、適応領域を拡大しうる多種多数の本能知的生命活動の組み合わせを見つけ、脳の働きにより逐次必要な運動神経経路に電気刺激を送り目指す筋肉や内分泌の活動やその抑制を引き起こして、組み合わせどおりの本能知的生命活動をしていくわけです。

そして、このような本能知的生命活動によって創り変えられた環境に、意図したとおりからだが巧く適応して体細胞全体が調和ある生命活動を行うことができれば、ヒト型理知はその状態を意識化して「楽しい」「快い」「愛しい」「美しい」などの価値感情を創ります。逆に不調和ならば、それらと反対の反価値感情を創ります。こうして索引を付された本能知的生命活動は、参照可能な個人的体験となってそのリストを豊富にし、それらの統一的意味連関を一層高度の知恵に進歩させます。

すると、それらを参照して理知は、一層巧妙に、反価値感情を伴う生命活動を回避または抑止し一層強く高い価値感情を伴う生命活動を行いうるように環境を創り変えることのできる、本能知的生命活動の組み合わせを見つけて、逐次これを実行します。また、多数人のためにそのような環境の創り変えを可能にする、多数人の本能知的生命活動の組み合わせを考案し、協力してこれを実現させます。これらの生命活動の全体が、私たち人間の個人的・社会的生活、物質文明および精神文化を形造っているのです。

このように、ヒト型理知は本能知と別個の独立した知恵ではなくて、本能知が生命活動の新しい組み合わせを開拓して自己の創造力を高めるために、自己の内に自己の要素として創設した新機能の一つなのです。

さて以上のように理知は、各個人のからだの中に仕掛けられた「彼のからだとその環境に物理的変化を生じさせる本能知的生命活動の過去体験を表象化する仕組みすなわち表象化機構」を使って、記憶され・想起されるその本能知的生命活動体験の統一的意味連関です。ある個人の理知には、他の個人の生命活動体験は全く組み込まれることができません。その意味で理知は、各個人ごとに別々の孤立した知恵です。またその中身は、各個人ごとに全く別異の過去体験の全く別異に構成される統一的意味連関です。その意味でそれぞれが、独自・個性的でかけがえのない知恵です。それゆえ各個人はそれを、自分のそして自分だけの知恵だと思い込みます。したがって、その知恵を創りそれを参照して生命活動を行うことは、本能知の指図や強制から全く自由な自分の意思に基づく行為（自由意思的行為）である、したがって自分の生命活動領域は、本能知によって自分の自由に委ねられた、本能知の支配の及ばぬ空白の領域である、と考えがちです。そこから次の問題が生じます。次章でそれを考察しましょう。

第一部　総説

第一章

生命活動は自己超出である
——物質は自己超出において選択される未来の可能性である

第二章

生命活動＝自己超出の窮極の主体は地球生態系である
——本能知と理知

第三章

超宇宙叡智を参照して行う物質宇宙および地球生態系の創造・進化が、全存在の自己超出＝宇宙超出を構成する

第四章

全存在はなぜ多種多数の生物に岐れて自己超出しなければならないのか
——各生物個体・各個人は全存在の一ペルソナである

第五章

生命活動＝自己超出には、全存在自身の超宇宙叡智に直接基づく本能知的生命活動と、全存在が各生物個体の自由意思に委ねた理知的生命活動とが在る
——理知の仕組み

第六章

本能知と理知との関係から生じる、各個人の孤独感・無常感・無力感・優越欲・支配欲および自己中心的利己的欲望・責任感の欠如
——理知的自己超出＝真・善・美

第六章　本能知と理知との関係から生じる、各個人の孤独感・無常感・無力感・優越欲・支配欲および自己中心的利己的欲望・責任感の欠如
――理知的自己超出＝真・善・美

理知的生命活動の主体の二重性

表象化機構を使って、過去に自分のからだを物理的に変化させて行なった本能知的生命活動体験を記憶しておき、必要に応じて想起して統一的意味連関に構成し、それを参照することによって想定外の環境に最も善く適応しうる本能知的生命活動の組み合わせを見付けて実行すること、それが理知的生命活動です。

ですから理知的生命活動は本能知的生命活動と別個・別種・異質の生命活動ではなく、本能知的生命活動自身が一定の環境知覚に対し一定の反応行動を行うというワンパターンの活動形態から自分を解放して、自由な仕方で行う新種の本能知的生命活動なのです。

それゆえ理知的生命活動の真の主体は、元の本能知的生命活動の主体と同じ全存在＝地球生態系にほかなりません。言い換えれば、熟睡して元の本能知的生命活動だけをしているときも、眼醒めて理知的生命活動しているときも、私たちは常に全存在の一ペルソナなのです。

ところが、前章の終わりに述べたように、理知的生命活動をしている最中に限ってその個人は、自分自身が本能知

の制約を超えて自由に独自・個性的でかけがえのない生命活動をしているのだと思い込んでいます。そう信じる根拠は、自分の理知的生命活動が自分のからだとその環境とを変化させる生命活動体験だけの、したがって他人の理知的生命活動体験を全く含まない、統一的意味関連を参照して、直接的には自分のからだとその環境だけを変化させる生命活動だということに在ります。

確かにその点だけから見れば、各個人が自分の理知的生命活動を「自分の」ものだと思い込むのは、道理に叶っています。しかしそうだからと言って、「自分だけの」ものだと思うのは誤りです。理知的生命活動は、各個人自身の生命活動であるのと同時に、彼が全存在の一ペルソナとして行う全存在自身の生命活動でもあるからです。そしてこの、理知的生命活動の「主体の二重性」が、主体の片方である個人に対し、重い負担、仏教用語で言えば煩悩の呵責となって重く伸し掛かります。

全存在の一ペルソナ＝自己自身としての各個人の真の姿

煩悩の第一のグループは、孤独感（さびしさ）と無常感（はかなさ）と無力感（みじめさ）とです。これは誰もが一度は感じたことのある気持ちです。どうしてそんな気持ちになるのでしょうか。

各個人たとえばあなたの理知の中身は、本能知があなたのからだに仕掛けた表象化機構によって記憶表象という索引を付けられた本能知的生命活動の統一的意味連関ですから、あなたの理知は、自分の主体が本能知の主体である全存在＝地球生態系であることを当然知っています。したがってまた、あなたが全存在の一ペルソナであり、あなた以外のすべての個人とすべての多種生物個体も全存在の各一ペルソナであること、それゆえあなたと彼らとは全存在として自己超出する同志であることを知っています。さらに、全存在の自己超出は地球生態系を創造し繁栄させ進化させることにほかならないから、自分が全存在の一ペルソナとして生命活動＝自己超出する道は、彼ら同志と助け合って地球生態系の繁栄・進化に貢献することだということも知っています。

そしてさらに、自分がその一ペルソナでありしたがって真の自分＝自己自身にほかならない全存在は、当面は地球生態系として自己超出しているが、地球生態系が滅んだ後も新たな物質宇宙と新たな生態系を無限に繰り返し創造し進化させて無限に自己超出する、永遠不滅・不老不死の真実在であることを知っています。

纏めて要約すると、あなたの理知は真の自己自身が、（一）他のすべての個人・すべての生物個体の同志として互いに助け合って生きている＝自己超出していること、（二）不老不死であること、（三）物質宇宙と生態系を無限に繰り返し創造し繁栄させ進化させる超能力の持ち主であることを知っているのです。ところが――

真の自己自身と身体的自己とのあまりの落差を嘆く気持ち、その一、孤独感（さびしさ）

現実には、自分と同種の生物である他の人間でさえ、仲好く助け合って生きることは極めて難しいことです。特に最近の日本や世界のように、資本主義経済機構が極度に発達して利益追求競争の側面だけが突出して激化して来ると、企業も個人も自分の金儲けに役立たない他個人には身過ぎの仕事を全く与えてはくれません。それどころか、自分の金儲けのために必要不可欠な仕事をしてくれる大切な人にさえ、相手の立場が弱いと見れば食えるか食えないかの報酬しか与えずに扱き使います。どうしてこんなことになってしまったのでしょうか。

多種・多様・多数の生物の生命活動が巧く結び付いて一緒に繁栄し進化して行くのが、生態系の理想です。結び付くとは、各種に属する生物個体が他種に属する生物個体から、また同種に属する一生物個体が他の同種生物個体から、生存し生殖するために必要十分な餌その他の物質的支援を供与され、そのお返しとして後者に対し直接にあるいは巡り巡って同様の物質的支援を供与する、という関係になることです。「巧く」結び付くとは、その場合供与する物質的支援と供与されるそれとが、本能知の想定する環境の下でその種の生物個体が順調に生存し生殖するのに丁度適当な大きさであることです。これを「授受（ギブアンドテイク）の均衡」と呼ぶことにします。生態系は、各種生物間および同種各生物個体間に授受の均衡が満遍なく成り立つことによって、安定して繁栄することができます。

ところが人間は、他生物より高度に進化した理知が、本能知の「個体と種の保存欲」と結び付いた結果、（後で説明する）煩悩の第二のグループ、個人や集団の自己中心的・利己的欲望が極端に強くなる一方、それに逆比例して責任感が希薄になり、多種生物および弱い立場の他個人や他集団から一方的に収奪するようになりました。近代以降その収奪を合法化する民主主義法治国家と資本主義経済機構が急激に発達して（合法化の実体は『宇宙超出への道』七二～九八頁、「昔の商人と今の企業、昔の王様と今の国家」白鴎法学六号、一九九六年参照）、先ほど述べたように、「誰も助けてくれない」「助けたくても助けられない」「たくさん助けたのにほんの少ししか助けてくれない」その果てに「人間として扱われず認めてくれさえしない」という情無い世の中になってしまいました。全存在の一ペルソナとして人間すべてが抱いている自己自身の理想と、あまりにも懸け離れたこの現実、それが現代人すべてを苦しめている孤独感の第一の原因です。

第二の原因は理知の構造自身の中に在ります。誰も自分を助けてくれなくても、人並みに扱ってくれなくても、せめて誰かが自分に同情してくれたら、助けてやれないことを悔んでくれたら、自分と同じ状況に在る人とお互いに慰め合ったり愚痴を言い合ったりすることができたら、その人と自分とは共に全存在の一ペルソナとして生きていることを確認できて、少しは孤独感を緩和できます。しかしそれには、相手と理解し合うこと、つまり相手が何を考えているかをお互いに知り合えることが必要です。ところが現代社会は、個人間の相互理解を阻む要因で一杯です。どうしてでしょうか。

相手が何を考えているかを知るためには、相手の考えていることを自分の考え（知・情・意＝認識・感情・意思）＝理知＝自分の過去体験だけの統一的意味連関の中に組み入れなければなりません。しかし（第五章で詳しく説明したように）理知の構成要素は自分自身のからだとその物質環境を変化させた本能知的生命活動体験だけに限られ、他人のそれが直接自分の理知の構成要素となることはできません。つまり他人の考えは、直接には（テレパシーでは）知ることができないのです。

けれども、個人であろうと他生物個体であろうとその本能知的生命活動は、全存在が定めた種の各階梯（たとえば脊椎動物門・哺乳綱・霊長目・ヒト科）ごとに共通の型に従って行われますから、同じ階梯の本能知的生命活動に関しては、自分のそれと他人・他生物個体のそれとで、個人差・個体差は全くありません。ですから、それぞれ特定の生命活動を指示あるいは象徴する言葉やシンボルを用いて、個人Aが自分の本能知的生命活動体験の統一的意味連関であるAの考え＝理知を個人Bに示し、Bが言葉の約束に従いあるいはシンボルからの連想によってその言葉やシンボルの指示あるいは象徴するものと同じB自身の本能知的生命活動体験の統一的意味連関を想い出してくれるならば、BはAの考えと実質的に全く同じ考えを、Bの考えの中に組み入れたことになります。つまりBはAの考えを理解したことになります。同じようにして、BはAに自分の考えを理解してもらうことができます。つまり個人AとBは、会話によって理解し合うことができるのです。

しかし、現代社会で生活する個人同士は、会話する機会が一昔前に比べて極端に少なくなっています。お喋りする暇があったら金儲けか受験勉強をしろ、さもないと落ち零れるぞ、という強迫観念に殆どの人が取り憑かれています。家族でお喋りしたくても、出勤・帰宅時間の擦れ違いで機会がなかなか見つかりません。孤独であることが常態化しているのです。

昔の人の孤独を嘆く歌には、失恋した、裏切られた、故郷を捨てて一人旅している、群をはぐれた鳥を見た……など、孤独のさびしさを感じた理由や契機となった特別の事情が必ず歌い込まれていました。これに対して、アーチスト（芸術家）と自称する現代の大衆音楽の歌手たちは、理由も契機も示さずに、さびしい・苦しい・かなしい・つらい……と言った孤独への嘆き文句だけを並べ立てた歌詞を絶叫して、若い人たちを熱狂させています。現代社会の若い人たちは、孤独であることが通常の状態ですから、孤独感に格別の理由や契機は無いのです。他人とはお互いに孤独でさびしい、苦しい……という一点においてのみ理解し合えます。だからその思いを托した歌詞に共感して大勢の仲間時には何万人が踊り狂う異常な興奮の中で、ようやく孤独感からの束の間の解放を味わっているのです。

してみれば、彼らを孤独感の深い淵から救出する方策は、その根本原因である現代の社会機構、特にその骨格を成す資本主義経済機構の全面的・根本的改革以外にはありません。改革の目指すべき方向については、『宇宙超出への道』一八三〜二三〇頁や前掲「昔の商人と今の企業、昔の王様と今の国家」に続く「新しい改革への道（白鷗法学九号、一九九七年）」に基本方向を指し示しましたが、今後も引き続き世界の動向を注視し見窮めた上で、宇宙超出学の根本理念に基づく一層具体的な方策を提案したいと思います。

真の自己自身と身体的自己とのあまりの落差を嘆く気持ち、その二、無常感（はかなさ）

全存在である自己自身は無限に繰り返す自己超出の主体として永遠不滅・不老不死であるのに、その一ペルソナである自分はなぜ、からだという物質が崩壊するのと一緒に死ななければならないのか、この矛盾の謎が、理知を苦しめるもう一つの強迫観念、無常感（はかなさ）の実体です。他人や他生物の死を見聞きしたときだけでなく、得意の情況から失意の情況に陥ったり、季節の移り替わりを印象付ける景色の変化に驚いたりしたとき、生から死への急変と重ね合わせて無常感をそそられる場合もあります。こんな思いに一生付き纏わり続けられてはたまりませんから、古来人間はそれから解放される方法をいろいろ探して来ました。昔は霊魂の不死と神仏の救済を説く宗教への帰依や、それを理論的に基礎付ける神学や哲学を学ぶことが、その方法の主流でしたが、科学知識が普及して科学的に説明できない教えへの信用度が低下した現代では、さまざまな娯楽や賭博やゲームに熱中して無常感を忘れる方法が主流になっています。

そういう姑息な方法でなく、必ず死ぬからだを持つ自己（身体的自己）と永遠不滅の全存在である自己自身との矛盾を、根本的に解決することはできないのか。この問いへの解答は、存在と生命（生と死）の実体を窮明する宇宙超出学の窮極の課題とも言うべきものですから、各説その三死生一体論をそっくりその解答に当てます。

真の自己自身と身体的自己とのあまりの落差を嘆く気持ち、その三、無力感（みじめさ）

物質宇宙と生態系を無限に創造し進化させる全存在である自己自身と、つらいこの世をあくせく生きる理知的身体的自己とのあまりにも大きな能力の違いの自覚、それが無力感（みじめさ）です。それから免れたくて人間は古来、自分の能力が他人や他生物の能力より勝れている点を見付けて、無力感を打ち消そうと足掻いて来ました。まず比べるのが他生物とです。たとえば、金網の向こうの餌を啄もうとしている鶏に、羽をバタバタさせることしか教えてやれない本能知の能力を、金網を迂回することをすぐ思い付く理知の能力に比較して、人間は全生物中最も優れた知的能力を持つ万物の霊長だと思い込む生物種としての優越感は、今なお大多数の人間の不動の信念です。

他人と比べて自分の勝れている何かを見付けて安心したいという欲求から、人間は他人を無理矢理過小評価したり、第三者の同意を求めて貶したりします。どう足掻いても自分より勝れていることを認めざるをえない人に対しては、陥れて世間的に抹殺しもはや存在しないと自分に思わせたり、果ては本当に殺してしまったり……、邪悪な智力・暴力・武力・経済力・権力などの力ずくで他人を支配し、跪かせ、弄び、迫害し、遂には殺すことまでして自分の優越を確認しようとします。この欲求は、次にお話しする自己中心的・利己的欲望と堅く結び付いて、その人自身と地球生態系と地球生態系の一部である人間の社会・文明・文化との自己超出、進歩・繁栄・発展に対する最大の阻害要因です。

能力の如何を問わず、社会や他者に益しているか否かにかかわらず、理知的生命活動の主体である個人はすべて、独自個性的でかけがえのない存在として絶対的に尊厳であることを悟ることが、この煩悩から解放される最善の道です。しかし現代の激烈で仮借無き競争社会に住みながら、その悟りに到達することは極めて困難です。無理な競争を無くして、この煩悩に囚われずに生活できる社会を作ることが必要です。

理知的生命活動が本能知的生命活動に不適切に結び付くことによって生じる煩悩、自己中心的利己的欲望と責任感の欠如

先ほど述べたように、生態系は各生物個体間の授受の均衡によって安定的に構成され繁栄することができます。各種がそれぞれ本能知の想定した環境の内に棲息している限り、その均衡は崩れません。ある一つの種が他の種を出し抜いて増殖すると、生態系全体が一種の自動安定装置となってその種の増殖を抑えてしまうからです。たとえばライオンの頭数が増えてより多くの草食獣を捕食すると、草食獣が激減して餌不足のためにライオンの多くが死に、草食獣が減った分草が繁茂して再び多くの草食獣を養い、それを捕食するライオンが再び増え……という具合に、食物連鎖が都合好く循環します。

人間も生態系の一員ですから、理知の創造した物質文明が今ほど発達・繁栄していなかった時代には、理知は素直

に本能知の指示に従って、「人間が他生物からたくさんの物質的支援を受けるには、お返しとして他生物にどのような物質的支援をしたらよいのか」という工夫を巡らしていました。つまり、他生物と一緒に人間も栄える方法だけを考えていたのです。ですから、今でも経営構造がそれに近い中山間地農業が広く行われている地域では、人間と他生物との棲息地域が重なる里山、中でもその代表である落葉広葉樹林には、他生物だけの棲息地域よりずっと多種多数の他生物が棲息しています。さらに、主として人間の棲む地域である田畑や家屋にさえ、多くの他生物が棲み着いています。

ところが、文明の発達につれて人間は次第に、他生物に与えるものより与えてもらう物の方を多くすることに理知を使うようになって来ました。そして近代になって資本主義経済が急激に発達すると、他生物だけでなく他人・他の人間集団に対しても、平気でやらずぶったくり＝一方的収奪をするようになりました。どうしてそんなことになったのでしょうか。

繰り返して言いますが、各個人の理知は彼自身の生命活動体験の統一的意味連関ですから、他人の理知を理解するには言葉やシンボルを使ってその他人の生命活動を自分の本能知的生命活動に置き換え、それを自分の理知の統一的意味連関に組み込まなければなりません。人間が他生物の生命活動を理解する方法も同じことですが、他生物は言葉を持ちませんから、専らその行動＝からだの動きを記号やシンボルにして、それが表している彼らの生命活動を、人間自身の本能知的生命活動に置き換えて理解するのです（なお、人間の相互理解のこの構造は、各説その三死生一体論でさらに具体的に考察します）。

ところが資本主義経済機構が発達して分業が極度に細かく複雑になり、市場が各地各国から全世界に広がって遠隔地間の交易が日常化すると、一般人は分業上自分に課された極めて特殊な仕事だけに専従するようになります。そうすると彼らは、自分の仕事が他人や他生物の生命活動にどのような影響を与えているのかということを、何も知らず知らされず知ろうともしなくなります。分業機構全体を動かす国家や大企業の支配者、それに加えて近頃は、世界の金融市場を動かす大ファンドの支配者たちは、自分たちがしたことの影響を統計上や帳簿上の数字としては知っていますが、各個人各生物個体が個別に受けた具体的影響を一々見たり聞いたりすることはできませんから、それがたとえどんなに悲惨なものであっても、支配者個人がたとえ愛情と想像力の人一倍豊かな人であったとしても、その影響すなわち人間や他生物の死や苦しみや悲しみや怒りを、自分の身に置き換えて感じ取り、招いた責任を被害者の苦痛と同じ重さで受け止めることはできません。その上民主主義法治国家と資本主義経済機構の法律は、その支配者の支配権発動が目的として引き起こした直接の結果に対してさえ、支配者の責任を免除しているのです。なぜならその結果に対して責任を負うべきは、支配者個人ではなくて国家、株式会社、ファンドという架空の人格（ペルソナ）だからです。逆に言うと、民主主義法治国家と資本主義経済機構は、その支配者である大物の政治家・高級官僚・資本家・経営者が、国家と大企業と大ファンドを運営して庶民や地球生態系から小さな見返りと引き替えにまたは一方的に収奪したことの責任を、全面的に免除する仕掛けなのです。昔の王様や大商人は、政治や商売に失敗すればギロチンに懸けられたり全財産を失ったりしたというのに。

こうして自分の生命活動が他人・他生物から何を奪い取っているかを全く知らず知ろうともせず、知っていても奪い取られる者の思いを全く理解できなくなった人間の理知は、授受の均衡を完全に無視して他人・他生物・地球生態系から如何に多く収奪するかだけを考えて生命活動する、悪魔のような人類を創り出してしまったのです。これが現代社会に蔓延し横行する自己中心的・利己的欲望と責任感の欠如、近ごろよく言われる倫理・道徳の荒廃、モラルハザードの実態です。それゆえ希望的観測をやめて客観的に考えれば、現代資本主義経済機構とそれを支えている民主主義法治国家権力の基本構造そのものを根本から変えない限り、倫理・道徳の復興は絶対に不可能です。

理知的生命活動の自己超出、思想・科学・芸術・文化と真・善・美の創造――善の種々相、法と正義、人権・自然権保障としての広義の道徳、狭義の道徳と善、宗教と愛・仁・慈悲

以上、理知的生命活動の危険な側面に的を絞って解説しました。しかし勿論、理知的生命活動は本能知的生命活動の創造力の及ばない所で極めて多種多様な創造を行なって来ました。まず、本能知的生命活動の統一的意味連関を、たとえば鶏が金網を迂回して餌を啄む方法を見付けるというような単純な知恵から、自分と他人と他生物それぞれの多種多様な生命活動が複雑・合目的々・精緻・巧妙に結合した極めて高次の統一的意味関連にまで発展させて、多種多様多彩な思想・科学・芸術を創造しました。高次意味連関の言葉や記号による表現が思想・科学であり、シンボルによる表現が芸術です。また、思想・科学の自己超出が真理という価値の創造であり、芸術の自己超出が美という価値の創造です。

次に、それらの高次意味連関を参照して物質変化の諸可能性の中から価値ある可能性を選択し定在化する方法・技術が、思想的施策、科学技術および技術（アート）としての芸術です。それらの方法に従いそれらの技術を使って選択・定在化される物質変化の総体が、物質文明を構成します。

各人・各生物個体の生命活動による物質変化が物質的支援の授受の関係で結び付いて授受の均衡を実現し、生態系の安定・繁栄・進化という倫理の原理に叶う自己超出であるとき、その自己超出は広義の善という価値の創造です。善を物質的支援すなわち利益供与の均衡に焦点を置いて捉えた価値が正義で、それを実現するために社会構成員に科される規範が法です。

各個人・各他生物それぞれの独自個性的でかけがえのない自己超出を全個人が平等に尊重し他者の侵害から協力して守ること、すなわち個人の人権保障と他生物の自然権保障によって創造される善が、広義の道徳です。人権・自然

権の保障は同時に法規範の根本目的です。

他個人・他生物種の自己超出を具体的に尊重し支援し守るためには、相手が自己超出するために真に必要なものは何かを、相手との会話・交流を通して理解しなければなりません。そのため各個人の道徳的結合は、会話・交流を積み重ねて自分の近く（家族・友人・近隣・親しい他生物）から遠く（志・目的・活動地域・民族・宗教・国などを同じくする人々・他生物の集団・組織・生態系）へと次第に広がっていきます。普通言われる狭義の道徳とは、その面から広義の道徳を実現するために各個人に課される具体的な実践規範です。狭義の道徳の実践によって創造される価値が狭義の善です。

個人的理解の有無にかかわらず、万人・万生物はひとしく全存在の一ペルソナであり、全存在の自己超出の同志であるという思想＝悟りに基づいて、家族・友人・同志・郷里・国・民族・宗教・生物種の桓根を超えて、すべての個人・生物個体が各自の自己超出を分け隔て無く尊重し合い援助し合い守り合う関係の創造を目指す自己超出として捉えた善が、真の宗教の説く愛・仁・慈悲です。その実践規範が真の宗教規範です。

以上のような広義の善の種々相のうち正義と法については『法学』『法の基本構造』で、狭義の善と道徳および愛と宗教規範については『存在と文化第三巻』存在の諸次元と文化の諸相八三～三三〇頁で、詳細・具体的に解説しました。

他生物は人間ほどには理知が発達して高度の文明を築くに至っていませんから、本能知が決めた型通りの生命活動をすることによって、人類文明の介入が無ければ自然に真善美に叶う自然生態系を創造します。しかし人間の理知的生命活動は各個人の自由に委ねられており、各個人の自由意思は真善美の創造意欲よりも、自己中心的・利己的欲望や優越欲・支配欲の方が優勢になりがちです。特に現代社会では、後者が前者より圧倒的に強い人が支配者層の大多数を占めていて、後者が比較的少ないために支配層に入れない庶民をも巻き添えにして、真善美の創造意欲を喪失させています。その結果、人類文明による自然生態系の侵蝕・破壊が急激に進み、あと二、三十年で地球生物種の半数以上が絶滅するとも言われています。人類は果たしてこの趨勢を食い止め逆転させることができるのでしょうか。この問題については各説その二第一章で深く考えてみることにします。

第二部　各説

各説その一

全存在の生命活動はどのような手法で物質宇宙を創造し進化させるのか
——現代物理学の諸理論と宇宙超出学との論理的関係について

第一章

相対性理論および量子力学の基礎的物質観

第二章

特殊相対性理論および量子力学と宇宙超出学との論理的関係について

第三章

一般相対性理論と宇宙超出学との論理的関係について

第四章

現代物理学の宇宙論と宇宙超出学との論理的関係について
——全存在はどのような手法で時空を創造し進化させるのか

第一章

相対性理論および量子力学の基礎的物質観

本書総説第一章で概説した現代理論物理学の物質像と、宇宙超出学の説く生命活動＝自己超出の構造図式における未来の諸可能性としての物質像とがぴったり一致すること、その上、前者では説明できない物質現象、特に物質宇宙の創造・進化に関する理論上の問題が後者によって巧く説明できることを示すのが、各説第一部の目的です。

しかし読者の中にはこれまで、現代物理学の基礎理論である相対性理論や量子力学に、興味も関心も持っておられなかった方がおられると思います。そのような方のために、詳しい解説に先立って、相対性理論と量子力学の基礎的な物質の描像をできるだけわかり易くお伝えしたいと思います。

物質の認識と存在との同一性

二〇世紀初頭から急激に発達した現代理論物理学の基礎理論（特殊および一般相対性理論と量子力学）は、一九世紀に完成した、いわゆる古典物理学（その代表はニュートン力学とマクスウェルの電磁場理論）の自己超出した姿です。そして多くの人が、中学高校でさんざん悩まされた上に、物質の本質に関する根本的に誤った固定観念を植え付けられたのは、後者のうち、特にニュートン力学によってであります。

ニュートン力学は多くの人の常識と同じように、「光を含めてすべての物質は、認識者の認識とは無関係独立に存在する」という考えに立っていました。そうだとすれば、「光が空間を伝わる速度は、空間に対して静止している認識者から見ると毎秒三〇万キロメートルだが、空間に対してたとえば光と同じ方向へ毎秒一万キロメートルの速度で飛んでいるロケットに乗っている人から見れば毎秒二九万キロメートル、光と反対の方向へ毎秒一万キロメートルの速度で飛んでいるロケットに乗っている人から見れば毎秒三一万キロメートルである」はずです。

人間はいわば地球というロケットに乗って空間を飛んでいるわけですから、地球上の一点から発射され毎秒三十万キロメートルの速度で空間を四方に伝わっていく光が、発射地点から角度にして九十度ちがう方向に等距離に置かれた二つの鏡にあたり反射されてそれぞれ発射地点にもどって来る時刻は、違うはずです。逆に言うと、その違いを測定すれば、その時地球が空間に対してどんな速度でどの方向に動いているかを計算できるはずです。そこでマイケルソンという科学者が、そのわずかな違いを正確に測定できる装置を発明し、モーリーという人の協力をえて、その違いを測定しました。ところが意外や意外、何度実験しても、光はいつも全く同時にもどってきたのです。

この実験結果をアインシュタインは、「相対的に運動しているどの観測者が各自の運動方向に対してどの方向に伝わる光を見ようとも、光の伝わる速度はすべての観測者に対してつねに一定（毎秒三〇万キロメートル）である」ことを示していると考えました。これを「光速度不変の原理」と言います。

先ほどの説明からわかるように、もし光という物質が、認識者の認識と無関係独立に存在するなら、こんなことは絶対にありえないわけですね。ですから、この事実は逆に、「光という物質は、相対的にどの方向へどんな速度で運動しているどの人も、つねに毎秒三〇万キロメートルの速度で伝わると、認識するものだ」ということを示していいます。つまり、各認識者の各認識から別個独立に、光という物質が存在するわけではないのです。この点でまず、「物質が認識されること」と「物質が存在すること」とは、同じことだ、ということになります。

さてアインシュタインは、「光速度不変の原理」に合致するように、ニュートン力学の諸法則を数学的に書き改めました。そうしたら、「認識者（観測者）に対して運動している物体の運動方向の長さは、静止している時の長さに比べて運動速度が増すにつれて短くなり、運動速度が光速度に近付くとゼロに近付く」「認識者に対して運動している物体にとって時間の歩み（経過速度）は、静止している時のそれに比べて運動速度が増すにつれて遅くなり、運動速度が光速度に近付くとゼロに近付く」「認識者に対して運動している物体の質量は、静止していた時の質量に比べて運動速度が増すにつれて重くなり、運動が光速度に近付くと無限大に近付く」などという、従来誰一人想像さえしなかった法則が続々と導き出されたのです。

つまり、物体の長さや重さと時間の歩みは、物体に対する認識者の相対的運動状態がどうかで、違って来るのです。したがってまた、互いに運動している複数の認識者が同一の物体や出来事を認識すると、長さ・重さや経過時間が認識者ごとに異なるものとなります。そして、その実際に認識される複数の異なる長さ・重さや経過時間がすべて全く同じ権利をもって存在し、それら以外に認識者から独立の客観的なただ一つの長さ・重さや経過時間は存在しません。この点でも、「物質が認識されること」と「物質が存在すること」とは同じことです。

物質は物理的状態の認識＝存在可能性の時間的変化である

ニュートン力学では、「物質宇宙は、最後は原子にまで分割できる独立の個別的物体（個物）の集合であり、かつ個物と個物との間には必ず切れ目（真空）が在る」とされています。

しかし、このような考え方は、現代理論物理学の基礎理論である量子力学の根本的な考え方と、相容れません。この理論が描き出す宇宙物質は、相互間に切れ目のある個物の集合ではなくて、時間・空間とまったく同じように、どこにも切れ目のない一繋がりの全体としてのみ存在します。それゆえ、ニュートン力学では時間や空間は、いわば無数の個物を容れる巨大な空っぽの器でしたが、量子力学では、物質そのものと時間・空間とは実は同じもので、空間の三次元に時間の一次元を加えた四次元の時空全体に切れ目なく分布するすべての点（場）が、そしてそれらのみが、一定の法則に従って、一斉に変化している各種の物理量（物質の状態を表す基本的量で、すべて確率的にのみ記述されますが、この点の詳しい解説は後に譲ります）を担う物質自身なのです。

この物理量の変化の法則を数式に書き表わしたものは、これをグラフに描くと波形になるので、波動関数と呼ばれています。量子力学が「物質は波動である」と言うのはそのことをさしますが、この波は、私たちが眼で見る海の波や耳で聴く音の波とは、全く性質の違うものです。海の波は、海水が各場所で一定の法則に従って一斉に上下するものですから、海水を媒体とする波です。音の波は、大気の密度が各場所で一定の法則に従って一斉に濃くなったり薄くなったりするものですから、大気を媒体とする波です。ところが、量子力学が物質の根本的な姿だという物質波は、空間の各場の物理量が一定の法則に従って一斉に変化するものですから、いかなる媒体も必要としません。その変化自身が物質なのです。そしてその変化の実体は、一定の物理量が認識される（＝観測ないし測定される＝存在せしめられる）確率（可能性の大きさ）の時間的変化です。

こんな抽象的説明では具体的イメージがさっぱり浮かんで来ないでしょうから、光の波を例にとって、もっと具体的に説明しましょう。

光の二重性からの説明

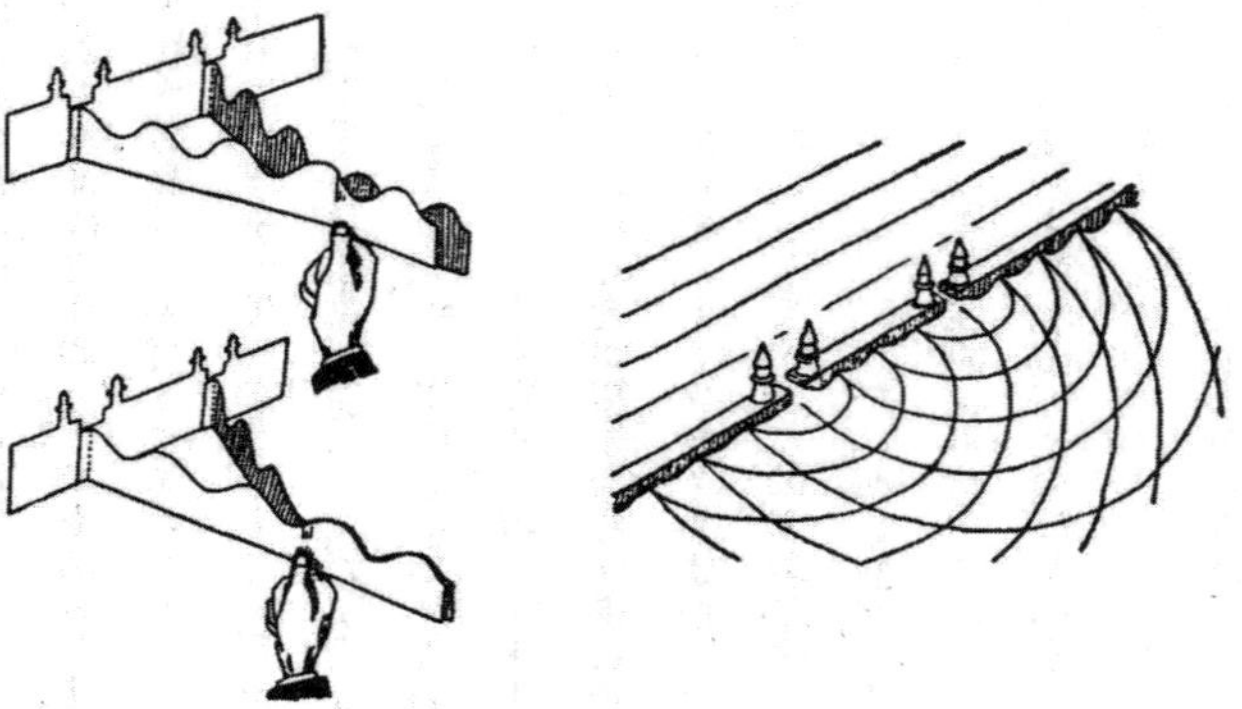

波の回折と干渉
　光の波を海の波に置きかえて考えてみましょう。外洋から岸にむかってまっすぐに進んできた波は、防波堤にあたり、二つの狭い船の通路から港内に伝わるときには、右図のように、各通路から放射状にひろがって伝わり（回折）、互いに重なり合って、左図のように、ある場所では山と谷が打ち消しあって消滅し、ほかのある場所では山と山、谷と谷が重なり合って高く深い大浪になります（干渉）。
（図は宮島龍興『中間子の話』アテネ新書 No.32、弘文堂、1951 年、37 頁より転載）

　光は波である証拠に、回折および干渉という現象を起こします。手の中指・薬指・小指を折り曲げ、親指と人指し指の先のほうの腹と腹を、一ミリメートルほどの間隔まで近づけてください。そして眼から一、二センチメートル離してその隙間から、明るい空か蛍光燈の光を覗いてください。隙間に指と平行して黒くて細い筋が何本も等間隔に走っているのが見えるでしょう。これが光の干渉縞です。名刺に幅一ミリ長さ一センチほどの穴をあけ、それを通して空や蛍光燈を覗くと、もっとクッキリ見えます。光は狭い隙間を通るときには、隙間のあらゆる点から放射状に球面波となって拡がる性質があります。これが回折です。回折の結果、それまで真っすぐに平行して進んできた波同士が、方向を変えて重なり合い、波の山と山、谷と谷が重なり合ったところは山や谷がさらに高くあるいは深くなって明るさを増し、逆に波の山と谷が打ち消し合ったところは平らになって真暗になります。明るさは、山と谷の高さと深さの各二乗に比例するからです。これが干渉と呼ばれる現象で、今の場合、明と暗の場所が交互に並んで縞模様になったわけです。

ところが他方で、光は波でなく粒子であるかのようにふるまう場合があります。たとえば、光電管に光を当てると電子が飛び出しますが、光が波なら、当てる光の強さが大きいほど、飛び出す電子はたくさんのエネルギーをもらって大きい速度で飛び出すはずです。ところが実際には、同じ波長の光をいくら強く当てても、飛び出す電子の速度は同じで、飛び出す数が増えるだけです。個々の電子は、同じ波長の光からは、いつも決まった量のエネルギーをパックで受け取るように見えます。この場合光は、エネルギーパックすなわちエネルギーの塊であるかのようにふるまうのです。他方、飛び出す各電子の速度従って光から受け取るパックエネルギーの量は、当てた光の波長が短く従って振動数が多いほど大きくなります。そしてその大きさは、プランクの定数と呼ばれるエネルギーの最小単位（毎秒 6.6261×10^{-34} ジュール）に振動数を掛けた値になります。これがアインシュタインの光量子説です。

このように光は、空間を伝わっている間は波としてふるまい、何か別の物質と相互作用してエネルギーをやりとりする時には、エネルギーの塊である粒子としてふるまいます。このように従来波だと思っていた光が粒子なら、逆に粒子だと思っていた電子は波ではないか。こう考えて次に提示されたのが、ド・ブロイおよびシュレーディンガーの電子波動論で、ただちに実験によって確かめられ、こうしてすべての素粒子について波動と粒子の二重性が確認されたのです。

この事実は、いったい何を意味するのでしょうか。波が突然収縮して粒子になるのでしょうか。もう一度、光電現象にもどってみますと、たしかにエネルギーパック（量子）を電子に手渡すと同時に光の波は消滅しますから、光の波全体がいくつかのエネルギーパックである粒子に変身したようにも考えられます。しかしエネルギーパックを受け取って飛び出した電子は、空間を波として伝わります。なぜなら、光電管から飛び出した電子ビームは、せまい隙間を通る時、光と同じように回折し干渉して、写真のフィルムで受け止めると干渉縞を現わすからです。このように、光の波のエネルギーが電子の波のエネルギーに伝えられるのであれば、直接エネルギーをやりとりすればよさそうなのに、なぜわざわざ、いったんいくつものエネルギーパックに別れて収縮するのでしょうか。

　他方、空間を波として伝わる電子ビームも、写真フィルムを感光させるなど他の物質と相互作用してエネルギーをやりとりする時には、粒子としてふるまいます。その証拠に、電子ビームがかなり弱い時には、先述のやり方で回折・干渉させた後に写真フィルムで受け止めると、干渉縞の明るい部分は、電子が粒子として感光させたことを示す小さな点の集まりになっています。ですが、かなりの広さの空間に拡がって伝わってきた波が、フィルムにあたる瞬間にどうやって一点に凝縮できるのでしょうか。魔法としか言いようがありません。

　そこでボルンは、別の考え方を提案しました。すなわち、「空間の各場を通過する光の波の振幅の二乗は、その時そこに光が、プランクの定数に振動数を掛けた大きさのエネルギーの塊（光量子）として見出される（認識＝知覚・観測・測定される、または存在させられる）確率（可能性の大きさ）を表わす」と（この命題は、直接には、波長と振動数とが完全に一定している単色光波について述べられたものですが、自然界に存在する光はすべて幾種類かの単色光波が重なり合うことによって合成された複色光波ですから、このやり方で光量子の存在確率とそのエネルギーの大きさとを計算するには、複色光波を成分＝単色光波に分析したうえで、それぞれについて別々に計算しなければなりません）。

生命活動は物理量の存在諸可能性の中からある可能性を選んで定在化する

　ボルンの解釈はたちまち学界の定説となりました。この解釈によると、第一に、波としてふるまう光や電子の実体は、各場に一定の物理量（光についてはエネルギーパックの大きさと個数）が見出される＝存在する確率（可能性の大きさ）の時間的変化です。全宇宙に切れ目なく分布するこのような光と電子の場（電磁場）が、一定の法則に従って一斉にこのような時間的変化をしており、同じような変化である他の三種の場（強い力の場、弱い力の場および重力場）とともに、宇宙の物質および時空を構成しているのです。私たちが日常用語で、たとえば「光が何十億光年かなたの星から何十億年前に発せられ、何十億年かけて広大な宇宙空間を旅して地球上の私たちのところまでやって来る」と表現しているのは、物理学的にはこのような物質変化の過程として描写される事態です。

そこであなたが眼を見開いて、天体望遠鏡のレンズを通過して次々に到来する光の波をあなたの網膜の視細胞群で受け止めると、どんなことが起きるのでしょうか。その光の波すなわち次々に到来する光量子の存在可能性の束は、到来すると同時に次々に消滅し、入れ替わってその可能性の確率に比例する数の、プランクの定数に光の一秒間の振動数を掛けた値のエネルギーを持つ光量子が、視細胞群の各点に次々に存在＝定在することになります。これらの光量子（光子、フォトン）は視細胞とそれに接続する視神経に感覚刺激として作用し、何十億光年彼方の星が光る姿を眼で見る＝知覚するという本能知的生命活動を行わせます。すなわち、視細胞上の各点ごとに、到達する光波の振幅の二乗と振動数とに比例してそれぞれ定在する光量子の数とエネルギーの大きさとが異なり、それに応じてその感覚刺激への反応である明暗と色彩との識別知覚も異なります。その結果、明暗と色彩との各コントラストによる星の視覚影像が作られます。

このように生命活動は、物質である各種物理量の存在（認識）の諸可能性の中から或る可能性を選択して定在化します。今の例で言うと、あなたは或る星を観測する目的で、まずあなたのからだを動かして望遠鏡を操作し、眼を所定の位置に置き、まぶたを開き、瞳孔の大きさや眼球の型態を変化させて光量や焦点深度を調整し、観測に適する星の光を視細胞上に導くという生命活動によって、満天の星々から天文台一帯に降り注ぐ無数の光量子の存在可能性の中から、特にその星から到来した可能性を選択し定在化したわけです。

なお、生命活動が生じさせる物質変化は、右の例のように全身と環境とをかなり大きく変化させるものから、第二章で詳説したような細胞やその内部構造の微細な生理機能に至るまで、すべて細胞の微細領域における各種量子（素粒子）の存在の諸可能性の中から或る可能性を選択して定在化する生命活動を、連鎖的に結合することによって行われます。このような選択・定在化のからくりについては『本能知と理知』二二一～二二四頁、なぜ微細領域でしか行うことができないのか、あるいは行なってはならないのかの理由については同書二二五～二二七頁で解説しましたから、参照して下さい。

第二部　各説

各説その一
全存在の生命活動はどのような手法で物質宇宙を創造し進化させるのか
――現代物理学の諸理論と宇宙超出学との論理的関係について

第二章

特殊相対性理論および量子力学と宇宙超出学との論理的関係について

特殊相対性理論と量子力学は、物質が生命によって選択＝定在化される未来の可能性であることを示している

『本能知と理知』に寄せられた文章の中で高内寿夫さんが、「宇宙超出学における特殊相対性原理の解釈がまだ納得できず、宇宙超出という考えがまだ腑に落ちる所まで行っていない」という趣旨のことを書いておられました（三六二頁）。参考になるかどうかわかりませんが、まずこの二点についてできるだけ簡明に、宇宙超出学における存在の基本構造図式と特殊相対性理論（相対性原理、光速度不変原理、およびそれらに基づいてアインシュタインが考えついた物理諸法則の相互関係理論）との、論理的関係を説明したいと思います。

「特殊相対性理論は簡単なわかり易い理論なのに、アインシュタイン自身の解説とそれを下敷きにして書かれたポピュラーな解説書の変に哲学的な解説を読むと、かえってわけがわからなくなる」と、アメリカのある若手物理学者が言っているのを、何かの本で読んだ記憶がありますが、私も全くそのとおりでした。解説をしばらく忘れて、この理論によって明らかにされた諸物理法則相互間の関係だけを見て行くと、それは至って単純明快な関係なのです。

ニュートン力学の物質観は、私たちの日常的な物質観と同じように、「物質そのものはそれを観測する人の意識とは無関係に客観的に存在する」というものでした。そのことを前提にすれば、相対的に運動している観測者の（その運動をグラフで表すための）各座標系の間には、ガリレーの変換式で記述する関係が成り立つことになります。つまり、両観測者にとって距離と時間は、全く同じ物差しで計測することができるものです。そしてニュートン力学の法則は、このような相互関係に在る座標系に対して、常に同じ形で成り立つように作られています（相対性原理とは、このように「物理法則はいかなる座標系に対しても全く同じである」ということです）。

この変換式に従えば、光という物質の速さは、相対的に運動している観測者には異なる値になるはずです。ところが、ご存じのマイケルソン＝モーリーの実験の結果は、ガリレー変換式に従って光速度を計算した場合に予測される結果と全く異なり、光速度は「相対的に運動している観測者に対し常に同じである」と仮定した場合に予測される結果と一致しました。しかるに、光速度が常に同じならば、計算上、相対的に運動している観測者の各座標系の間にはガリレー変換式でなく、ローレンツ変換式が成り立つはずです。アインシュタインは、時間軸と三つの空間軸を組み合わせた四次元座標系で計算したので難しい計算になったけれど、三つの空間軸を一つのそれで代表させて計算したのが、『存在と文化』第一巻（八〇〜八二頁）の易しい説明で、ローレンツ変換を導くだけならこれで充分（つまり実際の測定には役立たないが、概念の説明としては充分役に立つ）なのです。

この変換式を当てはめると、同一の物体の（進行方向に対する）長さは、観測者から見ると、静止しているときより運動しているときの方が小さくなり、また同一の物体に経過する時間の長さも前より後の方が小さくなる（言い換えれば後の方が時間の経つのが遅くなる）ことになります。これがローレンツ短縮で、マイケルソン＝モーリーの実験結果はこの短縮によって説明できます。

このように、ローレンツ変換式を当てはめるとマイケルソン＝モーリーの実験結果は巧く説明できますが、その代わり、ガリレー変換式に従う複数座標系に対して常に同じ形で成り立つように作られているニュートン力学の諸法則が成り立たなくなります。そこでアインシュタインは、ローレンツ変換式に従う複数座標系に対して常に同じ形で成り立つように、ニュートン力学の法則を数学的に書き直してみました。そうしたら、運動している物体の質量は、ある法則に従って静止しているときより大きくなるとか、質量とエネルギーは等価であって、ある法則に従い相互に変換可能だとかの結果が導き出されました。そして、この新たに見つけた法則をよく見ると、ニュートン力学の法則は、観測者に対する物体の相対的な運動速度が光速度に比べて極く小さいときに近似的に成り立つことがわかります。またガリレー変換式も、観測者に対する物体の相対的運動速度が光速度に比べて極く小さいときには、ローレンツ変換式の近似式になっていることがわかります。

他方、ニュートン力学と並ぶもう一つの古典物理学の基本法則たるマクスウェルの電磁場の方程式は、初めからガリレー変換ではなくローレンツ変換に対して形を変えずに成り立つようにできていました。この法則は、古くから実験的に知られていた電気と磁気の四つの法則を一つの数式にまとめたものですが、この式からマクスウェルは、「直角に交叉する電場と磁場の面上を進行方向と直角に波形を描いて振動しながら光速度（毎秒三十万キロメートル）で伝わる何らかのエネルギーが存在する」ということを導き出しました。この波動エネルギーが光であり、その速度は方程式の定数になっています。ですから、この方程式が正しい以上、光の速度はあらゆる観測者に対して一定であることになり、それが一定だからこの方程式は当然、複数の観測者の座標系相互間にローレンツ変換の関係を要求するのです。

特殊相対性理論とは、光速度不変原理と「物理法則はあらゆる座標系に対して不変である」という相対性原理とを、取りあえず互いに一定速度で運動している座標系に適用して、諸物理法則の関係を見直したものですが、これを拡張して、互いに加速度を持って運動している座標系に対しても物理法則が不変であることを要求し、これに慣性質量と重力質量との等価原理を組み合わせて作られたのが、一般相対性理論ですが、これと宇宙超出学との不可分の論理的関係については、第三章で説明します。

さて、ニュートン力学の法則とガリレー変換とは、物質が観測者の認識と無関係に客観的に存在することを前提として初めて成り立ちうるのですから、それらが厳密に正確な物理法則としては成り立ちえないということは、同時に、その前提である客観的物質観が厳密に正確には正しくないことを意味します。

他方、厳密に正確な物理法則と認められたマクスウェルの電磁場法則および特殊相対性理論の新力学とローレンツ変換とによれば、ニュートン力学では物体の運動如何にかかわらず不変であるはずの同一物体の質量や長さや同一の運動の要する時間の長さが、運動の状態に応じて法則的に変化します。このことは、「同一の物体の同一の運動は、相対的に運動している複数の観測者には、法則に従ってそれぞれ異なる状態で認識され、しかもそれぞれの状態は互いに同格に存在する権利を有し、基準となる一つの状態は存在しない」ことを意味します。

また、光は元来質量も長さも持たず、あらゆる観測者に対して常に同一の速度で運動する一種のエネルギー（質量とエネルギーとの等価原理からすればこれもまた一種の物質）ですが、もしそれが観測者の認識と無関係に客観的に存在するならば、その速度は相対的に運動している複数の観測者には異なって認識されるはずです。それゆえ、光速度の不変は、「光は本質的に、あらゆる観測者によって同じ速さで空間を伝わる波動エネルギーとして認識される物質として存在する」ことを意味します。

以上のように、相対性理論は、「物質はすべて観測者（人間や他生物）がそのようなものとして認識する所のものである」言い換えると「人間や他生物がそのようなものとして物質を認識することと、物質がそのようなものとして存在することとは、同じことである」さらにつづめれば「物質の認識と物質の存在とは同じことである」ことを極めて端的に示しているのです。

それなのに、日常生活では、私たちは通常「物質は自分の意識とは無関係に別個独立のものとして存在している」と思い込んでおり、物理学や宇宙超出学を勉強して理屈としてはそうでないことを知っていても、高内さんも言っているように「気をつけていないと」そのことを忘れがちであるのは、なぜでしょうか。

その答えは、相対性理論そのものの中にあります。前述のように、ニュートン力学の法則とガリレー変換式は、物体の相対的運動速度が光速度に比べて極めて小さいときには、それぞれ相対性理論の法則とローレンツ変換式に極めて近似します。それゆえ、同一の物体が観測者に対して静止しているときと運動しているときとの質量や長さや経過時間の違いは、日常意識には絶対に認識しえない程小さいのです。そのため日常意識は、「物質は観測者の意識とは全く無関係に、それ自身に固有の質量と空間的および時間的な長さとを持って存在する」と思い込んでしまうのです。また、そう思い込んで行動しても日常生活には何の不便も感じませんから、日常意識にはその思い込みを疑う気持ちは決して起きないのです。

アインシュタイン自身の特殊相対性理論の解説が変に哲学的で理解しがたいのは、この日常意識の物質観を基礎にして作られたニュートン力学的物質観に立って、特殊相対性理論を認識論として説明しようとしたためです（彼が量子力学の物質観を最後まで認めなかったのも、ニュートン力学的物質観に固執したからです）。正しくは特殊相対性理論は、物質の存在論の見地から理解すべきものです。つまりそれは、量子力学と同じように、物質の在るがままを物理学的に記述したものと解すべきであり、そう解すればその意味は極めて簡単明瞭で、難しい哲学論議は全く不要なのです。

さて、宇宙超出学の生命＝存在の基本構造図式では、生命活動を「本能知および理知の目的的・自由意思的な認識活動、すなわち過去体験を参照して未来の可能性の中から最善の目的とそれに至るための最適の行動を選択して実行＝定在化することにより、過去体験をより豊かな知恵に創り変えると同時により豊かな未来の可能性を創り出す自由意思的行為」と捉えます。このうち行動とは、物質である身体と身体が置かれた物質環境とを目的的に変化させることです。しかし、もし物質である身体や環境が認識活動と無関係な別個独立の存在であるとすれば、それらが認識活動である生命活動の要素となることは不可能です。しかし真実には、相対性理論が明らかにしたように物質の存在と物質の認識とは同じことですから、行動の実行＝定在化すなわち行動を確定的に存在させることは、その行動を確定的なものとして認識することに外ならず、上記図式における関係で生命活動の要素なのです。

さらに、相対性理論と並んで現代物理学の基本理論である量子力学は、「物質は生命の認識活動によって選択的に実現＝定在化される可能性であり、且つその選択的実現＝定在化と同時に新たに創造される新たな可能性である」ことを示しています。つまり物質の認識は、物質である可能性の一つを選んで確定的に存在させると同時に、代わって新たな物質である可能性を創造するのです。こうして、物質を生命活動の要素たる未来の可能性として含む宇宙超出学の生命＝存在の基本構造図式の正しさが確認されます。

光速度、プランク定数などの物理定数は、全存在が各生命個体として自己超出するのに必要な時空構造の基礎である

宇宙超出学の物質観と相対性理論との論理的関係には、以上のほかさらに、前者と光速度不変原理との関係があります。これについては既に拙著『権力止揚論』二九七～三〇〇頁で一面を紹介しましたが、それに別の新たな観点からの考察も付け加えて、以下できるだけ簡明に説明しましょう。

宇宙超出学はこう考えます。「全存在（あらゆる存在者が絶対的に切れ目無きひと繋がりの全体として一挙に存在

しているその全体）の自己超出は、各生物それぞれの独自個性的で代わり合うことのできない生命活動＝個別的自己超出の協同を通してのみ行われうる。その理由はこうだ、上述のように、存在することは認識することである。全存在が存在していることは、全存在が自分自身を認識していることである。全存在の外には何ものも存在しないから、全存在はすべてを認識し尽くして欠ける所がない。それゆえ、全存在が全存在のままでいる限り、自己を再認識することによって新しい自分を発見し、これを旧自己認識である自分自身に付け加えて、より高次の自己認識である新たな自己として存在すること、すなわち自己超出することはできない。さりとて、全存在は自分の外に自分を再認識する視座を持つことはできない。もし持ちうるとすれば、自分以外のものが別に存在するわけだから、彼は全存在たりえない。それゆえ、全存在が自己を再認識するためには、全存在自身の中のさまざまな異なる部分を視座にして、そこから全体としての自己自身を、視座ごとに独自個性的で代わり合えない仕方で認識し、それぞれの認識した所を結合して統一的意味連関に形成しなければならない。この視座こそ、各生物のからだであり、この各個別認識こそ、各生物の生命活動であり、各個別認識の結合による統一的意味連関の形成こそ、各生物の生命活動の協同による統一的生態系の創造＝形成・進化・繁栄であり、そしてこの自己再認識によって発見した新たなより高次の自己自身の可能性を実現すること、それが新たな宇宙におけるより高次の生態系の創造としての全存在の自己超出＝宇宙超出にほかならない」と。

この場合、各生物は全存在を一挙に再認識することはできず、それぞれ自己固有の視座であるからだとからだの周囲の物質環境の一部分とを相互作用させることによって全存在の一部分を認識し、それを積み重ね互いに結び付けることを通して逐次全存在全体の認識に近付いて行かなければなりません。なぜなら、仮にこの手順を踏まないで一気に全体を認識するならば、その認識は、全存在が全存在のままでいながら行う自己認識と同じになってしまい、自己の再認識による新しい自己の発見には全く役に立ちませんから。

しかし、もしも物質間の相互作用の速度に上限が無く、無限に速くなりうるとすれば、そのような相互作用をどんなにたくさん積み重ねても、全存在全体を認識し尽くすのに時間は全くかかりません。つまり一気に全存在全体を見尽くすことになります。したがって上述のとおり、全存在の自己超出には役立ちません。自己超出に役立つためには、相互作用速度にはどんなに加速しても絶対に超ええない上限があって、その上限以下の有限の速度の相互作用を積み重ねることにより、つまり時間をかけて、全存在の各一部分を順を逐って認識して行かなければなりません。言い換えると、全存在の自己超出のために各生物は、全存在をある上限以下の有限の速度で相互作用する各部分の全体として認識しなければなりません。

このように全体を部分に分けることから空間の概念が作られ、部分間の相互作用を順を逐って積み重ねることから時間と（物理的）変化の概念が作られ、変化を生ぜしめる原因として（物理的な）力の概念が作られて相互作用が力の伝達と解されたことから、さらに力の伝達による変化が時間をかけて蓄積されたものとして互いに等価の質量とエネルギーの概念が作られ、こうして全存在がまず「物質時空」として認識され＝存在することになります。そして各生物は、物質時空を、各自のからだとその物質環境各部分との相互作用を積み重ねて、したがって時間をかけて、それぞれ異なる視座から異なる仕方で、すなわち独自個性的で代わり合えない生命活動を通して、少しずつ認識して行きますが、全存在自身にとってはその一つ一つが、自己の再認識による新しい自己の発見としての統一的意味連関形成の不可欠の要素なのです。

もうおわかりですね。このように、自己超出を可能にするために、全存在がまず最初に定めなければならない相互作用速度＝素粒子間の力の伝達の速さの上限、それが荷電素粒子間に電磁力を伝達する素粒子たる光（光子・フォトン）の速度なのです。光のほかにも強い力を伝達するグルオン、弱い力を伝達するウィーク・ボソン、重力を伝達するグラヴィトンがあり、グルオンとグラヴィトンも光速度で力を伝達しますが、質量を持つウィーク・ボソンはそれらより遅く、したがって力の伝達距離が短いのです。

相互作用には速度の上限と並んで、交換されるエネルギーの下限も定められなければなりません。素粒子間に力の伝達が無くてエネルギーが交換されない場所では、物質時空は認識できず存在できませんから、もしもエネルギーがゼロになりうるとすれば、その部分で物質時空は繋がりを失い、絶対に切れ目無きひと繋がりの全体である全存在の再認識ではありえないことになります。それゆえそうならないために、エネルギーの大きさの下限が物理定数として定められているわけです（プランクの定数）。

そしてそれと同時に、エネルギーの大きさは必ずこの定数の整数倍でなければならないことも定められなければなりません。そのわけはこうです。

繰り返しになりますが、生物は、物質であるからだと環境が素粒子による力の伝達を介してエネルギーを遣り取りするという相互作用を積み重ねて、全存在を物質時空として認識し存在させます。この場合、エネルギーの遣り取りの道筋がただ一筋に限定されているとしたら、この認識は、すでに確定していて変わることのできない全存在の姿を、部分に分けて順ぐりに認識して行くだけのことで、既存の全存在に新たな何ものも付け加えることができず、したがって全存在を自己超出させることはできません。反対に、生命活動が新しい何ものかを全存在に付け加えうるとすれば、エネルギーの遣り取りの道筋が幾通りも在って、生物がその中の一つの道筋を選び取ることにより他の道筋を消去すると同時に、その時点以降のエネルギーの遣り取りの可能な道筋の全体を一挙に創り変えることができるようになっているはずです。そして物質時空の状態は正にそうなっています。これが量子力学が記述する物質の量子的状態に外なりません。

この状態においては、また、可能な選び取りの道筋は、無限定すなわち無限に在ることはできず、法則的に定められた有限数の道筋の中からのみ選び取ることができるようになっています。無限定の可能性の中からの非法則的な選択は、創造・自己超出とは正反対の無秩序・混乱・渾沌を生み出すからです。そうならないために、エネルギーの遣り取りは、最小限のエネルギー量であるプランク定数を一パックにしてその整数倍ずつまとめて遣り取りされる有限数の異なる道筋の中から選択されます。

以上が、光速度およびプランク定数という二つの物理定数の存在理由ですが、『権力止揚論』ではこの理由を、無限大の物理量を持つ物質宇宙は超出不可能であり、無限小の物理量の物質宇宙は存在できないという論法で説明しています。説き方は違いますが、意味する所は基本的に同じです。

ところで、物理量の上限・下限を定める物理定数には光速度とプランク定数（エネルギー素量）のほかにも、電子と陽子の電荷の絶対値である電気素量やアインシュタインの重力定数などがありますが、各定数はただ実験・観測によって測定されることができるだけで、その値がなぜそうでなければならないかという理由＝論理的必然性は、現物質宇宙の物理的構造自体の中には全く見出すことができません。逆に、これらの定数がその値であることによって、物質時空が現に在るように決定されているのです。現宇宙に限って言えば自然にそうなっているとしか言いようがないという意味で、この定数は自然定数と呼ばれています。

しかし、現物質宇宙がかくも精妙緻密に計算された時空構造を持つものとして存在しているのに、その構造の土台をなす定数が偶然にそうなっているはずはありません。これらの定数は、物質時空が現に在るような構造を持って存在するためには、こういう値でなければならないという精緻な計算によって定められているのです。とすればそれは、現物質宇宙を存在させた何ものかの知恵と判断と意思の内的必然によって定められたと言うしかありません。

しかるに、物質宇宙を存在させるのは自己超出しようとする全存在自身の意思であり、この意思の内的必然とは全存在の自己超出＝宇宙超出の内的必然です。では諸物理定数は、この内的必然に基づいてどのように創られるのでしょうか。

総説第三章で説明したように、全存在の一宇宙における自己超出＝生態系の創造は、必然的に次の宇宙における自己超出＝生態系創造のさまざまな可能性を創り出します。この可能性としての生態系創造の中から、それまでに全存在が行なったすべての自己超出＝生態系創造の体験の統一的意味連関（つまり超宇宙叡智）を参照して、全存在がその内的必然に従い、これこそが最善であると判断する特定の物理定数に基づいて組み立てられた特定の時空構造を持つ物質宇宙と、そこにおける特定の生態系創造のスケジュールを選択し実現するのです。人知を遥かに遠く超えた超宇宙叡智の霊妙な計算が見出す値だからこそ、諸物理定数は、物質宇宙の時空構造を、所定どおりの生物のからだとその物質環境が創り出されて生態系創造が所定のスケジュールどおり行われうるように、一点の狂いもなく組み立てることができるのです。

現代科学の諸理論はたいへん精緻に出来ていて、一見この世の出来事を少なくも原理的にはすべてキチンと説明できるように見えますが、実はその原理自身すなわちすべての理論がその上に立っている土台ないし大前提そのものは、物理定数と同じように、なぜそうなのかの理由はわからないが自然に、言い換えれば偶然に、そうなっているとしか説明されていないのです。生物学では『本能知と理知』の第七章で特に詳しく解説したように、生物がなぜあるとき出現してなぜ巧くからだの構造を創り次々に巧く創り変えることができたのかは、すべて偶然できた、自然にそうなった、としか述べられていません。物理学では、そもそも宇宙は原初真空の偶然の揺らぎ（対称性の破れ）で誕生したとされ、それゆえ当然その構造を決める諸物理定数もすべて偶然そうなったとされています。

しかし偶然にできた、自然にそうなったにしては、万事あまりにも精緻・巧妙・合目的的に出来すぎています。ですから、偶然に、自然に、は説明の回避であって説明ではありません。では代わりに神様が創った、神様がそうしたと言えば、巧く説明したことになるでしょうか。しかし、神様が創った、したにしては、生命活動もその要素としてのからだやその物質環境を成す物質宇宙も、なるほど精緻に出来てはいますが同時に欠陥が多すぎます。地球生態系は確かに進化・繁栄を遂げましたが、人間の登場で近ごろ早くも衰退の兆しが顕著ですし、物質宇宙の進化により地球が生物の棲みえない星になるのもそんなに遠い先ではありません。他の星で生物の居りそうなものはなかなか見つからず、仮にどこかに在るにしても、いずれ遠からず宇宙全体が生命に適さない環境に進化するでしょう。ですから、生命もその物質環境も一応精緻につくられてはいても、良好な状態で永くは存在しえないという致命的欠陥を持っています。個々の生物や生物種とその物質環境に至っては、食い合い、奪い合い、病み、老い、死に、荒廃し、汚染し、消滅して、健康、良好な状態はすべて束の間にすぎません。してみれば、如何に霊妙に見えようとも天地万物を創造した知恵は、その本質・基本構造において、必ず誤りを犯す生物の本能知や人間の理知と異なる知恵ではありえません。すなわちそれは、過去体験を参照して未来の可能性の一つを選択し実現することによって自己超出する各生物各個人の、一つ一つは儚く愚かな知恵の成果を、繋ぎ合わせ結びつけることによって自らも自己超出する何ものかの知恵であり、各生物各個人の生命活動とその物質環境は絶対的に切れ目無きひと繋がりの全体として一挙に存在している所から見て、その知恵の主体はその一挙ひと繋がりの全体に外ならない全存在そのものである、と結論づけられるのです。そして、そのような見方で天地万物、諸生物と人間とその生命活動環境としての物質宇宙を観察すると、それらすべてが切れ目無きひと繋がりの統一的意味連関を形成して永遠無限に絶えることなく自己超出しつつある姿が、それら一つ一つの存在の意義すなわち構造・理由・価値と一体となって一望の下に開示されます。これが宇宙超出学の全体系に外なりません。

この体系中に位置づけて物質時空の成り立ちを考察しますと、これまでに述べたことに加えて、一般相対性理論とその重力場方程式における宇宙定数の意味、最近の物質宇宙論における宇宙の誕生と宇宙膨張の原因、重力の本質、強・

弱・電磁三つの場の形成と素粒子の静止質量（これも自然定数の一種です）の出現の原因、暗黒物質の正体など、現代理論物理学がすでに解明した物質宇宙の構造だけでなく未だ解き難んでいる根本的な謎まで、この体系の一環として統一的に認識することができます。『本能知と理知』の第五章「宇宙超出学に基づいて最新物理学理論をより深く理解し、その将来を展望する」は、この認識の結論に当たる物質宇宙像を、推論の過程を省略して紹介したものですから、それだけを読んでもなかなか理解しづらいと思いますので、本章と次章に続く第四章で、丁寧でわかり易い解説を致します。

第二部　各説

各説その一

全存在の生命活動はどのような手法で物質宇宙を創造し進化させるのか
——現代物理学の諸理論と宇宙超出学との論理的関係について

第一章
相対性理論および量子力学の基礎的物質観

第二章
特殊相対性理論および量子力学と宇宙超出学との論理的関係について

第三章
一般相対性理論と宇宙超出学との論理的関係について

第四章
現代物理学の宇宙論と宇宙超出学との論理的関係について
——全存在はどのような手法で時空を創造し進化させるのか

第三章
一般相対性理論と宇宙超出学との論理的関係について

一般相対性理論で「質量が時空を曲げる」とは、どういうことなのか

前章では特殊相対性理論と宇宙超出学との論理的関係をお話ししました。この章は引き続き一般相対性理論との関係をお話しします。

一般相対性理論によると、「質量によって空間は曲がっている」そうだ、「重力は空間の曲がりに置き換えられる」そうだ、などという話をお聞きになったことがあると思います。どういうことか、できるだけ分かり易く短く説明しましょう。

ニュートン力学によると、物体に一旦或る方向に力を加えると、後に全く力を加えなくても、物体はその力によって与えられた速度のままその方向に直線的に進み続けます。これが「慣性の法則」です。そこで、今或る宇宙船がロケット噴射を止めて、宇宙の無重力空間を等速直線運動しているとします。この宇宙船が、その進行方向に対して垂直にロケットエンジンを噴射して一定の力を加え続けると、宇宙船は円軌道上を等速度運動することになります。そうすると、慣性の法則によって宇宙船とその乗員は従来の進路を従来の速度で真っ直ぐに進もうとしますから、噴射

によって加えられる力の方向と反対の方向に遠心力を受けます。乗員は遠心力によって宇宙船の内壁に押し付けられます。

次に、同じく無重力空間を等速直線運動している宇宙船と乗員がいるとします。但し、この宇宙船はロケットエンジンの故障で、自力では速度も方向も変えられなくなっています。今この宇宙船がある星の引力に捉えられ、円軌道を描いて星を周回する一種の人工衛星になってしまったとします。

両者を比較すると、軌道を絶えず曲げ続けている力が、一方は宇宙船自身のロケット噴射による推進力、他方は星の引力という違いはありますが、どちらの力も、宇宙船と乗員に対して円軌道の中心、後者では星の重心点に向かって加えられる力だという点は同じです。しかし両者にはもう一つ、決定的な違いがあります。すなわち、前者は宇宙船と乗員に遠心力を及ぼしますが、後者では遠心力が全く働かず、宇宙船も乗員も全く何の力も受けないいわゆる無重力状態で円軌道上を曲線運動する、ということです。

では一体、どうして後者では宇宙船と乗員が遠心力を受けないのでしょうか。星の引力が、遠心力をピッタリつり過不足なく打ち消してくれるからです。ではなぜ打ち消すことができるのでしょうか。

質量とは、第一に力に対して抵抗する何ものかです。質量が大きい物体ほど力に抵抗して動くのをいやがるから、同じ力を加えても小さい速さでしか運動させることができず、また同じ速さで動かすには大きな力を加えなければならないのです。言い換えると、質量とは、「同じ運動状態（静止しているか一定方向に一定速度で運動しているかの状態）のままで居たい」「居慣れた状態のままで居たい」という物体の性質、すなわち「慣性」にほかなりません。そこでこの質量を「慣性質量」と呼びます（別に「惰性」、すなわち「なまけていたい性質」という言い方もあります。従来の運動状態を変えるような余計なことはしないでじっとしていたい、ということです）。

ところが、質量は同時に万有引力の原因でもあります。つまり、複数の物体間には、両者の質量の積に比例し距離の二乗に反比例する引力が生じます。地球と地球上の物体との間に働く引力の大きさは、日常生活の中で物体の「重さ」と呼ばれていますので、この引力は「重力」とも呼ばれます。そこで、万有引力の原因である物体の質量（万有引力質量）は、一般に「重力質量」と呼ばれています。

そこで前例に立ち返って言いますと、星と宇宙船および乗員との間に働く万有引力すなわち重力の原因である両者の質量は、重力質量です。これに対して、後者に加わる遠心力は、宇宙船と乗員の身体が慣性質量により従来の方向に従来の速度で運動し続けようとして、円軌道に沿う方向に曲げようとするロケットエンジンの推力に抵抗する力すなわち慣性力です。してみると、星と宇宙船および乗員との間に働く重力が、後者に加えられる遠心力を過不足なく打ち消してくれるのは、「ある物体の重力質量を原因とする重力と、同じ物体の慣性質量を原因とする慣性力とは同じ性質の力である」からです。またその原因である「物体の重力質量と慣性質量とは等価である」からです。これが、一般相対性理論の根本原理の一つである「重力質量と慣性質量との等価原理」にほかなりません。

さて、前例で宇宙船とその乗員の身体が、初めのうち外から全く力を受けないで等速直線運動していたのは、それらの物体の慣性によるのですから、この運動は慣性運動です。逆に言うと、慣性運動とは他から全く力を受けないで一定方向につまり直線上を同じ速度で進むこと（直線・等速運動）です。

これに対して、宇宙船と乗員の身体が、星の重心を中心とする円軌道上を運動している状態を宇宙船の外で星に対して静止している宇宙空間の一点から眺めると、この運動は直線運動ではなく曲線運動になっています。また、軌道が完全な円であるときには等速運動ですが、楕円になっていれば速度もケプラーの法則に従い、星の重心と宇宙船および乗員とを結ぶ直線が一定時間に一定の面積を掃くように、刻々と変化しています。つまり非等速運動になっています。

しかし、にもかかわらず、宇宙船と乗員は全く遠心力を受けず、速度の変化（加速）による慣性力（進行方向の前または後に向かう力）も受けません。つまり、慣性で等速直線運動をしていたときと全く同じように、他から全く力を受けることなく運動しています。つまりこの運動は、宇宙船と乗員自身にとっては慣性運動なのです。外から見れば加速・非直線（曲線）・非等速運動なのに、その物体の占める局所空間では非加速・直線・等速運動になっているのです。そんなことがどうしてありうるのでしょうか。

その答えを見つけるためには、「直線」と「等速運動」の意味を考えてみなければなりません。まず幾何学上直線とは「二点を結ぶ最も短い線」であって且つそれに尽きます。してみると、宇宙船と乗員の身体が占める局所空間では、周回軌道は軌道上の任意の二点を結ぶ線の中で常に最短であり、したがって軌道全体が直線の条件を充たしているから、周回運動は慣性運動の第一の条件（直線運動であること）を充たしているのだ、と考えられます。

次に、運動速度は、物体が運動した距離を運動にかかった時間で割った値で表されます。それゆえ、宇宙船と乗員の身体が楕円軌道上を周回する速度が、外から見て絶えず変化していても、彼らの占める局所時空の座標系では、動く距離に比例して時間の長さが変わるので、運動速度が一定に保たれているから、この周回運動は慣性運動の第二の条件（等速運動であること）を充たしているのだ、と考えられます。

ではまず、外から見ると曲がっているのに最短距離であるような線とは、どんな線でしょうか。例えば、地球の表面上の二点を結ぶ最短の線は、地球の大円（球の中心を含む平面で球面を切ったとき切り口に表れる円）の円周をなす線（例えば赤道はその一つ）ですから、定義によればその線が地球平面上の直線に当たります。しかし表面の外から見ると曲線になっています。地球は三次元の空間を占め、地球表面はこの三次元空間を内と外とに分ける二次元の境界面です。そのことから類推すると、前例における宇宙船と乗員の身体の周回軌道が属する三次元空間つまり私たちの住んでいる空間は、四次元空間――三次元空間の三つの座標軸（縦・横・高さ）に時間軸を加えた四つの座標（時空間座標）によって規定される空間ですから、むしろ四次元時空――の界面をなしており、星のような大きな質量を

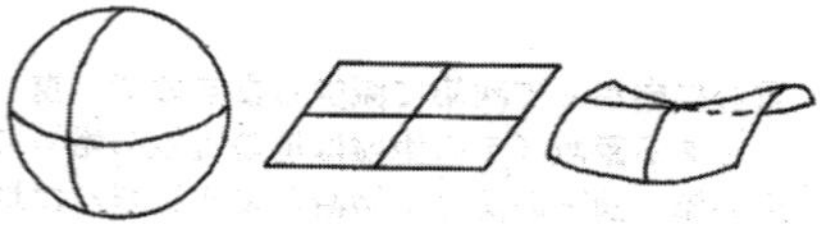

（第１図）

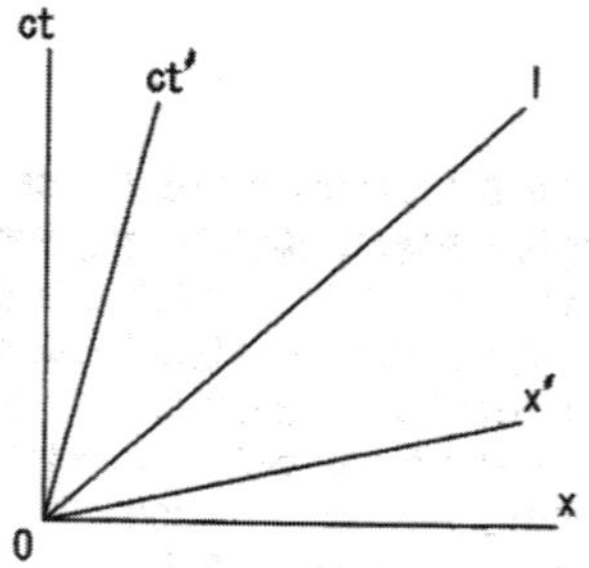

（第３図）

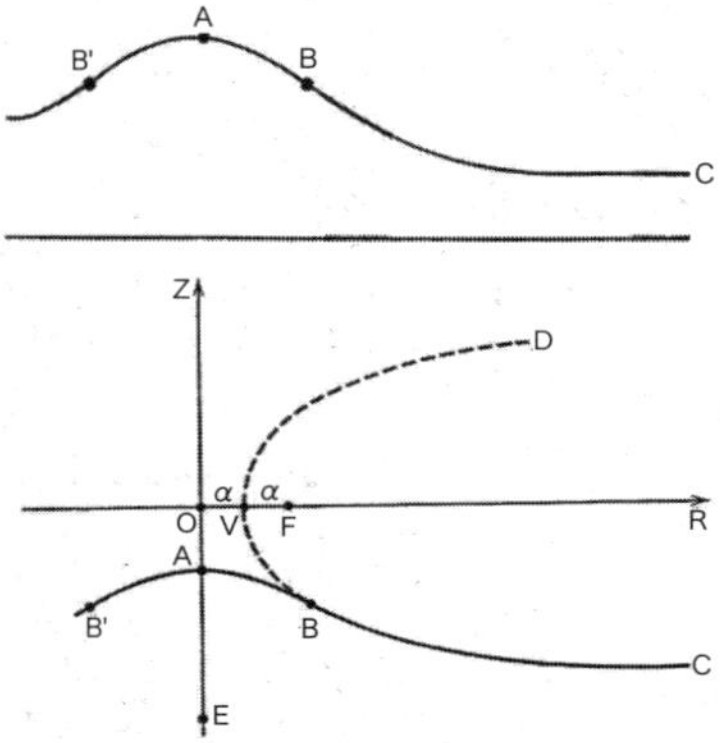

（第２図）

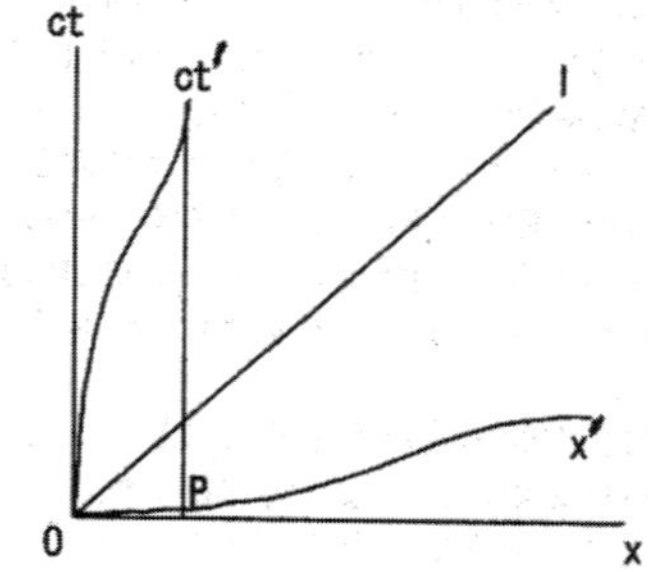

（第４図）

持つ物体の占める場所とその周囲では、この三次元界面が曲がっていて、周回軌道が、その上の任意の二点を結ぶ最短距離に常になるような線になっている、と考えられます。（曲がった直線と言うのはおかしいので、ふつう測地線と言い換えています。）

これが、一般相対性理論の説明で言われる空間（あるいは時空）の曲がりです。星を周回する円または楕円の軌道が測地線であるような三次元空間の曲がりは、そのまま視覚影像化はできませんから、便宜上次元を一つ落として二次元の曲面に比定すると、鞍型曲面になります（第一図右）。幾何学的には曲率がマイナスの面と定義されます。つまり、その面上に引いた直交する二測地線の曲がりの向きが反対になっている曲面です。

星の内部とその周辺の空間（その大きさは星の質量に従い後述の関係で増減します）は以上と反対に、球面になります（第一図左）。

その面上に引いた直交する二測地線は同じ向きに曲がっているので、この面の曲率はプラスです。球面をそのまま延長すると互いにくっついて閉じてしまい、その面を含む三次元空間は、球面によって内と外とに分断されてしまいます。これを曲率プラスの曲面は「閉じている」と言います。これに対して鞍型の曲率マイナスの曲面はどんなに延長しても、三次元空間の一部を囲い込んで外の空間と遮断することはできません。つまり「開いている」のです。また曲率ゼロの空間は、面上の直交する二測地線が曲がっておらず、開いています（第一図中）。

以上を総合して、星の内部とその周辺では空間は曲率プラスの球面型に曲がり、さらにその外側の空間は曲率マイナスの鞍型曲面になっています。イメージが欲しければ、頂上付近が丸くこんもりと盛り上がり、それとスムーズに連続して穏やかな裾野が広がっている丘を想像すればよいでしょう。分かり易く誇張して図示すると、第二図上のようになります。（丘を真横から見た図です。興味のある方のために作図の仕方を示したのが第二図下です。曲線DBCはZを準線とする放物線の弧で、弧上の各点の準線からの垂直距離が放物線の焦点Fからの距離と常に等しくなるようになっています。Vは放物線の頂点で、距離αは星の質量に比例します。弧ABは、Z軸上の点Eを中心とする円の弧で、なめらかに放物線に乗り移るようになっています。つまり、Bにおいて円と放物線の接線は一致します。この曲線ABCをZ軸のまわりに回転させると丘の表面に似た曲面になり、星の中心を通る四次元時空の界面の模像として役立ちます。なぜこういう図になるのかは、後の時間の曲がりの説明のとき明らかにされます）。

星が居並ぶ宇宙空間は、各星とその周辺の曲率プラスの、いわば丘の頂上およびその付近に当たる空間と、そのさらに周囲の曲率マイナスの、いわば丘の裾野に当たる空間とが、交互に連らなっている空間です。全体として、星の質量の総和が大きいために曲率プラスの空間の曲がりがマイナスの曲がりより大きければ、宇宙は閉じた時空になります。逆に星の総質量が小さくて曲率マイナスの空間の曲がりの方が大きければ、宇宙は開いた時空になります。

さらに、空間が曲がるとそれに対応して時間も曲がります。これは、特殊相対性理論の解説で述べたように、光速度が相対的に運動しているすべての座標系において不変であることの必然的帰結です。この関係を、まず分かり易いグラフで表すと第三図のようになります。このグラフの直線ctは静止している観測者甲の座標原点Oから経過した時間tと光速度Cとの積を示す時間座標軸、直線xは原点からの距離を示す空間座標軸です。そうすると、座標原点Oから出発する光の進路は、Oで交わる時間軸と空間軸の作る角を二等分する直線lで表されます。他方、同じくOから出発して光と同じ方向に速度vで飛行するロケットに乗っている人乙の座標系においても、光速度はやはりCですから、同じ光の進路は0で交わる時間軸と空間軸の作る角を二等分するはずです。したがって乙の座標軸は直線ct'とx'で表されるものとなります。これは拙著『存在と文化第一巻』八〇頁で、ローレンツ変換を導き出すために使ったグラフと同じです。

第四図では、乙はある星の重力に引かれて、その星に向かって真空中を真っ直ぐに落下する故障したロケットに乗っている人です。また甲は、乙が落下運動を始めた地点にとどまり続けてその星に対して静止している人です。そうすると、乙の座標系のct'軸は、直線ではなくて重力加速度運動を表す放物線になります。星の引力は質量の縁辺で最大になり、重心に向かって次第に減少しますので、重心からある距離（その距離は星の質量の増減に従い第二図下の関係で増減します）離れた地点から乙の落下速度は減少して重心でゼロになります。そのためその地点から重心までの落下運動の軌跡を表すct'軸は、その地点で放物線から円の弧に変わります（但し星を作っている物質が落下運動を全く阻害しないと仮定して）。この曲線を先ほど第二図に示した星の質量による三次元空間の曲がりの模像と比べると、相似形になっています。

なぜそうなるのでしょうか。答えはこうです。乙の座標系の時間軸がどう曲がろうと、光の速度は常にCですから、その進路が角ct'・O・x'を二等分するように、空間x'軸は、光の直線進路l（光は常に最短距離を選んで進みます）を対称軸にしてct'軸と対称な曲線になります。そうすると、光がOから走行した距離を示すx'軸上の点におけるx'軸

（正確に言うとその接線）の、x軸に対する傾きと、その走行にかかった時間の長さを示すct'軸上の点におけるct'軸の、ct軸に対する傾きとは、その点がどこに在ろうと常に等しくなります。そうであることによって、光の速度がct'・O・x'座標に対して、つまり星に向かって落下するロケットの乗員乙に対して、常にCであることが保障されるのです。

ところで、二つの相似曲線は全く同じ曲がり方をしています。したがって、星の重心からその周辺にかけての空間（グラフではx'軸上のOP間）が、lを対称軸にして乙の落下運動の軌跡を示すct'軸の曲線と対称なx'軸の曲線の、縮小相似形になっていれば――そして実際にそうなっているので――、乙が原点から動いた距離を示すx'軸上の点におけるx'軸（正確に言うとその接線）の、x軸に対する傾きと、その運動にかかった時間の長さを示すct'軸上の点におけるct'軸の、ct軸に対する傾きとは、その点が軸上のどこに在ろうとも常に等しくなります。ということは、その局所的な地点と時点すなわちその局所時空においては、乙の運動距離とその運動にかかった時間との比すなわち運動速度は、常に一定であることを意味します。つまり、星の引力により星に向かって真空中を落下して行く人の各瞬間における局所時空では、落下速度は常に等しく、したがってこの落下運動は、彼にとっては終始等速運動であって、慣性運動の第二の条件を充たしているのです。地球の引力に捉えられて周回軌道に乗った人工衛星とその乗員も、地球に向かって絶えず自由落下運動をしているわけですから、乗員自身にとってこの運動は常に等速直線運動すなわち慣性運動であり、したがって彼は、どこからも力を受けないいわゆる無重力空間に居ることになるのです。

なお、星の質量によって空間がこのように曲がるのに対応して、星の近くを通過する光の進路lは光速度Cが変わらないように、曲がります。太陽の質量は大きいので、その側を通過する星の光の進路の曲がることが、実際に日蝕の時観測されました。

また、このグラフによると、ct'軸とx'軸の光の進路lに対する傾きは、乙が星の重心に近づくほど、したがって乙の受ける重力が大きくなるほど、小さくなっています。第三図の慣性運動をしている乙の座標系でも、運動速度が速くなるほど上記の傾きが小さくなり、特殊相対性理論・ローレンツ変換式に従って時間と空間が短縮します。これと原因は違いますが効果は同じで、重力が大きくなるほど時空は短縮します。一般相対性理論の解説書に、しばしば、質量の極めて大きい星の上または近く、つまり大きい重力場に長く居た宇宙旅行者は、地球に還って来ると浦島太郎のように、自分は若いままなのに知人たちはすでに死にあるいは老人になっている、というお話が書いてあるのはこのことです。もっとも、大きい重力場では空間も縮みますから、彼は還って来ると一寸法師になっているのでしょうか。お話では、身体の大きさは元のままのようですが、それなら時間も元にもどって玉手箱を開けた浦島太郎になるのではないでしょうか。

質量が時空を曲げると質量間に引力が働くのは、質量が時空の膨張に抵抗しているからである

以上で、質量間の重力相互作用が時空の曲がりに置き換えられることはわかりましたが、それだけでは、質量によってなぜ時空が曲がるのか、時空が曲がるとなぜ質量間に重力相互作用が起きるのかは、わかりません。例えば地球上には曲率プラスの丘や峯とマイナスの裾野や谷、その他複雑な地形の凸と凹が、無数に複雑に入り混じって存在しますが、だからと言って丘や峯や凸地形間に引力は生じません。

そこで引力の正体を知るために、質量（を持つ物体）が移動すると三次元空間の曲率がどう変わるかを考えてみましょう。そうすると、質量が近づくにつれて初めはほとんどゼロであった空間の曲率は大きくなり、逆に遠ざかるにつれて曲率は小さくなって遂にはほとんどゼロになることがわかります。つまり、質量は平らな空間を曲げるが、質量が去ると空間は平らにもどるわけです。ということは、空間にはもともと平らになろうとする力が在り、これに対して質量はその力に抗して空間を曲げようとする力の原因である、ということを意味します。つまり、私たちが今住

んでいる三次元の物質宇宙空間は、曲げようとする力と平らになろうとする力とがせめぎ合っている場所なのです(せめぎ合いの根本原因は、第四章で解説します)。

ところで、この物質宇宙空間は四次元時空の三次元界面でしたね。イメージし易いように、この界面は全体として曲率プラスの四次元球体の球面であるとしましょう。球体が大きくなる（膨張する）につれ球面の曲がりは小さくなり、逆に球体が小さくなる（収縮する）につれ球面の曲がりは大きくなります。してみると、球面に比定される私たちの住む三次元空間で、空間本来の平らになろうとする力と、物質の質量を原因とする空間を曲げようとする力とがせめぎ合っているのは、この空間を界面とする四次元時空が自ら膨張しようとする力と、物質の質量を原因とする時空を収縮させようとする力とがせめぎ合っているからだ、ということになります。

そしてこのせめぎ合いが原因で、質量間に引力が生じます。質量による空間の曲がりを、前にやったように丘の起伏に譬えて、分かり易く説明すると、丘の周囲の裾野全体を引き延ばして平らな地形に変えようとする四次元時空の膨張力に対し、質量は、最寄りの丘と丘とを接近させて、丘間の曲率の小さい裾野を丘と丘を直接繋ぐ尾根に変え、全体を一つのより高くより広い巨丘に作り変えることにより、裾野をより高低差の大きい、したがってより曲がりの大きい、そしてより広い地域を占める雄大な地形に変えようとする力を以て抵抗するわけです。身近に観測できる現象に例をとると、二枚のアルミ一円硬貨を、少し間を空けて水面に浮かべると、水面が自発的に平らになろうとする力と、硬貨がその重みで水面を曲げよう（凹こませよう）とする力とがせめぎ合って、両硬貨は自然に近づいてくっつきます。質量間に引力が生じるのも、同じ理屈です。ところでアインシュタインは、重力場が時空の曲がりに置き換えられることを発見し、その考えに基づいて時空の構造を記述する重力場方程式を作りましたが、重力場のそもそもの発生原因が時空の膨張力と収縮力とのせめぎ合いに在ることまでは気がつきませんでした。そのため、時空が膨張も収縮もしない静的宇宙となるように、万有引力と相殺する万有斥力に当たる宇宙定数を方程式に挿入しました。

しかしその後フリードマンが、宇宙定数が無くても方程式の解として、質量が存在すれば、宇宙は一点から出発して膨張を始め、曲率がマイナスかプラスかゼロかによりその後収縮に転ずるか膨張し続けるかなど幾つかの可能性があることを示し、さらにハッブルが遠い天体ほど速く地球から遠ざかっているという事実に基づいて現在宇宙は膨張しつつあることを証明しました（それを聞いてアインシュタインは「宇宙定数を入れたのは生涯の不覚」と嘆いたと言われていますが、今日では、フリードマンモデルによると宇宙は現在より前に収縮に転じているはずで、やはり宇宙定数は必要だとされているようです）。

時空膨張は、時空の創造・進化も生命活動であることを示唆する

さて、以上のような物質宇宙像は、宇宙超出学の基本的物質観である「物質宇宙は、全存在の自己超出（宇宙超出）において選択―実現（定在化）される未来の可能性である」という考えと、基本的に一致します。その理由は次のとおりです。

古典物理学の物質像やアインシュタインが初めに考えていた静的物質宇宙像では、物質宇宙の存在時間は永遠すなわち無始無終であり、古典物理学では空間的広がりも無限です。永遠にあるいは無限に存在するものを超出することはできませんから、それが本当なら宇宙超出はありえません。これに対して、膨張し収縮する物質宇宙は一点から、つまり空間的広がりも時間的長さも存在しない状態（無）から有限の広がりと長さを持つ時空として生まれ、生まれるや否やその広がりと長さを次第に大きくし、現在も大きくしつつあるので、少なくとも現在まで、そして現在以降も当分は、有限の空間的広がりを持って有限の時間存在して来たし、存在し続けるでしょう。もっとも、このまま永遠に膨張し続けると広がりも無限大になってしまうと心配するかもしれませんが、それは不可能です（説明の順序の

都合でその理由は、第四章で述べます）。

次に、古典物理学の物質宇宙像や初期アインシュタインの静的物質宇宙像では、真の変化は起きえません。この宇宙像は、いつでもどこでも一様の姿をしています。すなわち、同じ物理法則がいつでもどこでも物質世界の在り様を規定していて、物質の変化はいつでもどこでも同じ法則によって定められた道筋を辿ってしか起きえません。したがって、この物質宇宙を私たちが認識するのは、例えて言えば法則によって既に作られている道を歩みながら既に存在している光景を、時間というスケジュール表に従って見物することにすぎず、新しい道を切り開き新しい田畑を開墾し新しい村や町を建設することは絶対に不可能です。そこには未来も無く可能性も無く可能性からの選択―実現も無く、したがって変化がそのまま創造である真の変化は起きえません。宇宙超出は不可能です。また、法則が「いつでも」「どこでも」つまり「時間的空間的な範囲の限定無しに」妥当するというのですから、時間と空間は永遠無限であることになります。これではやはり宇宙超出はできません。

宇宙超出学が「物質は未来の可能性である」と言うとき、この可能性は単に「物質の変化に幾つもの選択肢があり、さらに各選択肢の先には幾つもの選択肢があり、またさらに各選択肢の先には幾つもの選択肢があり、さらに……」ということではありません。ある選択肢を選んで実現するまでは各選択肢の先には如何なる選択肢も存在せず、選ぶことによって初めてその先に新しい選択肢が生まれる、つまり創造されるのです。量子力学の物質像がそのようなものであることは、これまで多くの著作の中で説明してきました。一般相対性理論と天体観測によって明らかになった宇宙の膨張・収縮もまた、この見解を補強します。膨張・収縮する時空の様相は絶えず変化し、それに応じて様相を規定する法則も時と所によって変わるであろうことは容易に推定できます。その点では宇宙超出学の創造的物質宇宙観と一致します。

しかしそれだけではまだ抽象的一般的な一致にすぎません。時空が誕生し膨張して今に至った過程で、全存在が可能性の選択―実現を逐次的確に行なって時空の様相と法則を創り変え、今の物質宇宙を創造するに至った時空史の具体像を、その選択―実現の手法と併せて明らかにすることにより、宇宙超出学の物質宇宙観が、現代理論物理学の標準的理論と宇宙論（前者に相対性理論を組み合わせて作られている）の物質宇宙像と逐一符合しているだけでなく、後者がまだ解明していない多くの謎も解明しうることを示すのが次の仕事です。

（物質宇宙とは、広義では、時空が一点から生まれてまだ質量の存在しない重力場である真空だった第一の時空から、強力場、電弱力未分場、電磁場、弱力場が次々に分岐して質量や色荷、電荷、弱荷を持つ素粒子が創り出された第二の時空を経て、原子核と電子が結合して諸元素、諸分子、諸物体が作られて現在に至るまでの第三の時空、そしてさらに今後の時空の全体を意味します。従来の私の著作では物質宇宙という言葉を主としてこの意味に用いてきました。しかし日常用語では第三の時空以降の意味に、物理学者の間では第二の時空以降の意味に用いられることが多いようです。紛らわしいので、本書では今後、広義、狭義、最狭義という語を付けて違いを明確にしようと思います。）

第二部　各説

各説その一　全存在の生命活動はどのような手法で物質宇宙を創造し進化させるのか
——現代物理学の諸理論と宇宙超出学との論理的関係について

第四章
現代物理学の宇宙論と宇宙超出学との論理的関係について――全存在はどのような手法で時空を創造し進化させるのか

時空の創造・進化の過程と根本動因

現代物理学の宇宙論は、現物質宇宙の創造・進化過程を次のように説明しています。

（1）まず、原初真空が最初の「対称性の破れ」を起こして、時間的空間的大きさを持つがしかし質量がゼロでマイナスエネルギーが充満した、原初重力場時空に「相転移」します。前章の一般相対性理論の解説で説明したように、質量は時空の膨張に抵抗して逆に時空を収縮させようとするエネルギーですから、質量がゼロの時空は質量の抵抗を受けずに一方的に膨張する時空となります。質量はプラスエネルギーですから、それとは逆に時空を膨張させるエネルギーはマイナスエネルギーなのです（この時空と後述の（2）（3）の時空とを合わせて「広義物質宇宙」と呼ぶことにします）。

こうして時空は、まずプランクの長さ（10^{-43}sec）の時間とプランクの長さ（10^{-33}cm）の空間から成る単位時空として生まれます（この長さは、光速度とプランク定数とが時空誕生以来不変として計算した結果の値です）。一プランク時空には一プランク定数のエネルギーが存在するので、時空の膨張に比例してエネルギーが増加します。

つまり、時空の膨張につれてエネルギーがどんどん湧き出して来ます。この状態を、日本銀行がお札をどんどん発行することにより日本の資産が名目上どんどん増えて行く経済インフレーションに譬えて、宇宙インフレーションなどと呼ぶ人がいます。しかし、エネルギーの増量がある限界（アインシュタインの重力場方程式の宇宙定数＝万有斥力定数はそれに相当します）に達してエネルギーの湧き出しが止むと、小領域に密集した膨張エネルギーが一挙に時空を急激に加速膨張させます。これがいわゆるビッグバン（時空の大爆発）です。

（2） この段階では、時空がどんどん膨張するのにエネルギーは全く増加しませんから、時空のエネルギー密度（平均温度）は急激に低下します。そうすると時空は、対称的だが対称的で無くなった方がエネルギーが小さくなるという矛盾を含む不安定な状態になって、時空の誕生から 10^{-36}sec ほど経った頃に第二回目の「対称性の破れ」を起こし、強力場（質量・色荷を持つ素粒子クォークがグルオンを介して強い力を伝達し合って結合し、質量や電荷を持つ陽子・中性子・中間子を作る相互作用の場）と電弱力場（電弱子その他質量や電弱荷を持つ素粒子同士がフォトンを介して電弱力を伝達し合う相互作用の場）から成る状態の初期物質時空に「相転移」します（この時空と後述（3）の最狭義物質宇宙を合わせて「狭義物質宇宙」と呼ぶことにします）。

こうして質量や各種相互作用のプラスエネルギーが出現することによって、重力場時空は、マイナスの膨張エネルギーとこれに抵抗する質量などのプラスエネルギーとのせめぎ合いの場となります。その結果時空は、第二回目の対称性の破れから相転移の完了による初期物質時空の完成に至る 10^{-36}sec から 10^{-35}sec の間に 10^{-28}cm から 1cm（10^{28}倍）に膨張しますが、相転移の進行に従い質量などのプラスエネルギーがブレーキをかけて、加速膨張を減速膨張に転じさせます。

以上の結果、陽子・中性子・中間子から成る原子核と電子との相互作用により、原子（元素）・分子とそれらの結合体である私たちの見馴れた物体が作られ、さらにそれらの相互作用の循環系が形成されて、時空膨張エネルギーはこの系に閉じ込められ循環的変化を繰り返す形で安定することになります。これは、最初の対称性の破れを第二回目の対称性の破れによって相殺した結果対称性が恢復した状態である、と解することができます。

(3) このようにして時空の膨張速度は減少してゼロに近づき、誕生から10^{-11}sec後時空の大きさは10^{12}cmに達します。すると、相互作用の循環的変化に矛盾が生じて時空は再び不安定となり、一旦恢復した対称性がまた破れて、つまり最初の破れから数えて第三回目の「対称性の破れ」が起きて、電弱力場は電磁場と弱力場（ウィークボソンを介して核子や中間子を崩壊させニュートリノを放出させる相互作用の場）とに分かれ、循環系の質量・エネルギーがニュートリノに担われて系の外に持ち出されるという新たな様相の時空（最狭義物質宇宙）に「相転移」します。ニュートリノは対称性の破れによりスピンが左回りと決まっているので、系から出て来た道を逆戻りして系に復帰することができないのです。左に廻して抜いたネジは右に廻さないと元のネジ穴に差し込めないのと、同じ理屈です。その結果時空は、さらに緩やかに膨張を続けることになります。

こうして時空は誕生から5×10^{17}sec後の現在、約10^{28}cmの大きさになり、膨張に反比例してエネルギー密度したがって温度は低下し、原初の10^{32}K（ケルビン。絶対温度の単位）から物質生成期の10^{28}Kを経て現在の2.7Kにまで下がりました。

以上のように、現時空の創造と進化は、都合三回にわたる「対称性の破れ」による「相転移」が惹き起こしたものだということが、現代理論物理学のほぼ定説になっています。問題は、対称性の破れがなぜ起きるのか、その結果なぜ相転移が生ずるのか、ということです。これらの点について物理学理論は何も答えていません。ただ「自然に」そうなる、「自発的に」対称性が破れる、などと言うだけです。これは、光速度・プランク定数・クォークとレプトン（電子やニュートリノ）の質量・色荷・電荷・弱荷などの物理法則上の定数が、なぜその値であるのかはわからない、「自然に」そうなっているとしか言えない、と言うのと同じ解答の回避です。しかし、対称性の破れによる相転移は時空の創造・進化の根本動因であり、物理法則上の定数は創造される時空の構造を決定する基本因子でありますから、それらがなぜ起きるのか、なぜそうなっているのかがわからないということは、現代理論物理学の一見緻密で壮大な理論体系が、実は堅固な岩盤か沙漠か底無し沼かわからない暗黒の地盤の上に建てられた壮麗な宮殿に類するものであることを示しています。

今日まで、この「なぜ」に答えた、あるいは答えようと試みた理論は一つもありません。答えの糸口になりそうな事実あるいは思いつきを提示した人さえ一人もいません。ただひとり宇宙超出学だけが、「全存在は自己の未来である無限の可能性の中から自由意思的選択を行うことによって、有限の時空を創造し、かつこれを生物・人間の生命活動・自由意思的行為の未来である物質宇宙に進化させる」という宇宙超出学の基本命題に基づいて、この「なぜ」に対し明快な解答を与えることができるのです。以下その謎解きの次第を説明しましょう。

物理現象の対称性と準安定状態――一次相転移

物理現象は物理法則上多くの場合対称的です。すなわち、ある物理現象が起きうるなら、それと対称的な物理現象が同じ確率で起きうるようになっています。たとえば、ボールはどの方向に投げても、ニュートン力学の法則に従って、条件が同じなら同一の飛跡を描いて飛びます。つまり、これらの物理現象は空間回転に対して対称です。また、ボールに右回りの回転を与えて投げることができれば、それと対称的な左回りの回転を与えて投げることもできます。つまり、これらの物理現象は空間反転に対して対称です。さらに、分子と分子とを非弾性衝突させたときの各分子の運動に対して、その飛跡を逆に辿ってそれと正確に重なり合う非弾性衝突を起きさせることができます。つまり、これらの物理現象は時間反転に対して対称です。

量子力学では、クォークと光子（フォトン）以外のレプトンとには必ずそれと正確に対称的な性質を持つ反素粒子が存在します。すなわち、クォーク、電子（陰電子）、ニュートリノに対して反クォーク、反電子（陽電子）、反ニュートリノが存在します。たとえば、電子はマイナスの電荷を持ち陽電子はプラスの電荷を持つので、プラスの電荷を持つ素粒子との間に前者は引力、後者は斥力を生じます。このように、対を成す正反両素粒子は性質を反転すると対称になっています。これを共役対称と言います。

しかし、物理現象の中には、これらの対称が成り立たないものがあります。私たちの身近にある固体物質はすべて、多くの分子が空間的方向を規則的に決められて格子状の結合構造を形作ることによって作られています。その方向がさらに限定されれば、結晶構造の固体物質になります。つまりこれらの物質は、空間対称性が破れているのです。これに対して、同じ物質が気体であるときには、各原子、各分子は全く自由に、つまり等しい確率で、あらゆる方向に運動しうる状態に在ります。つまり空間対称性が完全に保たれています。また液体であるときには、局所的には少数分子の作る結晶に準ずる構造があり、それらの間には分子の過疎地帯があるなど、全体的にも一種の構造が在るので、気体よりは空間対称性が低いけれど、その枠内で各分子は自由に動き、ある分子の運動を逆に辿る運動をすることも全く自由ですから、時間対称性も保たれています。

ところで、化学的物理的に均質な物質の状態を「相」と言い、同じ物質でその相が気体、液体、固体の間を移り変わる現象を「一次相転移」と言います。相転移にはこのほかに、強磁性相（たとえば磁場をかけると磁化するが、かけるのをやめると磁性を失う鉄の状態）と超磁性相（磁場をかけるのをやめても磁性を保存する永久磁石になった鉄の状態）との間、常伝導相（電流が通常の抵抗を受けて流れる状態）と超伝導相（電流が全く抵抗を受けずに流れ続ける状態）との間、常流動相（液体ヘリウム３と４が通常の抵抗を受けて流動する状態）と超流動相（液体ヘリウム

3と4が全く無抵抗に流動する状態）との間などで起きる「二次相転移」があります。一般に物理現象は、対称的な状態に在るときには非対称的な状態に在るときよりも、エネルギーが小さくて安定しています。たとえば液相の水は、分子の運動が全体としてかなり均一したがって対称的である状態の方が、不均一したがって非対称的である状態つまり部分間に温度差がある状態よりも、密度の差による位置エネルギーを持たない分エネルギーが小さくて安定しています。ですから、冷水に熱湯を注ぐと自然に混ざって均一な温度になって安定します。ところが、水温が氷点あるいは沸点になると、分子が対称の状態よりも対称の破れている状態の方がエネルギーが小さくなるという逆転現象が起きます。

これがどういう状態なのかわかり易い例として、卵をテーブルの上に縦に立てる場合を考えてみましょう。卵黄が正位置に在る歪みのない卵は、テーブルとの接点と重心とを結ぶ直線が垂直であれば、前後左右いずれの部分に対しても重力の作用が対称に働き、重心に対して横に働く力が相殺されて、別の力が接点と重心とを結ぶ直線以外の方向に全く働かなければその状態をずっと保ち続けます。しかしそのような力が少しでも働くと、対称性が破れて横倒しになり、テーブルとの接点と卵の重心とを結ぶ直線が垂直になった所で止まり、その位置で、したがって立てた状態より非対称の状態で安定します、つまり、別の力が働いてもよほど大きくなければ、すぐ元の状態に復帰します。これに対して、立てた卵は極く小さい力が加わっただけで倒れ、かなり大きな力を加えなければ再び立てることができません、つまり不安定です。なぜそうなるのでしょうか。

横になっている卵を縦に立てるには、かなりの大きさの力を加えなければなりません。力を加えた分、立っている方が横たわっているよりも位置エネルギーが大きくなっています。重心の位置が横たわっているより立っている方が高いからです。つまり卵は、立っている対称的な状態の方が横たわっている対称性の破れている状態よりもエネルギーが大きい、言い換えれば対称性の破れている状態の方が対称の状態よりもエネルギーが小さいのです。

ところで、卵が存在する現在の膨張時空では膨張するに従ってエネルギー密度は小さくなりますから、エネルギーの大きい方から小さい方へ遷移するのが基本法則です。他方、対称的な状態はそれを破る力が働かない限りその状態を保ち続けるというのが、力学上の基本法則です。通常は、対称状態の方がその破れている状態よりもエネルギーが小さいので、両基本法則間に矛盾は生じません。しかし立っている卵の場合には、エネルギーの遷移法則に従えばエネルギーの大きい立ち卵はエネルギーの小さい横卵に変化すべきであるが、対称性保存法則に従えば対称的な立ち卵は対称性の破れた横卵に変化してはならない、ということになって矛盾を生じます。矛盾を解決する方法は矛盾状態自身の中には在りませんから、一旦矛盾が生じてしまった以上、外から何らかの力が働いて矛盾を解決してくれるのを待つより仕方がありません。これが立っている卵の状態で、「準安定状態」と言います。外から力が働かない限り安定しているが、ほんの僅かでも力が働くと破れるという点では不安定だ、という意味です。

さて、液相の物質の温度と圧力が気相または固相への相転移を起こす大きさになったとき、その温度と圧力を相転移の転移点と言います。液相の水の転移点は一気圧（1013.3ヘクトパスカル）の下で摂氏０度（273.15ケルビン）と１００度（373.15ケルビン）で、それぞれ氷点＝融解点、沸点＝液化点と言います。

ところがこの転移点で、相転移せず現相にとどまっている方が対称性は高いけれど、対称性を破って相転移した方がエネルギーは小さくなるという矛盾現象、つまり準安定状態が生じます。したがって、たとえば液相の水を一気圧の下で対称性を破る力が働かぬように極めて静かに少しずつ熱して行くと、気化点の１００度を超えても液相のままで在り続けます。これが「過加熱」です。この現象はちょうど、立っている卵全体に常に対称的な力を加えて持ち上げると、立ったまま位置エネルギーが増大するのと同じです。しかし現実には必ず、分子運動の確率的揺らぎによりどこかで対称性が破れますが、その瞬間液相のときと気相のときとの差に当たるエネルギーすなわち潜熱が一挙に放出されて、爆発的気化が起きます。これと逆に、気相の水（水蒸気）を静かに冷却して行くと、液化点を過ぎても気相のままで在り続け（過冷却）、どこかで対称性が破れて液化すると潜熱が吐き出されます。
準安定状態の生じる原因は、熱力学的に、転移点よりもその前後の方が自由エネルギーが小さくなっているため、と説明されます。

対称性のいわゆる自発的破れと二次相転移――それに伴う異常現象①永遠の臨在

以上のように一次相転移には準安定状態が伴います。これに対して、二次相転移には準安定状態が無く、転移点で自然に対称性が破れて相転移が起きます。他から力が加わらなくても物質が対称性の破れを自分自身の力で、つまり内的必然に従って、起こすという意味で、物理学ではこれを「対称性の自発的な破れ」と呼んでいます。

しかし、変だとは思いませんか。対称状態では転移を惹き起こす力が対称的に働いて相殺するのですから、力学的には対称性が破れるはずはないのです。一次相転移は分子集団間の相転移ですから、広い範囲にわたる環境との相互作用によって対称性が破られる機会は絶えずありますが、量子的現象である二次相転移の転移点における対称状態に、他の量子的力が介入することはありえないからです。

物理学者は対称性の例として、よくビュリダンの驢馬の話を引用します（ビュリダンは十四世紀のスコラ哲学者でパリ大学学長、ニュートン力学の基本法則の一つである運動量＝インペトスの保存則つまり慣性原理を提唱し、それと物体の重さとの関係から加速度運動を説明することを思いついた人です。拙著『権力止揚論』二四九〜二五〇頁参照）。質と量との等しい二つの干し草の真ん中に置かれた驢馬は、食欲を引きつける干し草の等しい力が相殺して動けず餓死してしまう、という話です。驢馬が二つの干し草の間で身動きできない状態が、対称で高エネルギーの準安定状態、片方の干し草を食べる状態が、対称性の破れた低エネルギー状態に相当します。

物理学者の引用はそこまでで終わりますが、実はビュリダンはそれに続けて、驢馬は自由意思を持っていないから干し草のどちらかを選ぶことができず餓死するが、人間は自由意思により「自発的に」片方の干し草を食べることを選ぶことができる、と言っているのです。人間には、そして本当は多分驢馬にも自由意思がありますから、自発的に対称性を破ることができますが、物質には自由意思はありませんから、他からの強制を受けなければ対称のままでいなければならないはずです。ビュリダンの例を仕舞まで引用すれば、そういう結論になるはずです。

譬えにするならむしろ物質の対称状態は、魅力の全く等しい青年たちからプロポーズされている美貌の才媛で、彼女は、どなたもステキで決めようがないから、そのうちずば抜けて魅力的な青年が現れるまで待とう、と思っているうちに一生を終えてしまいます。人間や驢馬は、空腹という対称性を破らせる動機が自分自身の内から、つまり自発的に生まれますが、この女性は、何としてでも結婚したいという気持ちが無いので、ずば抜けて魅力的な青年という対称性を破らせる動機は彼女の外からしか現れません。しかし、一次相転移と異なって二次相転移の転移点における対称状態に対しては、対称性を破る如何なる物理的力も外から作用することはありえません。してみれば、二次相転移が準安定状態を経ないで直ちに対称性の破れを起こすのは、物理的力とは次元を異にする力が物質の外から働くからである、と考えるのが自然ではないでしょうか。そしてそのことを明らかに示している「異常現象」が、二次相転移の転移点では必ず起きるのです。

その第一は、二次相転移が起きると、その局所空間で時間が停止することであり、第二は、転移現象を記述する数式の中の或る物理量を表す数値が、実際に測定される有限大の値ではなく、無限大になってしまうことです。

まず第一から説明しましょう。鉄などの強磁性体つまり磁石にくっつく物質は、まだ磁化しておらず磁場をかけられていないときには、各電子の磁気モーメント、すなわち電子を磁石に見立てるとすればその磁場の向きが、自由・

バラバラで互いに打ち消し合い全体としてはゼロになっています。この状態が「常磁性」相です。しかし、ある温度以下で磁場をかけると、エネルギーを最小にするために、かけた磁場と同じ向きに揃って全体も磁石になります。つまり磁化します。かける磁場が大きくなるに従って磁化も大きくなりますが、ある所でそれ以上は増加しなくなります。そこで今度は磁場を小さくして行くと磁化も減少しある所でゼロになりますが、磁場はゼロにならずその状態を保持して（残留磁場）永久磁石になります。この状態が「強磁性」相です。

初めの状態は、各磁気モーメントの向きが自由ですから対称性が保持されており、これに対して永久磁石化した状態は向きが固定され対称性が破れていますが、エネルギーは破れている方が小さくなっています。しかし温度を上げて行くと、増大する熱エネルギーが潜熱となって磁化して得した分のエネルギーを逐次相殺しある温度で得失ゼロになり、さらにその温度を超えると対称である方がエネルギーが小さくなるので常磁性相になります。

以上が強磁性体の磁気相転移ですが、対称と非対称のときのエネルギーの大小が転移点で逆転することは一次相転移と同じです。しかし、磁気転移では転移点で準安定状態が生ぜず、直ちに常磁性から強磁性へ、またその逆へ、相転移が起きます。そしてそれに伴って、強磁性相では各電子の磁気モーメントが一定の向きに揃って、原理的には全く変化しなくなります。永久磁石と言われる所以です。変化することが広義の物質時空の本質なのに、この局所場では、またそこに限っては、変化が止み時間が停止しているのですから、この局所場は物質とも時空とも呼べない異常な状態が現在していることになります。これに対して、一次相転移では、どの相からどの相に転移しても、時間が経過しそれにつれて変化が進行します。各々の分子や原子や電子の動きは一般に気相において最も自由度が高く、液相では少し低下し、固相になっても最低にはなりますが絶えず振動したり自由電子として飛び廻ったりしています。つまり、一次相転移は変化の仕方と大きさの転移にすぎませんが、強磁性相への相転移は、変化から無変化へ、時間から無時間へ、物質時空から時空とは呼べない何ものかへの転移なのです。

ここで思い出して下さい。光速度定数は、無限大の速さやエネルギーが存在できず、したがって相互作用が一瞬すなわち無時間的になされ終わってしまうことが不可能であることを保証するものであり、プランク定数は、相互作用したがって時間的変化の生じないことが不可能であることを保証するものであることを。この原理と定数に基づいて作られているのが現時空ですから、時間したがって変化の停止は現時空の一部が無くなっていることにほかなりません。とすれば、時間の停止した強磁性状態とは、実は時間が存在を始める前、宇宙超出学の存在観に従えば全存在が自己超出のために自己の内に有限の時空を措定する前、つまり広義の物質宇宙創造以前の状態に戻っていることにほかなりません。

二次相転移には磁気転移のほかにも、流動転移があります。これは、液体ヘリウム3とヘリウム4とが極低温(0.93mKと2.172K)で液相のまま常流動相(粘性のある液体の流動状態)と超流動相(粘性が無くエネルギーの損失が無い流動状態)との間を転移することです。

ヘリウム4の相転移は、転移温度で素粒子がペアを組んで一斉に同一状態に入り、波動関数を重ね合わせて大きな振幅を生じそれが音波を発生させるという秩序を作ることによって、常流動相の対称性を破った方が常流動相より低エネルギーであるために起きます。ヘリウム3の相転移は、二つの原子が弱い磁気力で結合して軸の周りを廻る原子のペアを作り、それらが液体全体に秩序を作って、常流動相の対称性を破った方が常流動相より低エネルギーになるために起きます。このように転移の原理は一次と同じですが、磁気転移同様準安定状態無しに転移して、エネルギーの損失の無いまま流動するという異常な状態になります。

この状態は、初めに無限小の力を加えれば原理的には永久に同じ流動状態を保持することです。この流動は外から見れば変化ですが、流動自身は不変ですから、その局所場では時空が消え広義の物質宇宙創造以前の状態に還っているのです。

二次相転移の実例として、もう一つ電導転移を説明しましょう。超電導体である金属の環状回路に、転移点より高温で磁場をかけ、そのまま転移温度より低温に冷やして回路を完全反磁性体にしてから磁場を取り除くと、回路には永遠に減衰しないで電流が流れ続けます。これが超電導です。この現象は、電導電子が固体構造を作っている格子の振動を介して間接的に相互作用することによって生ずる電子間の引力が、本来の斥力に勝って全体として引力となり、この引力が電子を結びつけて二箇ずつのペアを作って金属中に或る秩序を作り同じ位相で振動すると全体のエネルギーが低下し、さらに次々にペアを作って熱による攪乱が小さくなると、転移温度で急に多数のペアが出現して電磁力を媒介する光子（フォトン）と相互作用し、光子が質量を持つ結果磁場が電導体の中に侵入できなくなるために、電圧も電気抵抗も無しに反電磁電流が流れ続ける、というものです。電気抵抗が無くなるのは、ペアを組んだ一方の電子が電気抵抗の原因である格子振動との相互作用で失ったエネルギーを、他方の電子が取り返すことによります。対称性の高い常電導相よりも、以上のようにして作られる高秩序したがって対称性の破れた状態の方が低エネルギーであるために転移が起きるという点は一次相転移と同じですが、抵抗が無いので原理的にはこの電流は永久に流れ続けます。つまりその局所場には、磁場も入り込めない広義物質宇宙出現前の状態が臨在することになります。

異常現象②二次相転移の方程式に現れる無限大物理量とその「くり込み処法」――物理の根本法則たる「くり込み可能性」

さて、二次相転移に伴う第二の異常事態は、常相から超常相への転移を記述する物理学の数式では、転移点付近で或る物理量の値が計算上無限大になる、ということです。たとえば超流動転移と大部分の磁気転移では、転移点で比熱が無限大になります。しかし現実には、そういうことは起きないで転移が行われます。

前に説明したように、分子レベルの一次相転移と異なり二次相転移は量子レベルの現象ですから、転移点における対称性の高い常相が対称性の低い超常相よりエネルギーが大きくても、対称性を破りうるような物理的力の作用する可能性は全くありません。したがって物理的には、不安定どころか、準安定どころか、絶対に安定なのです。にもかかわらず、準安定状態さえ経ることなく直ちにスムーズに相転移が起きるのは、広義物質宇宙を超える超物理的な何ものかの介入によるとしか考えられません。実在しないのに物理数式にだけ現れる無限大物理量は、その証しだと考えられます。

ともあれ、無限大の物理量は現実の時空には在りえませんから、その物理学の数式が真理なら、そんな物理量を伴う転移点は存在するはずはなく、その点の存在を前提とする相転移も起きるはずがありません。たとえば、特殊相対性理論によると光速度で運動する物体は質量が無限大になることから、超光速の物理現象はありえないことが証明されたように。しかし現実には転移点は存在し相転移は起きるのですから、その物理学の数式は二次相転移の記述としては失敗と言わなければなりません。

けれども、転移点付近を除けば数式の示す物理量の値は、実測された数値とピッタリ一致しているので、その数式は全体としては全くの失敗とは言えず、無限大の値を巧く実測値に計算し直す処法がないものかと思案したくなるのが人情です。そして事実、このような処法が発見されたのです。朝永振一郎らのノーベル物理学賞受賞理由となった「くり込み」処法がそれです。これは電磁場の方程式で、電子の質量や電荷が計算すると無限大になってしまうという不条理（後で説明しますがその原因が、無限級数が収束しないで極限で無限大になることに在るので、これを「発散の難題 divergence difficulty」と呼んでいます）を救って実測値に一致させる計算のからくりです。これまで説明してきた二次相転移に伴う無限大は時空の局所で起きる不条理ですが、電子は狭義・最狭義の物質宇宙全体の場を構成する基本素粒子であり、しかも本稿冒頭で説明したように時空全体の第二回目および第三回目の相転移（発散を伴うことからも当然二次相転移です）の結果生まれた素粒子ですから、その発散の謎を解明することは直接広義物質時空創造の謎の解明に繋がるはずです。

そのためにまず、電子に関わる発散がどのように起きるかを見ましょう。量子論によると、真空には、質量は同じだがスピンが反対、時間の流れに対し順行と逆行、そして電荷がプラスとマイナスの、つまり完全に対称的な素粒子が、同じ確率で存在するけれども、両者のエネルギーの絶対値が等しく符号が反対なので相殺されてエネルギーはゼロになり、そのため物質時空としては存在できない状態になっています。しかし不確定性原理により、極く短時間ならプランク定数に達しないエネルギーを持って素粒子と反素粒子がペアになって存在することができます。

そのため、反素粒子と切り離された陽子、中性子、電子、光子などが単独では存在していない真空でも、いたる所で陽子と反陽子、中性子と反中性子、（陰）電子と陽電子のペアが絶えず生まれては消えています（光子の反素粒子は同じ光子で反素粒子は存在しません。相対性理論によると時間は光とともに歩むので、時間に逆行する光は存在しないからです）。絶えず生滅している証拠に、陽子と陽子の間に働く電気力は、電子と陽電子のペアが発生する場所では、陽子が電子を引き寄せて陽電子を遠ざけた分、そのペアの内側の陽子に極く近い場所よりも小さくなっています。これを「真空偏極」と言いますが、絶えず生滅を繰り返すこのペアと陽子との相互作用による偏極の効果を足し上げると無限大となり（先述の、無限級数が極限で無限大になる、つまり発散するとはこのことです）、したがって電子は無限大の電荷を持つことになってしまいます。

　また、不確定性原理により、電子は短時間ならばプランク定数に達しないエネルギーで光子を放出できます。放出したときちょうど近くに別の荷電素粒子が在れば、この光子を吸収して電子と荷電素粒子との間に電気力が生じます。別の荷電素粒子がいなければ、この光子は電子に再吸収されます。このように電子は絶えず光子の放出と吸収を繰り返しています。その証拠に、陽子の周りを廻っている電子は、光子の放出―吸収の際反動で軌道を乱します（「ラムのずれ」）。また電子が光子を放出していれば、いないときより電子の磁気モーメントが増加します（「異常磁気モーメント」）。ところが、電子のエネルギーは、電子本来の質量と電子が放出―吸収を繰り返している光子のエネルギーとの和ですが、この繰り返しには際限が無いので、そのエネルギーを足し上げると無限大になり、両者の和、つまり電子の質量は無限大になってしまいます。つまり発散します。

　では「くり込み」処法は、発散の無限大をどのようなやり方で実測された物理量である有限大に計算し直すのでしょうか。

　まず、数式の計算によって求められたプラス無限大の質量を持つ電子に対して、放出される光子をまとっていない仮想的な裸の電子が存在していてその質量がマイナス無限大であると仮定し、両無限大の質量の和を実測される電子の有限大の質量と看做すことにします。そして、この発散の無限大からもう一つの無限大を引くと、ちょうど実測された電子の質量の有限大の値となるような、もう一つの無限大を計算によって求めるのです。これがくり込み処法です。

　ラムのずれや電子の異常磁気モーメントに伴う発散も、くり込み処法で実測値に一致させることができます。真空偏極の効果も、裸の電子の電荷をマイナス無限大と仮定してこれと相殺することにより、実測された電子の有限大の電荷に一致させることができます。その後さらに研究が進んで、電磁場のあらゆる発散は、電子の質量、相互作用定数および波動関数の規格定数にくり込み可能であることが明らかになりました。

でも、無限大から無限大をどのように引くと、ゼロにならず有限大になるのでしょうか。専門家は、摂動論的冪（べき。累乗）展開が漸進近似級数の意味を持つときにはくり込み可能、などと説明しますが、素人には「何のことじゃ」です。しかし、まあたとえば

$$2\frac{1}{2} + 4\frac{1}{4} + 8\frac{1}{8} + 16\frac{1}{16} + 32\frac{1}{32} + \cdots\cdots \to \infty$$

から

$$2 + 4 + 8 + 16 + 32 + \cdots\cdots \to \infty$$

を引くと

$$\frac{1}{2} + \frac{1}{4} + \frac{1}{8} + \frac{1}{16} + \frac{1}{32} + \cdots\cdots \to 1$$

になるようなことかな、と考えると何となくわかります。もちろん実際の計算はとても難しくて、今では高性能のコンピューターを使っていろんな発散をくり込むことのできる無限大の組み合わせを見付けているようです。

けれども、実験・観測の結果に基づいて仮説を立てるという物理学の根本的な方法論からすれば、数式にしか現れない無限大物理量に、勝手に都合好く決めた仮想のマイナス無限大物理量を足して、希望どおりの答えを導き出すこのやり方は、いわば帽子に卵を割り入れてあらかじめ仕込んでおいた鳩を取り出す手品のようなものです。だから、量子電磁気学の創始者の一人ディラックも「そんなのは物理学的に無意味だ」と言い、くり込み処法の創始者の一人朝永も、ニュートン力学の諸法則が相対性理論の諸法則の近似式として後者の発見へのステップであったように、量子力学もまた、より高い真理を表す物理学理論に至るステップであろうから、後者が発見されるまで前者を活用する

便法としてのみ、くり込み処法は意義がある、と考えていました。そこで湯川秀樹は、無限大の現れない窮極の理論を模索して、素粒子の素領域を想定する非局所場の理論を作ろうとしましたが、成功しませんでした。

ところがその後、諸素粒子場を統一する理論の模索が続けられるなかで、提案される理論のどれにも発散が伴い、それをくり込めるかどうかが理論の成否を占う指標とされるようになりました。そして遂に、ゲージ理論に基づく電磁力場と弱力場の統一理論が画期的な成功を収めた時、この理論においても電磁場理論と同様、あらゆる発散を幾つかの物理定数にくり込みうることが示され、さらに強い相互作用の理論であるカラーゲージ理論も同様にくり込み可能であることが明らかになりました。ここに至ってくり込み可能性は、手品でも単なる便法でもなく、光速度定数およびプランク定数と並んで物質の相互作用を記述する物理法則の根本原理であることが明らかになったのです。

発散のくり込みが、広義物質時空創造のからくり・物理定数決定の必然性を解き明かす

しかし、同じ根本原理といっても、光速度定数とプランク定数は実験・観測に基づいて決められた値であるのに対し、くり込み処法における無限大物理量は、それ自身としては時空（広義物質宇宙）には実在しえない計算上の数値にすぎません。それなのにくり込み可能性が時空の実在構造を記述する物理学の根本原理であるということは、それが時空を超えた何事かの消息を伝えるものであることを示しています。

また、くり込み可能な発散は、二次相転移において現れる異常現象です。二次相転移のうち超磁気・超流動・超電導転移などは、局所時空の相転移ですが、場を構成する基本素粒子の相互作用において現れるくり込み可能な発散は、本稿冒頭と前項末尾で述べたように、対称性の（いわゆる）自発的破れによる時空全体の相転移すなわち新しい場の

創造に伴う異常現象です。

この二つのことを併せて考えると、発散のくり込み可能性が物理学の根本原理として時空の構造を根本的に決めているということは、くり込み処法が何らかの意味で超時空的な時空創造のからくりを徴表するものであることを物語っている、と解さざるをえません。そこで以下、この処法を手がかりにして時空創造の謎解きに挑戦しましょう。

手始めに、二次相転移の起きる仕組みと特徴を簡明にまとめて図式化すると、次のようになります。（1）時空は法則的に、対称性の低い状態から高い状態へ、またエネルギーの大きい状態から小さい状態へ、変化します。そして普通は、対称性の低い状態の方が高い状態よりエネルギーが大きく、対称性の高い状態の方が低い状態よりエネルギーが小さいので、両法則間に矛盾は生じません。つまり普通時空は、低対称・大エネルギー状態から高対称・小エネルギー状態へ変化します。（2）ところが相転移点の付近では、対称性の高い状態の方が低い状態よりエネルギーが大きく、対称性の低い状態の方が高い状態よりエネルギーが小さい、という矛盾現象が生じます。（3）そうすると時空は、どちらか一方の法則に従おうとすれば他方の法則を破らざるをえなくなって、外から対称性を破る力が作用するまでどちらにも変化できなくなります。これが一次相転移における準安定状態です。ところが二次相転移では、このときくり込み可能な無限大物理量が出現すると同時に、準安定状態を経ないで直ちに高対称状態の対称性が破れて、低対称・小エネルギー状態に変化します。（4）そして、この相転移によって生まれた新たな状態では、変化したがって時間が停止し永遠が臨在します。

以上のことは、超磁気・超流動・超電導転移などの時空の局所場における二次相転移については、本稿ですでに検証済みです。しかし、時空全体の二次相転移すなわち物理学的宇宙論が解明した時空の創造・進化過程については未検証です。そこで次に、この検証を行うことにします。

最初の相転移は時空創造のときに起きました。すなわち、原初真空の対称性が破れて膨張時空が誕生したのです。原初真空とは何でしょうか。先ほど真空の局所には、スピン・変化の時間的方向・電荷が対称的な素粒子と反素粒子のペアが存在することをお話しましたね。そのことから類推して、原初真空とは、対称的な無限の変化可能性すなわち絶対値の等しい（和がゼロになる）正と負の無限大エネルギーがペアになって存在する状態であろうと考えられます。

とすれば、有限大の広がりとエネルギーとを持つ時空の創造は、原初真空を構成する絶対値の等しい正負無限大エネルギーペアが、何らかの原因により対称性に破れを生じたために、すなわち絶対値に有限大の差を生じたために、両無限大エネルギーの和（相殺の余り）に当たる有限大エネルギーが有限大の時空膨張エネルギーとして出現したものであると考えられます。膨張時空の単位であるエネルギー量子のエネルギーの大きさおよび運動速度として、プランク定数と光速度定数もこのとき決められたものと考えられます。

他方、宇宙超出学の根本的な存在観・世界観によると、全存在は自己の未来にほかならない永遠無限の変化可能性を自ら限定して、自己の内に一時有限の未来の可能性である時空（広義物質宇宙）を措定し、その一部分である各生物のからだと他の部分（生物の生存環境）を視座にし両部分の有限大の物理的相互作用を介して自己を再認識することにより、自己超出（宇宙超出）します。

この思想と結びつければ、原初真空を構成する正負無限大エネルギーペアの対称性の破れによる原初真空から膨張時空への相転移は、全存在の自己限定による時空措定の物理学的表現にほかならず、したがってくり込み処法は、時空を措定するための全存在の自己限定の仕方の物理学的表現にほかならない、という結論になります。

しかしこの仮説は、以上の説明だけではまだ裏付けに乏しく想像の域を出ていませんので、さらに事実による正確な裏付けを得るために、次に時空膨張の開始から第二回目の相転移が起きるまでの過程を、前述の二次相転移の図式と照らし合わせながら見て行くことにします。

冒頭で話したように、初めに生まれた極小時空は、膨張とともにエネルギーが湧き出し、ある量に達した所で湧き出しが止むと、蓄積された高密度エネルギーが爆発的に時空を加速膨張させます。これを前述の時空創造仮説に当てはめると、湧き出したエネルギーの総量は、全存在の自己限定により原初真空の正負無限大エネルギーペアの対称性が破れて出現した両無限大エネルギーの和（相殺の余り）に当たるマイナスエネルギーです。その結果、時間反転対称性が完全に破れた、膨張だけで収縮できない時空が生まれたわけです。

この時空の各エネルギー量子は、時間に逆行できない点では対称性が破れていますが、基本的には空間のいずれの方向にも等しい確率で（自由に）動くことができるので、空間回転対称性は保持しています。しかし高密度状態では動く範囲が制限されるので自由度したがって対称性が低く、膨張してエネルギー密度が低下する（温度が下がる）のにつれて動ける範囲が広がって自由度したがって対称性が高くなります。つまり、膨張時空の変化は法則的に、低対称・高エネルギー（低自由・高温）状態から高対称・低エネルギー（高自由・低温）状態に向かって起きることになります。（前記二次相転移図式の（1））

ところが、時空が創造の10^{-36}sec後10^{-28}cmの大きさに達したころに、エネルギー量子が自由に動き廻っている高対称状態よりも、動きに秩序のある低対称状態の方がエネルギーが低くなるという矛盾状態が生じます。すなわち転移点が訪れます。（図式の（2））すると直ちに二回目の相転移が起き、そのとき例のくり込み処法によって、エネルギー量子が、超時空的な量である正負無限大エネルギーの和（相殺の余り）に当たる有限大エネルギーたる、それぞれ異なる一定の質量・電荷・弱荷・カラー荷を持つ一群の素粒子と、それらの相互作用を媒介しそれぞれ異なる相互作用定数のエネルギーを担う各種ゲージ粒子に作り変えられて、各場とそれらの相互関係から成る法則的秩序を備えた狭義物質時空が作られて行きます。（図式の（３））

　時空創造のときに決められたプランク定数および光速度定数とともに、これらの素粒子が担う一定のエネルギーの量、すなわち物理定数の如何によって、物質時空の全体構造が決まります。前記の仮説によれば、時空は全存在が意図的に創り出したものです。したがってこれらの定数も、全存在が自己の未来の無限の変化可能性（無限大エネルギー）の中から意図的に、その和（相殺の余り）がちょうどこれらの定数になるような正負無限大エネルギーのペアを選んでその対称性を破ることにより創り出したものだ、ということになります。つまり、くり込み処法がその物理学的表現にほかならないこの対称性の破り方とこれらの定数は、偶然にあるいは自然にそうなったのではなく、当然、人知を遠く遥かに超えた全存在の精密な計算に基づいて意図的に選択されたものです。その意図とはもちろん、これらの物理定数を基礎にして、生物のからだと生存環境を作り出すのに最適な状態の物質宇宙を作ることに在ります。これらの物理定数のどの一つでも今と違っていたら、物質宇宙は今とは全く違ったものになり、したがって今の地球のように生物の誕生・進化・繁栄に適する星が存在することは絶対にできなかったでしょう。逆に言うと、現物質宇宙にそのような星が存在しているということが、とりも直さず、これらの物理定数が精密な計算に基づいて意図的に選択・創出されたものであることを、明白に示しているのです。

二回目の全時空相転移による正負エネルギーの逆転と対称性の恢復

　ところで、この二回目の相転移による時空の状態の変化は、物質が存在しないでエネルギー量子だけが自由に飛び廻っている高対称の膨張時空から、物質とその相互作用が厳格な法則に従うという制約を受けている低対称の物質時空（狭義物質宇宙）への状態変化だけにとどまりません。マイナスエネルギー量子に満たされた膨張時空から、質量・電弱荷・相互作用その他あらゆる形態のエネルギーがプラスエネルギーである時空への、革命的な変化なのです。

プラスエネルギーはマイナスエネルギーと相殺して宇宙膨張にブレーキをかけますから、物質宇宙が生成されるにつれて、時空膨張は加速膨張から減速膨張に変わります。そして重力場は、両エネルギーのせめぎ合いの場に変わったのです。

注意して頂きたいのですが、物質とその相互作用のプラスエネルギーは、膨張時空のエネルギー量子のマイナスエネルギー自身が、相転移してプラスエネルギーにいわば変身したものであって、マイナスエネルギーとは別に新たに創り出されたものではありません。ですから、物質宇宙への相転移が進むにつれてプラスエネルギーの増えた分ずつ、マイナスエネルギーつまり時空膨張エネルギーは減って行き、時空は加速膨張から減速膨張に変わったわけです。いずれプラスエネルギーがマイナスエネルギーを凌駕するに至れば、時空は膨張から収縮に転ずる理屈ですが、今のところはマイナスエネルギーの方が優勢のため、時空は膨張を続けています。実はプラスエネルギーが未だ優位に立てないのには、もう一つ大きな理由がありますが、それについては後で述べます。

だがそれにしても、マイナスが突然プラスに変身するというような大逆転が、どうして起きたのでしょうか。その理由は、この逆転を起こした相転移が、真空から時空への最初の転移に続く二回目の相転移であるということです。

相転移は時空の対称性の破れによって起きます。最初の対称性の破れによって生まれた膨張時空の対称性を、さらに破るということは、前の対称性の破れを後の対称性の破れと相殺して、前の対称性を恢復することです。現に、最初の相転移においては時間反転対称性が破れて一方的に膨張する時空が生まれましたが、その時空の対称性を破る二回目の相転移で生まれた物質宇宙のプラスエネルギーは、膨張時空のマイナスエネルギーと相殺して時間反転対称性を恢復させつつあります。

時間の対称性については確かにそうだが、物質宇宙は厳格な法則に制約された新たな構造と秩序を持ったことによって、空間の対称性の方が反対に低下してしまったのではないか。こういう反論が出そうですね。しかしこの比較は、対称性を専ら運動力学的・熱力学的見地から見た場合のことです。物質宇宙では、重力場のほかに新たに強力場と電弱力場が作られて、それまでに無かったエネルギー量子の新たなそして極めて複雑多様な変化が生まれました。ですから、新たな法則に制約されて重力場の力学的変化の自由は大幅に減少した代わりに、新素粒子間の極めて複雑多様な新種の変化が生まれた点では、時空変化の自由が大幅に拡大しているのです。

言い換えれば、対称性の性質そのものが、相転移の前の時空とは一変してしまったのであり、狭義物質宇宙はこの新しい対称性について完全なのです。すなわち、狭義物質宇宙に存在するあらゆる種類の素粒子には、スピンや電荷や対時間変化の向きが完全に対称的な反素粒子が同じ確率で存在しているのです（光子は例外のようですが、光は時間とともに在るので、光子と反光子は区別がつかないのです）。

ではこの事実と、エネルギーがプラスに変わってマイナスの時空膨張エネルギーと相殺し時間反転対称性が恢復されたこととの間には、どんな関係があるのでしょうか。それを探るための手がかりとして、高対称・高エネルギー状態から低対称・低エネルギー状態へ相転移した時空では時間が停止し永遠が臨在するという、前記二次相転移図式（4）を思い出して下さい。この図式が正しければ、狭義物質宇宙でも時間が停止し永遠が臨在するはずです。

しかしそれにしては、人間の魂についてはわかりませんがおよそあらゆる物質は、絶えず変化し永遠どころか一瞬も同じ状態にとどまることはありません。物質の変化が時間の経過ですから、時間が停止することもありえません。図式が間違っているのでしょうか、それとも二回目の相転移は一次相転移だったのでしょうか。いえ、いずれでもありません。実は大局観を以て狭義物質宇宙の全体を見渡すと、この時空ではやはり時間が停止し、永遠が臨在しているのです。

狭義物質時空における永遠の臨在①定数エネルギーの出現と重力場の変質
――狭義物質宇宙の創造その一

そのことを示す第一の事実は、時空相転移によって出現した各種素粒子の一定の値（定数）の物理量、すなわち質量、電弱荷、カラー荷、スピン、波動関数の規格定数、相互作用定数など様々な定数が、この物質宇宙の秩序のいわば基礎として存在していること、そしてその秩序を表す物理学の各場の方程式に現れるすべての発散は、これらの定数にくり込まれるようになっていることです。

物質宇宙が存続する限り、これらの定数は不変です。しかるに、これらの定数はその物理量を持つ素粒子に固有のエネルギーの大きさを示しています。たとえば、特殊相対性理論により明らかにされたように、ある素粒子の質量mはそれと光速度Cの二乗との積 mC^2 に換算されるエネルギーと等価です。しかし、エネルギーと「全く同じ」ものだと言い切るには少々抵抗があります。

質量以外のエネルギーは、何らかの大きさを持つ物質時空に生ずる何らかの変化（仕事）の量を表すエネルギーです。たとえば運動エネルギーや熱エネルギーは、物体や多数の分子が或る長さの時間をかけて或る長さの空間を移動する変化の量を表し、位置エネルギーは、物質が時空の中で現在在る位置から或る基準の位置まで移動する変化の量を位置の関数として表し、電磁波のエネルギーは、光子が時空を速度Cで移動しながら振動している変化の量を表します。これに対して質量エネルギーは、そのような時空変化を表す量に変わりうる可能性ではあるものの、それ自身として在る限り如何なる時空変化の量も表してはいません。

次の例は、質量と他のエネルギーとの関係をわかり易く示しています。特殊相対性理論によると、静止質量$m_{(0)}$の物体が持つエネルギーは、$m_{(0)}C^2$であるのに対し、同じ物体が速度vで運動しているときのエネルギーは$m_{(0)}C^2/\sqrt{1-(v^2/C^2)}$で、これを展開すると両エネルギーの差は、vが光速度Cに比べて充分小さければ$1/2\ m_{(0)}v^2$になりますが、これはニュートン力学の運動エネルギーを表す式にほかなりません。つまり、この物体の時空変化の量を表すエネルギーは、物体の全エネルギーのうち静止質量分を除いて物体の時空運動変化を表す極く一部分にすぎず、定数である素粒子の静止質量、その合算である物体の静止質量は物体全体の時空変化とは全く無関係なのです。また、原子核の分裂反応や融合反応では、素粒子の質量が直接他の各種素粒子のエネルギーに変換されて巨大な時空変化を惹き起こしますが、静止質量の変化はせいぜい数プロミルにすぎません。質量の大部分は、この巨大な時空変化とは全く無関係なのです。

してみると質量は、時空において存在する物理量ではありえません。変化することが時空において存在することですから。しかし同時に質量は、重力相互作用による重力場時空の変化すなわち重力相互作用に関与する物理量として重力場時空において存在します。この矛盾は何を意味するのでしょうか。

質量は、原初真空が相転移して生まれた原初重力場時空には存在しませんでした。この時空のマイナスエネルギーが時空を膨張させて対称性が破れ、逆に膨張を阻止するプラスの質量エネルギーに相転移したのです。しかるに、膨張時空では膨張変化がすなわち時間の進行にほかなりませんから、膨張の阻止はとりもなおさず時間を停止させることにほかなりません。それゆえこの相転移により、「高対称・高エネルギー相から相転移した低対称・低エネルギー相では時間が停止し永遠が臨在する」という前記二次相転移の図式どおりに、質量は物質時空における不変の物理量として創造されたのです。しかし同時に、膨張時空が完全に物質時空に相転移し了えるまでは、質量は時空膨張を阻止するエネルギーとして膨張エネルギーとせめぎ合いつつ重力場時空に存在することになったのです。
質量のほか前述の電弱荷、カラー荷などについても、質量について以上に述べたと同じことが当てはまります。

狭義物質時空における永遠の臨在②各素粒子相互作用の対称性に基づくエネルギー循環系の形成——狭義物質宇宙の創造その二

以上により、確かに、各素粒子が個別に存在する各局所場においては、各素粒子の担う質量・電弱荷・カラー荷などのエネルギーの量が定数として不変であることから、時空変化が消えて永遠が臨在すること、いわばそこが原初真空に戻っていることは示されました。しかしなお、次のような疑問が残ります。各素粒子が存在する局所場に限ればそうかもしれないが、それだけでは狭義物質時空全体がそっくりそのまま、時空未生の原初真空の状態に戻っているとは言えない。各素粒子間の相互作用によるエネルギーの遣り取りは、すべて時空において行われる時空変化であり、その結果狭義物質宇宙全体は時々刻々変貌し一瞬も同じ状態にとどまることができない。諸行無常は物質宇宙の実相である、と。

この疑問に答えるために、まず次のことを思い出してください。超流動や超電導でも、外の時空場から見ると、液体ヘリウムや電子が時空における運動変化をしているように見えます。しかし、「素粒子に個性は無い」というのが量子物理学の根本原理ですから、運動状態に変化が無ければ、先刻ここを通過したヘリウム原子あるいは電子と今ここを通過中のヘリウム原子あるいは電子とは区別できず、したがって先程と今とで物理的状態に変化があったとは認められません。変化が認められなければ時間の経過も認められませんから、これらの現象の場では時間が停まり永遠が臨在しているのです。

また超磁性つまり永久磁石の磁性は、強磁性体の全電子が一斉にスピンを同じ向きに揃えて自転している状態が永久に続くために磁気モーメントが永久に同じ向きに揃ってしまう量子現象ですから、やはりそこには物理状態の変化＝時間の経過は認められません。

ところで、このような現象の原因は、前に説明したように、多数の素粒子がペアを組んで一斉に同じ状態に入り波動関数を重ね合わせて同じ位相で振動することに在ります。その結果、時間の経過に対して不変のいわゆる定常状態が出現するのです。

そして、これと相似の状況が、二回目の相転移後の全時空でも起きています。すなわち、この相転移の進行により、時空膨張のマイナスエネルギーは逐次物質場のプラスエネルギーに変わり、変わった後の正負エネルギーが相殺して時空全体のマイナスエネルギーが減って行きます。時空全体のエネルギーは、原初真空の対称的な正負無限大エネルギーペアすなわち全存在の対称的な無限可能性の絶対値に、対称の破れによって生じた差にほかなりませんから、それが減少するということは、時空創造において破れた原初真空の対称性が逐次恢復することを意味します。この恢復の途上においてすでにマイナスの膨張エネルギーと相殺した分のプラスエネルギーが、その時点における狭義物質宇宙の全エネルギーですから、物質宇宙自身の内においては対称性が完全に恢復して時空未生の原初真空が臨在していますす。物質場の素粒子が担う質量・電弱荷・カラー荷・相互作用定数などの、時と場所によって変わることのない定数エネルギーが、物質の基本構造を定めているのはそのことを示しています（なお、次項で説明するように、電弱力場は三回目の相転移により電磁場と弱力場に分かれ、電弱荷は電荷と弱荷に分かれますが、ここではそれ以前の物質場すなわち狭義物質宇宙について説明しているので電弱と呼びます）。

しかし他方、狭義物質宇宙の系外の時空には、未だ物質のプラスエネルギーと相殺していないマイナスエネルギーが在って前者を凌いでいるので、時空全体はなお膨張を続けています。したがって物質時空と膨張時空を合わせて全体を一つの系として見れば、物質宇宙系内の対称性は、超流動や超電導と同じように、全体時空系内の局所時空における時間的空間的対称性にとどまります。すなわち、クォークや電子の質量・電弱荷・カラー荷は定数・不変で時空変化と無関係だけれど、それらがゲージ粒子を介してエネルギーを遣り取りする相互作用は、時空において、時間反転・空間回転に対して対称に、つまり時間と空間の反対向きに等しい確率で、起きるのです。

けれども、この対称性のお陰で、これら素粒子の相互作用は早い遅いの差はあれ、いずれ巡り巡って元に戻ることになり、無限に拡散することはできません。つまり、これら素粒子の重力・電弱力・強力相互作用の連鎖は、どんなに複雑でも必ず閉じた系になり、エネルギーは減衰することなく（エネルギー保存則）その閉じた連鎖系の中を時間的に永遠に空間的に無限に経巡り続けることになります。また、経巡る間に同一の相互作用が、全体時空系から見れば繰り返し起きますが、素粒子には個性が無いので連鎖系自身の内ではその違いを認識することはできず、時空が消え永遠が臨在します。つまり、物質宇宙の実体たる重力・電弱力・強力相互作用の連鎖は閉じた循環系となり、どんなに複雑だろうとも全体として時間の経過に対して不変の定常状態になります。

そしてそうだからこそ、変化の量である素粒子間の相互作用のエネルギーは、各素粒子の持つ不変の量である質量と同じように、マイナスの時空膨張エネルギーに抵抗するプラスエネルギーとして振舞うのであり、その意味で質量とエネルギーは等価なのです。

ところが、私たちはふつう、自分たちが棲む物質宇宙の変化全体を定常状態に在るとは考えず、時間の経過とともにに万物は遷り変わる、万物は流転する、諸行無常であると感じています。なぜでしょうか。私たち生物のからだと身近な物質環境とは、現在の物質宇宙の相互作用循環系の極小部分にすぎず、私たちはそのからだと身近な環境との相互作用を通して少しずつ物質宇宙の全貌の認識に近づいて行くことしかできないからです。

しかし、物質宇宙全体を見渡す広い視野から見れば、現在の物質宇宙（三回目の相転移により電弱力場が電磁力場と弱力場とに分離）は、弱力場を除く三つの力場の相互作用から成る無数の極微循環系が多次元的に繋がって次第に大きな循環系を作り、最後にすべての循環系が物質宇宙全体である一個の定常的な循環系に統合される構造になっていることに気づきます。すなわち、まずクォークがグルーオンを介する強力相互作用により結合して陽子・中性子・中間子になり、陽子と中性子が中間子を交換する核力相互作用により結合して原子核になり、原子核と電子がフォトンを介する電磁力相互作用により結合して原子になり、複数の原子が電子を共有する相互作用により結合して分子になり、分子や原子が電子の共有やフォトンを介する電磁力相互作用やグラヴィトンを介する重力相互作用により結合して固体・液体・気体、さらに生体の構造・機能の基礎となる種々の高分子などの物質（物体）になる、という具合に多次元的に相互作用が行われて、私たちのからだや身近な物質環境から遠い天体まで物質宇宙の広い範囲にわたって、時間的にも空間的にもかなり安定した物体が作り出されましたが、この安定はこれらの相互作用がすべて定常的な循環系を形作ることによって可能になったのです。

さらに、これらの安定した物体が種々の相互作用により結合して、さまざまなスケールの定常的な循環系を形作っている姿も、しばしば身近に観察されます。たとえば、太陽と月と地球の質量の重力相互作用が定常的な循環系を形作ることに起因する昼夜、四季、満干潮の循環のように。近年明らかになってきた星の誕生・進化・終焉の循環（星間物質が重力相互作用によって集まって暗い星になり、凝縮して圧力により原子核反応を起こして明るい星になり、反応が尽きてさらに凝縮して超新星爆発を起こして星間物質に還り、また集まって……というように）は、物質宇宙全体を形作る相互作用の連鎖が循環的な定常状態に向かっていることを示唆しています。

以上本項で説明したことを一纏めにすると、次のようになります。すなわち、最初の相転移における原初真空の対称性の破れと、二回目の相転移における（最初の相転移で創造された）膨張時空の対称性の破れとを相殺して、原初真空の対称性を恢復して行く時空過程、それが重力・強力・電弱力場の相互作用循環系の創造過程たる狭義物質宇宙である。

これをもう少し具象的に言い直すと、こうなります。大きさを持たない原初真空が対称性の破れにより大きさを持つ時空に相転移するが、この時空は時間反転対称性の破れにより一方的に膨張する。この膨張エネルギーを、重力・強力・電弱力場を構成するクォークや電弱子の質量・カラー荷・電弱荷およびゲージ粒子を介するそれらの相互作用の各定数エネルギーに変えて、この相互作用連鎖の循環系に閉じ篭め、その中を永遠にグルグル廻りさせる。これにより時空の膨張エネルギーが、それと相殺して時空膨張したがって時間の進行を阻止する収縮エネルギーに変わり、膨張において破れた原初真空の対称性が恢復に向かう。この恢復過程が狭義物質宇宙であり、その過程の完了により時空は消滅して時空未生の状態に還り、原初真空の対称性が恢復する。

素粒子に質量を与えるヒッグス機構の正体

物理学はこれを次のように記述します。すなわち、現代物理学の標準理論では、素粒子は質量を持ちません。それでは困るので、ヒッグス機構と呼ばれる物理学的なからくりを使って、素粒子に質量を与えています。これは、質量の無い原初重力場時空が、対称的である方が非対称であるよりも却ってエネルギーが大きくなる矛盾状態になったとき、自発的に対称性の破れを起こしエネルギー量子がペアを組んで低対称・低エネルギー状態のヒッグス場に相転移し、この場が各素粒子と相互作用して素粒子に質量を与えるというものです。物理学者はその実体がわからないで悩んでいるようですが、宇宙超出学の見地からすれば一目瞭然、全存在が原初重力場時空の対称性を破るのに要した無限大エネルギーをその反無限大エネルギーと相殺して、その余りの有限大プラスエネルギーに当たる質量を持つ素粒子とその相互作用の場に、時空を創り直したのです。その手法の物理学的記述が、ヒッグス機構にほかなりません。わかり易いイメージに置き換えれば、時空が対称の自発的破れにより前述の超電導のような状態になり、超電導状態が電磁力を媒介する光子と相互作用して光子に質量を持たせるように、ヒッグス時空が各種素粒子と相互作用して素粒子に質量を持たせる、ということです。超電導状態では電流が回路を永久に循環するのと同じように、この新時空では各種素粒子の相互作用が、統一的な循環系を作って永久に循環するのです。

つまり、全存在がまず原初真空の対称性を破って質量の無い重力場を創造し、次いでその重力場時空の対称性を破ってヒッグス場を創造することにより、前の対称性の破れを後の対称性の破れと相殺して、質量・エネルギーの循環系である対称的な狭義物質時空を創造したというわけです。

三回目の相転移によって生まれた弱力場の役割――物質宇宙の膨張を永引かせて生物の誕生・進化・繁栄に適する状態を創り出す

先ほど述べたように現在の物質宇宙は、素粒子相互作用の循環系を、極微領域から宇宙全域に至るまで多次元的に連結して、小は核子・原子から大は全天体の輪廻まで、大小さまざまな定常的循環系を作り出しています。そしてそのお陰で、諸生物のからだと物質環境を、安定的に、つまりかなりの期間ほぼ同一の構造と状態を維持するように創り上げるのに適した場所を、物質宇宙の中に見出すことが可能になったのです。

とは言え、二回目の相転移によって生まれた重力・強力・電弱力の三力場から成る狭義物質宇宙が、その構造のまま成長して現在の宇宙になったわけではありません。もしもその構造のままであったなら、物質宇宙は膨張エネルギーを急速に相互作用循環系に取り込み閉じ篭めて時空を収縮させ、百数十億年という今の宇宙年齢に達する遥か以前に消滅して原初の真空に還っていたでしょう。またそうであれば、物質宇宙は今の生物が誕生した四十億年前とは比べものにならない高温（高エネルギー密度）状態で膨張から収縮に転じ、温度をますます急速に高めながら消滅に向かって突き進んだでしょう。したがってそこに生物の生まれる可能性は絶無だったでしょう（最近の物理学理論は、相対性理論の重力場方程式と今の物質宇宙の質量・エネルギーの総量から計算するとそういう結果になるので、万有斥力を方程式に導入する必要を説いています）。

ところが現実には、狭義物質宇宙が膨張から収縮に転じようとするより前に、この宇宙の対称性が破れて三回目の相転移が起き、その結果生まれた最狭義物質宇宙では、膨張エネルギーを相互作用の循環系に取り込み閉じ篭める能率したがって膨張速度の減少率が下がり、物質宇宙はなおゆるゆると膨張を継続して、その間に現在のような、生態系が生まれて進化する場所を含む高度に安定した定常宇宙に進化することができたのです。以下この相転移とその後の宇宙進化の次第を説明しましょう。


相転移が進行して、時空膨張エネルギーが狭義物質宇宙の相互作用循環系に取り込まれて収縮エネルギーに変身するにつれ、第一に、循環系が次第に完成に近づくので物質宇宙の対称性が高まります。第二に、膨張エネルギーは相互作用循環系に取り込まれた分だけ減少しますが、収縮エネルギーより大きい間は減速しながらも膨張はなお続きますから、両エネルギーを併せた時空の全エネルギー密度（温度）は低下して行きます。それゆえ、膨張が続いている間は狭義物質宇宙は、法則どおり低対称・高エネルギー状態から高対称・低エネルギー状態に向かって支障なく変化します。

ところが、相転移がさらに進行して両エネルギーの大きさが等しくなったときに、以後もそのまま膨張エネルギーが循環系に取り込まれ続けるとすれば、物質宇宙の対称性がさらに高まって行くと同時に、時空は膨張から収縮に転じて全エネルギー密度も高まって行くことになります。つまり収縮する物質宇宙は、低対称・低エネルギー状態から高対称・高エネルギー状態に向かって変化することになってしまいます。すぐお分かりのように、これは相転移点で現れる矛盾現象にほかなりません。外から何らかの力か意思かが働かなければ、時空は永遠にその状態にとどまり続けるしかありません。しかし、超流動転移や超電導転移などの局所時空における永遠の臨在と異なり、時空全体が永遠に変化しなければ時空はそこで消滅してしまいます。生物の棲みうる物質宇宙に成長するどころではありません。

この矛盾と危機を救うべく、全存在が自由意思的に重力・強力・電弱力三場の相互作用循環系の対称性を破ることによって、狭義物質宇宙は重力・強力・電磁力・弱力四場の相互作用循環系から成る最狭義物質宇宙に相転移します。すると、対称性の破れによる循環系の破綻により一旦そこに閉じ篭められたエネルギーの一部が弱力相互作用を通じて漏れ出し、膨張エネルギーが収縮エネルギーに転移する能率したがって膨張速度の減少率を低下させます。その結果膨張が止むまでの時間が引き延ばされて、ゆっくり加速しながら膨張を続けている間に最狭義物質宇宙は、先ほど述べたように微細領域から宇宙全域にわたり多次元的に連結する大小さまざまな定常的循環系から成る大きな統一体へと成長して行きます。こうして全存在は、一部に対称性の破れによるエネルギー漏れの仕組みを作ることによって、全体としては却って対称性をより完全なものに近づけ、物質宇宙を生物・生態系の誕生・進化可能な構造に進化させて行ったのです。以下その仕組みについて、もう少し具体的にお話しましょう。

ここで再び前に説明した超電導の仕組みやヒッグス機構を思い出してください。対称性の破れにより電子がペアを組んで、電磁力を媒介する光子と相互作用したことにより光子が質量を持ったために、磁場が電導体の中に侵入できなくなったのが、超電導の原因でしたね。各種素粒子がエネルギー量子のペアと相互作用して質量を持ったのが、原初重力場時空から狭義物質宇宙への相転移の原因でしたね。それと同じように、対称性の破れにより真空が素粒子と反素粒子のペアで満たされ、電弱力を媒介するボソン（光子）と相互作用するとボソンが質量を持ちます。質量を持ったためにボソンは短時間で崩壊して正反の電子やニュートリノを放出します。ところが、正と反のニュートリノのスピンの向きはそれぞれ左と右に決まっていて対称性が破れており、したがって相互作用の時間反転対称性も破れて、一旦放出されたニュートリノは放出された経路を逆行して相互作用循環系に戻ることができなくなります。これはたとえば、左に廻すと抜けるネジは、もし右に廻すことができなければ再び元のネジ穴に嵌め込むことができないのと同じです（なお、ニュートリノは正反の共役対称性も僅かながら破れているようです）。

こうして新たな力の場が生まれたために、狭義物質宇宙の相互作用循環系の連鎖がその場で綻び、一旦閉じ篭められた膨張エネルギーの一部がそこからニュートリノとともに持ち出されます。これによって時空膨張の減速率が低下し、時空は再びゆっくりと加速しながら膨張を続けることになります。お陰で時空が、誕生から10^{-11}sec後10^{12}cmの大きさになった頃に三回目の相転移が始まってから、5×10^{17}sec後10^{28}cmの大きさになった現在までに、最狭義物質宇宙は今見る姿に進化を遂げることができたのです。

広義物質宇宙創造の秘密「全存在は正負無限大エネルギーペアの対称性をどのように破るのか」

「全存在は自己超出するために、自己の未来である無限の可能性＝変化＝エネルギーを自己限定することにより、自己の内に有限の可能性＝変化＝エネルギーである広義物質宇宙を措定する。」「自己限定の方法は、対称的な無限の可能性すなわち共役的な正負無限大エネルギーの対称性を破って、両無限可能性すなわち正負無限大エネルギーの和である有限大エネルギーを選択・定在化することである。」これが、宇宙超出学に基づく広義物質宇宙の誕生・進化の原理でしたね。現代物理学が解明した最も確からしい広義物質宇宙の誕生・進化過程がこの原理によって一元的に説明できることは、これまでの論述でほぼ明らかになったと思います。

しかし、これで万事解決とは参りません。この原理自身にまだ、論理的に解明しなければならない二つの問題が残っています。

（1）正負無限大エネルギーのペアは、その絶対値が等しいから対称なのだ。丁度、ビュリダンの驢馬が立ち往生するのは、反対方向に等距離に置かれた藁の山が全く同質同量であることによるのと同じように。したがって、その対称性を破るには、どちらか一方の無限大の絶対値をもっと大きくするか又は小さくするか、それとも一方のそれを大きくすると同時にもう一方のそれを小さくするかしなければならないはずだ。また、そうした後の両無限大の和が有限大であることによって、有限大エネルギーの広義物質宇宙が創造されるのだから、絶対値を大きくあるいは小さくするために加えあるいは引く絶対値は、有限大でなければならないはずだ。では全存在は、この正あるいは負の有限大エネルギーを一体どこから持って来るのか。正負無限大エネルギーペアの対称性を破ることによって有限大エネルギーを創造すると言っておきながら、対称性を破るためには同じ値の有限大エネルギーが必要だと言うのは、矛盾ではないか。そんな有限大エネルギーが初めから在るのなら、広義物質宇宙をわざわざ創る必要は無かったことになるのではないか。

（2）広義物質宇宙はなぜ膨張時空として創造され、収縮時空としては創造されなかったのだろうか。それは単なる確率二分の一の偶然なのだろうか。それとも、何らかの理由による必然なのだろうか。それとも、全存在が自由意思によって意図的に膨張時空として創造したのだろうか。

まず（1）の問題からお答えしましょう。

未来の可能性とは、さまざまな変化の中から選んで定在化する可能性です。未来に起きる変化が一つしかなければ、変化は必然であって可能ではありませんから。

また変化は、まさに変化すること、同じ状態に一瞬もとどまっていないことです。それゆえ、さまざまな変化の中からの選択は、たとえばケーキショップの陳列ケースにそれぞれ決まった姿で一つずつ並んでいるショートケーキの中から一つを選んで取り出すようなものではなく、連続して変化している切れ目の無い一繫がりの状態の中から、ある瞬間の状態を選んで定在化することにほかなりません。未来の可能性とは、この切れ目無き一繫がりの状態変化それ自身です。

そして、全存在の未来である無限の可能性＝変化のペアが、自己限定によって有限の可能性＝変化に相転移したものが、広義物質宇宙の有限大エネルギーです。これら各無限大および有限大エネルギーの状態も、当然切れ目無く連続的に変化しています。否、切れ目無く連続的に変化している状態そのものがこれら各エネルギーの実体なのです。

ところで、あらゆる変化は結局、大きさの変化すなわち小から大へ、または大から小への変化に還元されます。前に述べたように、あらゆる種類のエネルギーは結局、時空における運動＝位置移動の量を表しています。そして、切れ目無く連続して変化するには、小から大へ、大から小への変化が循環しなければなりません。一方的な減少または増大は、大きさゼロで終わるかまたはゼロから始まるかで、いずれもゼロで切れてしまうからです。それゆえ、広義物質宇宙を構成する各場の変化は、エネルギーの大きさの循環的増減変化を表す数式、すなわち波動関数として記述されるのです。

原初真空を構成する共役対称的な無限大エネルギーペアのそれぞれも、当然、切れ目無く連続して循環的な増減を繰り返しています。両者が共役対称的だということは、循環的に増減する無限大エネルギーの平均値が等しいという条件の下に、両者が等量の循環的増減を互いに逆向きに、つまり一方が大きくなって行けば等量だけ他方が小さくなって行き反転して前者が小さくなって行けば後者が大きくなって行くという関係で、変化しているということです。ですから、両無限大エネルギーは平均値を採れば等しいけれど、増減の各瞬間では差を生じ、その差は無限大エネルギーの連続的増減につれて連続的に増減しています。そこで、その差が意図する有限大になる瞬間を選んで、両無限大エネルギーをペアとして定在化すれば、意図どおりの有限大エネルギー時空を創り出すことができるのです。

ですから、原初真空の対称性をビュリダンの驢馬の場合に譬えるのは正確ではありません。二つの藁の山は驢馬から一定の等しい距離に一定の等しい量存在しています。ですから、驢馬がこの対称性を破るには、一方の藁だけを選んで食べるしかありません。これに対して、原初真空における両無限大エネルギーペアの対称性は、支点から等距離の場所が交互に上がり下がりするシーソーに譬えられます。両場所の高さの平均値はどちらも支点の高さと同じですが、各瞬間の高さは絶えず等量増減しています。任意の瞬間を選んでこのシーソーの動きを止めることにより対称性を破れば、その時の高さの差を定在化することができます。

各瞬間は無数にありますから、選択に条件を付けなければ無数の可能性の中から一つの可能性を任意に定在化することができます。しかし、何らかの条件、たとえば前記シーソーの場合高さの差が10cmの整数倍でなければならないという条件が付けば、選択は制限されます。全存在が原初真空の対称性を破って広義物質宇宙を創造する選択の条件は、無限大エネルギーの大きさの差が有限大であり、かつこの有限大エネルギー時空が進化の過程で生態系の創造・進化・繁栄を可能にする構造の物質宇宙になるということです。全存在は、永遠無限に繰り返し行なってきた自己超出の度毎に、この条件に叶う物質宇宙を創ろうとして試行錯誤を無限に繰り返してきました。そして、その体験を参照して改良に改良を重ねた結果、ようやく条件に叶う物質宇宙の創造に最適な選択・定在化の手法を作り上げました。それが本稿でこれまでに説明してきた、現広義物質宇宙の創造・進化のからくりにほかならないのです。

以上の事実を、超弦理論と超対称性理論とを結び付けて「超対称状態に在る一対の超弦振動が原初真空の実体であり、全存在がその超対称性を破ることによって原初真空を有限大エネルギー時空に相転移させる」と説明することもできますが、ここではわかり易いようにシーソーに喩えました。

次に（2）の問題に対してお答えします。

有限大エネルギー時空が収縮時空として原初真空からいきなり創り出されるためには、創り出される時点ですでにかなりの大きさを持っていなければなりません。大きさゼロからさらに収縮することは不可能ですから。しかも、収縮を始めて大きさゼロになって消滅するまでの間に、現在の物質宇宙のように生態系の誕生・進化・繁栄が可能な状態になることが条件ですから、創造時の大きさは少なくとも現在の物質宇宙よりかなり大きくなければなりません。しかし、そんなことが果たして可能でしょうか。

拙著『権力止揚論』二九七～三〇〇頁や第二章の「特殊相対性理論および量子力学と宇宙超出学との論理的関係について」で説明したように、無限大エネルギーの変化は始まると同時に終わってしまいます。ある大きさの時間をかけある大きさの空間を経て変化することはできません。だからこそ、原初真空を構成する無限大エネルギーは、時空において存在しない超時空的存在として真空の成分なのです。これに対して、有限大エネルギーの変化は、ある大きさの時間と空間を経る変化であり、だからこそ有限大なのです。

ところで、エネルギーが有限大であるためには、言い換えれば無限大にもゼロにもならないためには、相互作用速度の上限とエネルギーの下限であるその有限大単位とが存在しなければなりません。現広義物質宇宙では、光速度定数とプランク定数がそれに当たります。したがって、有限大エネルギー時空を創るためには、この二つの定数に基づいて計算した大きさの単位時空、現宇宙ではプランクの時空を、一つずつ逐次積み重ねて行かなければなりません。この手順を踏まずに、一挙にかなりの大きさの時空を創ることは不可能です。一挙に何かを創る変化がもし在るとしたら、それは時間をかけない変化なのですから、原初真空を構成する無限大エネルギー以外には在りえません。それゆえ、広義物質宇宙がいきなり収縮時空として創り出されることは絶対に不可能です。

さてこういうわけで、現広義物質宇宙は、一プランク定数のエネルギーを担うプランクの時空が一つずつ次々に生まれることによって膨張を始めました。いわば真空から次々にエネルギーが湧き出し、それにつれて時空が膨張するわけです。そして、湧き出したエネルギーの総量が原初真空の正反無限大エネルギーペアの和に等しくなった所で、湧き出しが終わります。この時空は、原初真空が対称性の破れによって相転移したものですから、生まれるに従って対称性の破れにより変化が一つの方向に揃い、エネルギー量子とその反量子がペアを形成してボース粒子となり一つの定常状態に集まってボース凝縮を起こし、凝縮ペアが隙間無く並んで超高密度エネルギー時空になります（先にお話した超電導、超流動、二回目三回目の時空相転移における質量を持つ素粒子の誕生の場合も、変化の方向が揃い素粒子がペアを組んで定常状態を作ることが転移の鍵でしたね）。

するとそこに一種の波動が発生して、そのエネルギーが時空を冪級数的に膨張させ、いわゆるビッグバンが始まります。それ以降現在に至るまでの時空史＝広義物質宇宙の進化史は、すでに解説しました。

以上により、時空の創造・進化の原理は完全に明らかになりました。この原理に基づいて、現在の物質宇宙が今後どうなって行くかを、以下項を改めて推測しましょう。

膨張時空の収縮・消滅の必然性――有限大エネルギーは循環変化＝広義の波動エネルギーとしてのみ存在しうる

時空の膨張はいずれ収縮に転じます。その理由は第一に、膨張エネルギーは巨大ではあっても有限大なので、永遠に存在し続けることはできないからであり、第二に、エネルギーは本質的に、循環変化すなわち広い意味での波動エネルギーとしてのみ存在しうるものだからです。

第一の理由に対しては次のような反論が予想されます。「エネルギー保存則という物理学の普遍法則があるが、これはエネルギーが、形を変えることはあっても量は増えも減りもせずに永久に存在し続けることを意味する。運動エネルギーに限っても、慣性の法則により、ある速度 v である方向に進むある質量 m の物体は他から力を受けない限り永遠にその方向にその速度で進み続け、その運動エネルギー 1/2 mv^2 は増減することなく永遠に存続する。ならば時空膨張エネルギーも、これを阻止する力が時空の外から加わらなければ永遠に減衰せず、時空は永遠に膨張し続けるはずだ。現に相対性理論は、時空の質量・エネルギーの総量がある大きさを超えているなら四次元時空連続体の三次元界面である現時空は、全体の曲率がプラスの閉じた球面になっていずれ収縮に転じて消滅するが、時空の質量・エネルギーの総量がその大きさより小さければ曲率がマイナスの開いた鞍型曲面になって永遠に膨張し続ける、と言っているではないか。」

お答えしましょう。前に述べたように、場の相互作用が対称的で循環系を形作って一つの定常状態になっているときには、エネルギーが時には形を変えつつこの系の中をグルグル廻り続けて原理上永遠に終わることがないので、その系の内に限っては永遠が臨在しエネルギー保存則が成り立っています。

超流動や超電導では、時空の極く狭い局所場でヘリウム原子や電子のエネルギーが永遠に減衰することなく一つの回路を廻り続けており、その局所に限ってエネルギーの保存則が成り立っていることは、その局所場の外に居る観測者には一目瞭然です。これに対して、現物質宇宙全体の中でかなりの領域を占める重力・強力・電磁力三場では、相互作用が対称的で全体として循環系を作っていますが、相互作用の回路が極めて複雑多岐でしかも広大な領域にわたっています。そのため、この循環系の中に居て自分のからだも循環系の一部になっている私たちには、その全体を見渡して、エネルギーが循環回路をグルグル廻り続けているために永遠が臨在しエネルギー保存則が成り立っているのだな、と理解することは容易ではありません。従来は、全体でなく一部分の相互作用連鎖を断片的に取り出して観測し、そこではいつもエネルギーが保存されていることから、エネルギー保存則は循環系の内外を問わず成り立つ普遍的法則だと考えて来たのです。

しかし前項で説明したように、現在の時空は二回目の相転移により、膨張エネルギーが三つの場の相互作用循環系を作って収縮エネルギーに変身する一方、三回目の相転移により、電弱力場から分岐した弱力場の相互作用の対称性が破れて循環系のエネルギーがそこから漏れ出しており、ただ長期間で見ると循環系に取り込まれるエネルギーの量が漏れる量より大きくなって行くために、時空全体としては徐々に減速しつつ膨張を続けています。それゆえ、循環系の内で成り立つエネルギー保存則が、そこに出入りしている膨張エネルギーを含めて時空全域で成り立つか否かは、時空の創造・進化過程全体を見渡す視野から検討し直さなければなりません。ちょうど、超流動や超電導の現象だけを見て、物質宇宙全体が永遠に循環変化をしていると速断してはならないのと同じように。

この検討をまず、極めて素朴な疑問から始めましょう。エネルギーは変化の可能性ですから、有限大エネルギーが永遠に保存されるということは、無限に変化することが可能であるということです。したがって有限大エネルギーは無限の変化可能性すなわち無限大エネルギーであるということになり、矛盾に陥ります。有限大エネルギーは有限の変化の可能性ですから、有限の変化が終わったら消滅する、したがって有限大エネルギーが永遠に存在し続ける、すなわち保存されるということは在りえない、と考える方が自然ではないでしょうか。

そこで素朴に考えて、そのとおりだとします。同時に物理学の言うように、にもかかわらず有限大エネルギーが永遠に存続しエネルギー保存則が成り立つものとします。この両命題が矛盾無しに成り立ちうる条件は、ただ一つ、有限大エネルギーはどんなに小さくても、一プランク定数のエネルギーでしかなくても、その可能な有限変化が小さければ小さいなりの、大きければ大きいなりのスケールで、循環系を作っていることすなわち循環変化であることです。

この結論に従って、すべての有限大エネルギーは循環的な変化可能性である、とします。そして実際にそうであるか調べてみると、確かに、小は一プランク量子や一素粒子から大は狭義・最狭義の物質宇宙全体に至るまであらゆるエネルギーが、それぞれのスケールに見合う極く単純なものから極めて複雑なものまで様々な構造の循環系として存在していることに気付きます。

まず、重力・強力・電磁力・弱力四場のエネルギーは、すべて物理学的には波動関数として記述されるような変化、つまり波の動きとして映像化されるような変化です。波動は、位相の周期的＝循環的変化、要するに基準点から出発して大きくなり、反転して小さくなって基準点に還る変化すなわち波の一振動の繰り返しですが、繰り返すためにはその波動と対称を成すもう一つの波動が必要です。両波動がペアを組んで一つの循環系を作ることにより、両者の変化＝エネルギーが保存されるわけです。素粒子には必ず自分と対称の反素粒子が伴っているのは、このためです。

多少複雑な波動も、同じ周期で同じ増減を繰り返す複数の単位波の合成波です。初期膨張時空の質量無き重力場エネルギー量子も、狭義・最狭義物質宇宙の基本素粒子であるクォーク・電子・ニュートリノ・グルーオン・光子・ウィークボソンなども、すべて最も単純な波動型のエネルギー循環系です。そしてそれを要素にして様々なエネルギー循環系が、核子・原子核・原子・分子などの段階を重ねて多元的で極めて複雑多岐な構造のエネルギー循環系を形作り、その最高段階のエネルギー循環系が狭義物質宇宙を構成する三つの力の場の結合体であることは、前々々項で述べたとおりです。

しかし、この結合体は二回目の時空相転移によって出現したもので、それ以前の初期膨張時空では時間反転対称性が破れており、この破れは今も存続しているため、時空全体は創造時から現在までエネルギー循環系を形作っていません。それのみか、三回目の相転移による弱力場の出現で、せっかく三つの力の場の循環系に閉じ籠められた膨張エネルギーがそこから漏れ出しているため、狭義物質宇宙の循環系もまだ不完全です。つまり、広義物質宇宙は誕生から今日に至るまでの間、全体としては未だ循環変化の形を成していません。

けれども、時空全体のエネルギーが有限大であるからには、広義物質宇宙も最もスケールの大きいエネルギー循環系であるはずです。原初真空が変化の原点ですから、そこを基準点とする大きな広い意味での波動エネルギーであるはずです。そうすると、この波動の現状は、基準点から出発してまず大きくなる変化=膨張の過程に在るものと考えられます。それゆえ、今までは誕生して以来ずっと膨張の道を辿って来たが、いずれは収縮に転じて最後は変化の原点=波動の基準点である原初真空に還るはずです。つまり、全時空エネルギーは巨大なスケールの波動にほかならず、時空の誕生・膨張・収縮・消滅の全過程は、この波の一振動に当たるのです。

全時空=広義物質宇宙の変遷を表す波動のグラフ的描像——現物質宇宙の位相

さて、そうであるとすれば、誕生から現在までの現時空の変遷は、次のように解釈することができます。すなわち、全時空そのものである巨大なエネルギー波動は、これをグラフで表せば、時空の膨張速度を表す振幅が時間経過につれ、初めは大きさゼロの原点＝基準点からプラス方向に抛物線を描いて大きくなって行きます。これがインフレーションとビッグバンの加速膨張を表します。次いである所まで大きくなった所で、この巨大波動の局所で対称性の破れにより、初めは極めて小さい単純な複数種の波動が一斉に生じます。するとそれらが相互に干渉し合って、次第に複雑になり大きくなって行く様々な定常波の群に成長し、遂にそれらすべての定常波が干渉し合って、当該局所の全域にわたる複雑で大きな一つの定常波を作り上げます。

たとえば、張った弦を振動させると往復する波が重なり合って、波長と振幅が一定の波を生じる現象は、干渉によって波動が定常状態を作り出す最も簡単な例です。原子は複数の電子波が原子核との電気的引力によって原子領域の局所時空に閉じ籠められ、干渉により前例よりやや複雑な定常波を作り出している状態です。電気的引力の正体は、原子核を構成する陽子の波と電子の波との間を往復する光子（フォトン）の波が、干渉によって先の弦に譬えられるような定常波を作ることにより、陽子と電子を結びつけているのです。複数のクォーク波の間ではグルーオン波が、正負荷電素粒子波間における定常光子波よりやや複雑な仕組みの定常波となり、色的結合力として働いて陽子や中性子を作り上げています。このようなエネルギー波動の干渉による定常波の形成が次々に段階的に行われて、原子、低分子、高分子、気相・液相・固相の物体、星や銀河、そして狭義・最狭義の物質宇宙全体にほかならない一個の大きなエネルギー定常波へと成長して行ったわけです。

定常波は、いわば巨大な全時空波の時間的流れの局所に生じた渦のようなもので、その局所では時間が停止しますから、全時空波は、その一部が定常波物質宇宙になったことにより、振幅すなわち膨張速度の加速的増大を阻止されて、グラフで表せば抛物線軌道から円軌道に接続し減速増大に転じます。

そのまま定常波物質宇宙の渦が成長を続ければ、全時空波の振幅すなわち膨張速度は速やかに最大値に達し、そこから減少に転じて速やかにゼロになり、さらにマイナスつまり膨張とは逆の収縮速度の指標に転じます。そしてマイナスの振幅つまり収縮速度を増大させてマイナスの最小値に達すると、そこから反転してマイナスの振幅つまり収縮速度を次第に減少させつつ、やがて振幅ゼロの全時空波の原点すなわち時空誕生の瞬間に還ります。この帰還が全時空＝広義物質宇宙の消滅を表しています。

しかし、このように速やかに時空が消滅してしまえば、生物・生態系の誕生・進化・繁栄に適する物質宇宙の創造される暇がありませんから、初めに創られた定常波宇宙の対称性をさらに破ることによりニュートリノ波が宇宙定常波から千切れて膨張エネルギーを運び出し、いわば宇宙定常波の渦を乱して全時空波の振幅の増大を阻止する力を弱めます。その結果、時空膨張の急速な減速が抑えられて緩やかな加速膨張となり、現物質宇宙のような生物の棲みうる時空が創られたのです。

そうすると、今私たちの生きているやや不完全な定常波宇宙が、全時空波の一振動のどのあたりに在るかが分かりますね。現宇宙は今後しばらくは加速しつつ膨張しますが、いずれ減速膨張、加速収縮、減速収縮の各段階を経て、最後に原点である原初真空に還ります。この必然は、全存在といえども免れさせることはできません。

超対称性理論による重力場と強・弱・電磁力場との統一——暗黒物質の正体

けれども従来の理論では、現在の物質宇宙の全質量・エネルギーの大きさが或る値より小さければ、時空は永遠に膨張し続ける、と言われて来ました（『本能知と理知』一五八頁、一六〇頁注（2））。これは、一般相対性理論の重力場方程式が、現在の物質宇宙のプラス（＝時空収縮）の質量・エネルギーの総量が一定不変であると仮定して時空＝広義物質宇宙が閉じているか開いているかを計算しようとするからです。しかし、本稿で明らかにされたように、から、上記の仮定がそもそも誤りなのです。

さて、以上のように見てくると、現在時空に存在する四つの力の場の中で、重力場は、強・弱・電磁力の三場とは生因と構造が全く違っていることがわかります。現在の重力場は、初め膨張エネルギー一色だった時空全体が、相転移によって膨張と収縮の両エネルギーがせめぎ合う力の場となったものです。これに対して他の三場は、この相転移において、膨張エネルギーを徐々にその中に取り込み閉じ篭めて収縮エネルギーに変身させる相互作用循環系のいわば部品として、逐次創り出され組み合わされたものです。つまり後の三場は、元々一つの力であったものが、まず膨張エネルギー閉じ篭め専用の強力と電弱力の二場に分岐し、さらに電弱力場が閉じ篭め用の電磁力場と、閉じ篭めたエネルギーを徐々に漏れ出させるための弱力場に分岐して行ったのです。それゆえ、現代物理学の標準理論は、ゲージ変換によって三つに分かれた各場の方程式を、この変換に対して形を変えない一つの方程式に書き直すという方法で、三つの場を統一することができたのです。いわばこれら三つの力の場は、初め膨張時空であった全時空自身が、自己の内に作り出した反自己である収縮エネルギー時空であり、これによって全時空は重力場時空になったのです。

いささか不吉な譬えですが、三場すなわち狭義・最狭義物質宇宙は、全時空の身内に発生して成長する癌のようなものです。癌が身を食って成長するにつれ、全身は衰弱してやがて死に至りますが、身と一緒に癌も死滅します。同じように、狭義・最狭義物質宇宙は、全時空の膨張エネルギーを取り込むことによって成長・進化し、やがて膨張エネルギーを取り込み尽くし全時空を道連れにして消滅するのです。つまり強・弱・電磁力の三場は、全時空の一部でありながら、他の部分である時空膨張エネルギーとせめぎ合うことによって全時空を重力場に構成する要素であって、全時空＝重力場と対等の場ではありません。重力場は、全時空内の各局所場である三場を自己の要素として含む、時空全体を覆う普遍的な場なのです。ですから、三場の統一にほぼ成功したゲージ理論と同じ手法で、重力場をも併せた四場の統一理論を作ることは、原理的に不可能です。そのような企てが、くり込み不能な発散の出現により、すべて失敗に終わったのは、当然のことです。

してみると、四つの場を統一するには、これまでの理論のように、すべての時空相転移に必然的に伴う発散の困難をくり込み処法という計算上の処理で片付けることはもはや不可能であって、本論のように、その背後に無限大エネルギーから有限大エネルギーを創り出す超物理的な意思＝生命の働きを想定する超物理学的＝哲学的な理論構成が必要不可避なのです。

ところで、素粒子には必ず反素粒子が伴います。ですから、超対称性の破れによって生まれたマイナスの膨張エネルギー量子にも、エネルギーの符号だけがプラスで他の性質は全く同じ反量子が伴っていたはずです。しかしこの反量子は、プラス（収縮）の質量・エネルギーとの間でしか重力相互作用をしませんから、プラスの質量・エネルギーが他に全く存在せずマイナス（膨張）エネルギーの充満した原初膨張時空では、全く相互作用をしません。したがって、全時空エネルギーのいわば暗数としてのみ存在し、現実にその存在を確認することは不可能でした。

ところが、全時空の局所における対称性の破れにより、強・弱・電磁力場が生まれて、マイナスの時空膨張エネルギーとせめぎ合うプラスの質量・エネルギーとして振舞うようになると、これまで暗数として隠れていた反膨張エネルギー量子が、強・弱・電磁力場の質量・エネルギーと相互作用して、プラスの収縮エネルギーとして振舞うようになります。この素粒子は、強・弱・電磁力のいずれの相互作用も全く行わず、ただ重力相互作用だけを行います。これが、現物質宇宙に遍在する謎の物質、見えないあるいは暗い物質、いわゆる暗黒物質の正体にほかなりません。

この素粒子の質量は極めて大きいので、その総質量は強・弱・電磁力場を構成する素粒子、見えるあるいは明るい物質の総質量の一〇～二〇倍も在ると言われています。銀河宇宙が綺麗な渦巻状になるのも、暗黒物質の巨大な質量が及ぼす重力の効果と考えられます。ただし、その素粒子は質量が大き過ぎて、今の観測技術で直接観測することは難しいようです。しかし近年、ニュートリノにおける左右対称性の破れのほかに、物質と反物質の共役対称性の破れも存在することが、実験的にほぼ証明されましたが、この現象は、超対称性理論が想定する上記のような反素粒子の存在によって巧く説明できそうだ、と言う人もいます。

なお、以上のことから、なにゆえ全存在が、せっかく強力・電弱力場を作って膨張エネルギーを巧く循環系の中に閉じ篭めたのに、その後弱力場を電弱力場から切り離して独立させて、せっかく閉じ篭めたエネルギーを循環系から漏れ出させなければならなかったのかの理由がわかります。循環系を作ったとたん、それまで隠れていた暗黒物質の巨大な質量・エネルギーが、循環系と巨大な重力相互作用を行うようになって、時空膨張に急激なブレーキをかけたので、放置すれば、物質宇宙の中に生物の棲みうる状態が出現する以前に、時空が急速に収縮する恐れが生じたからです。

明暗の物質と暗黒エネルギーとの対称的消長――時空の収縮・消滅のからくりと泡構造

以上のように、暗黒物質は時空膨張エネルギー量子の反物質です。暗黒物質が明るい物質と重力相互作用をすることによって時空膨張に抵抗するプラスエネルギーなるに対し、時空膨張エネルギー量子は明るい物質と反重力相互作用をすることによって時空を膨張させるマイナスエネルギーであり、その意味で両者は共役対称的なのです。両者はそれぞれ明るい物質と、重力および反重力相互作用をするだけで、それ以外の如何なる相互作用もしません。重力相互作用だけをするプラスエネルギーを従来「暗黒物質」と呼んで来たのに対して、近年反重力相互作用だけをするマイナスエネルギーを「暗黒エネルギー」と呼ぶようになりました。

ＮＡＳＡ（米・航空宇宙局）の人工衛星による最近の宇宙観測に基づく推計によれば、現時点における時空の構成要素比率は、明るい物質四％、暗黒物質二三％、暗黒エネルギー七二％です。この推計を「当たらずといえども遠からず」と考えれば、現在は宇宙膨張の暗黒エネルギーが明暗の物質を合わせた収縮エネルギーにかなり優っているために、時空は膨張を続けているということになり、宇宙超出学の多年の主張の実証的裏付けになります。宇宙超出学はそこからさらに進んで、時空膨張の暗黒エネルギーが逐次明暗の物質の相互作用循環系に取り込まれ閉じ篭められて、収縮エネルギーに転移して行きいずれは優劣が逆転して、時空は膨張時空から収縮時空に相転移すると考えます。

さてそうだとすれば、相転移後の時空では、相転移前の時空とは逆に、変化は原則として高対称・低エネルギー状態から低対称・高エネルギー状態に向かって起きることになります。現時空の基本法則に照らせばこれは矛盾ですから、転移点で発散が生じ、相転移を起こすにはくり込み処法に暗示される全存在の自由意思的介入が必要になるはずです。しかし今回の（第四回目になる）時空相転移は、第一回目の原初真空の相転移において既に当然起きるはずのこととして決められていたことが、いよいよ現実に起きるだけのことですから、全存在が改めて自由意思的に介入する必要はありません。こうして時空は自然に収縮に転じ遂には消滅します。膨張と収縮とのそれぞれ対称破りの変化が共に完了して完全に相殺し、原初真空の対称性が恢復するのです。

変化の基本法則そのものが逆転するのですから、すべての物理現象が現在とは全く違う法則に従って起きます。それが具体的にどんなことかを想像するのも楽しいでしょうが、それは好奇心旺盛な人に任せて、本稿では、現在の暗黒エネルギーが如何なるからくりによって、現在の明暗物質宇宙循環系に取り込まれて行くかを説明し、そのような事態が現在起きつつあることを示す何らかの現象を、現時空の中に探ってみることにします。

今の所その最有力候補と目されるものに、いわゆる「宇宙の泡構造」があります。近年全天の精密な観測が進み、現物質宇宙における明暗の物質の分布は一様でなく、密集している所と疎散な所（泡）とが規則的に存在し、全体として何らかの統一的な構造を作っていることが、次第に明らかになって来ました。この構造は次のようなからくりによって作られて来たものと考えられます。

前に説明したように、明暗の物質宇宙は、各素粒子の無数の極微エネルギー循環系が多元的に繋がり重なって次第に大きな循環系を作り、果ては各天体の生誕・成長・老化・消滅過程の循環連鎖にほかならない各銀河宇宙を形成しています。これら無数の銀河宇宙が、さらにそれぞれのエネルギー循環系に暗黒エネルギー（弱力相互作用により放出されたニュートリノを含む）を取り込み組み入れて行くわけですが、この取り込み組み入れの仕組みを、各銀河宇宙を相互に結合する一種のゲージ相互作用に組織化して、明暗の物質と暗黒エネルギーとの全体すなわち全時空エネルギーを一個の全時空循環系に結合して行くという過程が、今進行しつつあると考えられます。この過程の進行につれて、時空の収縮エネルギーが増大する一方膨張エネルギーは減少し、やがて比率の逆転による膨張時空から収縮時空への全時空相転移が起きることになります。現在全銀河宇宙はこの統合に向かって徐々に進みつつあり、その結果統合の全体構造がおぼろげながら形を現して来たのが現時空の状況であり、そのおぼろげな形が泡構造にほかならないと考えられるのです。

アインシュタインの重力場方程式における宇宙項と暗黒エネルギーの謎

以上のように、暗黒エネルギーと明暗の物質の質量・エネルギーの正体は、時空膨張のマイナスエネルギーとこれに抵抗して膨張を阻止しさらに収縮に転じさせようとするプラスエネルギーとであり、両者のせめぎ合いが全時空重力場にほかなりません。

ところが、不思議なことに物理学者が、物質＝エネルギーに対抗し重力に反発して時空を膨張させる何らかのエネルギーの存在をハッキリと言い始めたのは最近のことです。しかもその正体は不明で、ある人は「真空が本来持っているマイナスの圧力で空間を外に押し出す」と言い、またある人は「真空に遍く染みわたっている謎の流体で負の圧力を持ち反重力のように斥力を及ぼす」と言い、さらにある人は「宇宙の至る所に存在する新タイプの場である」と言い、またさらにある人は「私たちの宇宙から隔てられた別の三次元宇宙を持つ平行宇宙が存在していて、両宇宙間に作用する重力が暗黒エネルギーを生み出す」と言うなど、多種多様な説が唱えられていますが、いずれも実証・理論両面の根拠に乏しい想像・憶説の域を出ません。

一体どうしてそんなことになってしまったのでしょうか。それを知るために、反重力定数いわゆる宇宙項が、アインシュタインにより初めて重力場方程式に導入されたが後に彼自身によって撤回され、近年再びその必要性が広く認められて来たいきさつを辿ってみましょう。

前に説明したように（「超対称性理論……暗黒物質の正体」の項の冒頭）、重力場方程式は「現在の時空の全質量＝エネルギーとその重力が時空誕生の当初から大きさを変えず存在していた」という仮定に基づいて作られています。重力場は本来時空の膨張力と収縮力とがせめぎ合っている場ですから、現在の重力場を記述する方程式は当然そのせめぎ合いを記述する数式になります。ところがこれも前に説明したことですが、時空はまずある大きさを持ってからでないと収縮することはできません。したがって時間系列に従ってこの方程式を解くと、時空はまず最小極限から膨張を始め、膨張の進行に併行して質量＝エネルギーがこれに抵抗して、ある大きさに膨張してから収縮するという経過を表現する形になります。しかしアインシュタインは当時の常識に従い、宇宙は膨張も収縮もしない静止宇宙であるはずだから、時空が重力によって収縮することを阻止する反重力が存在するに違いないと考えて、その力を表す定数すなわち宇宙項を方程式に挿入したのです。

ところがその後フリードマンが、方程式の解には宇宙が一点から出発して膨張し続ける解や膨張してから収縮する解などいろいろの可能性があることを示し、さらにハッブルが、遠い天体ほど速く地球から遠ざかっているという観測結果に基づいて宇宙は現在膨張しつつあることを証明しました。それを聞いてアインシュタインは「宇宙項を入れたのは生涯の不覚」と言ったそうですが、その意味は多分「宇宙項を入れずに方程式を解いていたら、自分が宇宙膨張の予言者、理論的発見者たる栄誉を勝ち得たのに」残念無念ということだったのでしょう。しかしそのショックが大きかったためでしょう、本当に宇宙項を入れる必要があるか否かを検討しないまま宇宙項を放棄してしまいました。すると人々は、あの神の如き大天才がそう言ったのだからやっぱり宇宙項は要らなかったのだ、と勝手に思い込み、それ以後反重力の存在を語る人はいなくなってしまったのです。

しかし、先に説明したように、時空誕生から狭義物質宇宙の出現直前までの期間は膨張エネルギーだけが存在し、収縮エネルギーは存在しませんでした。その後時空相転移の結果膨張エネルギーが逐次狭義の物質である収縮エネルギーに変身したことによって、時空は初めて膨張と収縮のエネルギーがせめぎ合う重力場になったのです。そして、収縮エネルギーに転換した分ずつ、膨張エネルギーは逐次減少して行きました。前記ＮＡＳＡの観測衛星の観測に基づく時空構成要素比率が正しいとすれば、膨張エネルギーは現在では、明るい物質と暗い物質との合計二七％を引いて時空誕生当時の七三％に減少していることになります。

ですから、時空誕生から現在までの重力場の変遷を計算で求めたければ、アインシュタイン方程式の重力定数の代わりに、以上のような膨張・収縮両エネルギーの消長を表す何らかの変数を用いなければなりません。しかし、フリードマンこの方一般に行われて来たように、現在の収縮エネルギーの総量（狭義物質宇宙の全質量＝エネルギー）が時空誕生から現在まで不変の量として存在して来た、と考えて重力場方程式を解くと、時空は当初から、実際より小さい膨張エネルギーが実際より大きい収縮エネルギーの抵抗を受けながら膨張するわけですから、生まれて一旦は膨張を始めても、現在の時空年齢百数十億年の遙か以前に、物質の質量＝エネルギーに圧し潰されて収縮し消滅してしまうことになるはずです。そして近年正確な計算によって、実際にそうなることが明らかになったのです。

普通なら、方程式の解と観測された事実に基づく結論とが大きく違っていれば、方程式そのものの真偽を根本から考え直すべきです。しかし、エネルギー自身が収縮エネルギーに相転移するという発想は、宇宙超出学に依らない限り想像も出来ませんし、他に巧い理論も思いつきません。それに、宇宙項の無いアインシュタイン方程式を解いてもやはり時空は最初膨張するのであり、ただ潰れ方が実際より早くなるだけのことだから、方程式全体の廃棄や根本的な手直しまでする必要は無かろう。取り敢えずはアインシュタインが初めに考えたように、宇宙項の無い重力場方程式の解が本来含意している反重力に、宇宙項という下駄を履かせて、計算上時空の膨張時間を引き延ばすことで辻褄を合わせよう、とまあ、「難キヲ避ケテ易キニ就ク」人間の本性に従い、理論的には何の根拠も無いまま、単に方程式と観測結果との辻褄合わせのために全く形式的に導入されたのが、宇宙項という反重力いわゆる暗黒エネルギーにほかなりません。言い換えれば、暗黒エネルギーは重力場方程式を維持する便宜上、方程式に外から挿入されたエネルギーです。

しかし困ったことに、重力場の外と言っても、現在知られている強力と電磁力の二場のエネルギーは、いずれも重力質量と等価で重力相互作用に関与する重力場の構成要素として、時空膨張に抵抗する収縮エネルギーでもあります。弱力場の相互作用によりその一部がニュートリノの質量＝エネルギーとして、収縮エネルギー循環系から漏れ出して膨張エネルギーに戻るとしても、その量は暗黒エネルギーの総量に対して微々たるものです。それゆえ暗黒エネルギーの起源を、強・弱・電磁三場に求めることは不可能です。

そこで暗黒エネルギーは、従来知られている重・強・弱・電磁四場以外の第五の場のエネルギーだと考えて、「第五元素」と呼ぶ人もいます。しかしその実在の可能性を暗示する現象は全く観測されていません。ＮＡＳＡの観測衛星の観測結果から、時空構成要素の七三％が暗黒エネルギーだと推計したのは、あくまで重力場方程式に従って計算すれば宇宙項に該当する反重力エネルギーの値がそうなるということであって、エネルギーの正体については何も明らかにしてはいないのです。

宇宙超出学は、物理学では解きえない物質宇宙の謎を解明する

以上でお分かりのように、現代物理学は全時空（広義物質時空）の構成要素中四％を占める狭義・最狭義の物質については、定性的にも定量的にもある程度明確に認識できるようになりましたが、残る九六％の暗い物質と暗いエネルギーについては、明るい物質とそれぞれ重力および反重力相互作用をすること、そして全体としてほぼこのくらいの量であること以外には何も知っていません。とすれば、よく知っているつもりの狭義・最狭義の物質も、その重力的性質については極く一部しか知っていないことになります。重力場を他の三つの場と統一する理論を作ろうとしても、くり込み不能の発散が現れてしまいます。ゲージ粒子グラヴィトンはまだ観測されていません。

強・弱・電磁三場についてはほぼ統一に成功したと言われていますが、重力場方程式に宇宙項を導入した場合と同じように、論理的辻褄合わせのための便宜的手段と覚しき要素も含まれています。二次相転移の原因である対称の「自発的」破れとそれに伴う「発散」に至っては、現象に名を付けたにすぎず、原因は不問のまま放置されています。発

散の「くり込み処法」は、くり込み不能の重力場に比べればマシかも知れませんが、数式と実測値との不整合を救済する便法である点では宇宙項と同じです。

また、時空相転移における各種力の場の分岐は、真空のヒッグス場と力を担うゲージ粒子とが相互作用してゲージ粒子が質量を持つことによって起きるという仕掛け（ヒッグス機構）を使って説明されていますが、このヒッグス場は、理論から測定値と一致する上記質量を導き出すために、あらかじめ理論に仕込んでおいたいわば手品の種のようなものです。つまり、理論の出発点で、質量を持たせたいゲージ場の数プラス最低一個のスカラー場を入れて置くと、最後のスカラー場が対称性の破れによって意図どおりの有限大質量を持つ観測の可能な素粒子になるという計算のからくり、それがヒッグス機構にほかなりません。数合わせという点では、くり込み処法や重力場方程式の宇宙項＝暗黒エネルギーの挿入と同じです。グラヴィトン同様、ヒッグス粒子もまだ観測されていません。

このように、現代物理学のほぼ定説とされている諸理論にはすべて、観測によって裏付けられた原理や法則から直接導かれたものではなく、たんなる名や、数式と観測との辻褄合わせの便宜上挿入された計算上の存在が付属しています。その存在は理論の便宜によるのですから、存在の実体は理論自身にもわかりません。

しかし、宇宙超出学の物質観から見れば、それらの実体はいずれも、全存在の時空創造のからくりにほかならないことが、以上の説明によってほぼ明らかになったと思います。

以上、宇宙超出学の根本的物質観に基づいて、全存在が広義物質宇宙を創造し変革して来た過程と現状そして将来の展望を、現代理論物理学が明らかにした事実を素材にして考察し、現代物理学が今も苦しんでいる統一理論の構築は、物質宇宙の創造・進化を全存在の自己超出＝生命活動の構造の中に位置付けることにより、初めて可能となることを明らかにしました。

第二部　各説

各説その二　全存在の生命活動はどのような手法で生態系を創造し進化させるのか
——宇宙超出学と最新生物学

第一章

生態系の創造・進化はどのように行われるのか
——生物進化論の再検討と地球生態系の将来

第二章

地球外生物存在否定の論理

第一章
生態系の創造・進化はどのように行われるのか
——生物進化論の再検討と地球生態系の将来

通説への疑問——進化は地球生態系の相転移である

幼い頃、ダーウィンや化石の話を聞き、生物が進化して来たことだけは、疑う余地のない事実だと思った。しかし、進化の原因は生存競争による自然淘汰、すなわち生存に適する形質を持つ個体が生存競争に勝って数を増やし、適さぬ形質の個体が負けて減り、それが積み重なって適する形質がどんどん強調され誇張されて行く一方、そうでない方が消えて行ったことに在る、という説明には全く納得が行かなかった。

第一に、たとえばキリンの首が総じて短かった時代に、一、二頭ちょっと他より長いのが居たとして、いったい何が生存に有利なのか。有利になるのは、餌になる木の葉のうち、首の長さ普通のキリンに口のとどく高さが、全部食い尽くされた時ぐらいだろう。その結果普通のキリンは全部飢死し、生き残った二、三頭の首の長い雌雄とその子孫がありあまる木の葉をたらふく食って殖えるから、全体としてキリンの首は以前より少し長くなるだろう。しかし、彼らが口にとどく高さの葉を食べ尽くすほど殖える頃には、先に葉を食べ尽くされた低い方の枝にも、新たに育った同種の若い木の枝にも、葉が再び生い茂っているから、普通より首の長いことは生存に有利とはならず、むしろ首を無理して下げなくても葉を食える、首の短いキリンの方が有利になるのではなかろうか。首の長い方がより高い枝の葉を食えるから有利という子供向きに今でも使われている進化論の説明は、大人にはわかり易くても、子供にはかえってわかりにくい。なぜなら、大人は概念でものを考えるが、子供は実際の場面を思い浮かべないと考えることができないから。ほかの子はともかく、少なくも幼かった頃の私の思考はそうだった。

第二に、仮りに上記の進化の説明が正しいとしよう。しかし、これで説明できる進化は同種の生物たとえば同じキリンの仲間が、環境に適する形質へと変化することであって、ある種の生物が異種の生物に変化するという意味の進化=種の進化ではありえない。たとえば、翼のない恐竜が鳥に進化したというのが、現在の生物考古学（古生物学）の定説らしいが、翼のない恐竜の群れの中に翼のある恐竜が生まれたとして、それが生存に有利であるためには、生まれたとたんに彼は自由に空中を飛ぶことができる翼、それを動かす強力な筋肉と骨格、体を軽くするための中空の骨組織、吸入した酸素を百パーセント有効に利用するための呼吸の仕組みなど、現在の鳥とほとんど同じ形質を持っていなければならない。中途半端な鳥まがいの飛べない恐竜はどうやって生きて行くのだろう。しかし自然淘汰説によると、形質の変化は小さな違いが徐々に積み重なることにより、徐々にしか生じえない。無翼恐竜の卵からいきなり有翼で自由に空中を飛翔しうる恐竜が生まれることはありえないはずである。

私が進化論を初めて知った頃には、自然淘汰説以外には用不用説、定向進化説、突然変異説があった。用不用説は、たとえば、小さな翼状の腕を用いて少なくとも空中を滑走する能力を持つ恐竜が、最初に存在し、その腕を用いつづけて世代を重ねるにつれ次第に今の鳥のような翼に変わって行った、と説明するが、いきなり滑空能力を持つほど翼状に発達した腕を持つ恐竜がどうして出現したのかは、全く説明できない。定向進化説は、たとえば、キリンは本来首がどんどん長くなる性質を持っていた、ある恐竜は元々腕が翼になってどんどん発達する性質を持っていた、進化とは本質的にそういうものだ、と説くもので、進化原因を説明するものではなく、要するに生物は進化するから進化する、と説くにひとしい。最後に突然変異説だが、ある種の生物から偶然、同種だが形質の異なる生物が生まれる現象は、昔から知られていた。しかし、異種の生物が生まれた例は全く知られていない。また、変異の原因も昔は全くわからなかった。しかしその後、放射能などによって畸型の同種生物が生まれること、その原因は、染色体＝遺伝子に異常が生じるからだということがわかり、さらに近年は、特別の原因がなくても、遺伝子の突然変異はかなり広く頻繁にかつ偶然に起きていること、そしてその結果、かなり広く頻繁にかつ偶然に畸型や時には新形質（新品種）の生物が生まれること、ウィルスを媒介にして細胞間の遺伝子の移転が起きること、人間の遺伝子操作によりさまざまな畸型や新品種生物を作りうることなど、さまざまな事実が明らかになって来たので、機構はわからないが、ある種生物から異種生物が生まれるという本当の意味の生物進化も、やはり遺伝子の突然変異によって起きるのだろう、という推測が確からしく思われてきた。そして、偶然の突然変異で生まれた新種個体が、自然淘汰に耐えて繁殖し、生態系中に組み込まれることが、種の起源および種の進化である、という考えが広まってきた。突然変異と自然淘汰の組み合わせによるこの進化説も私はかなり早い時期から知っていたが、具体的に考えて行くと、そのような進化は現実には決して起きえないことのように思われた。そして現在ではますますその確信を深めている。そのわけはこうである。

この説に従って、種の進化は、遺伝子の突然変異によって偶然ある種の親から全く異種の子が生まれることから始まるとしよう。偶然であるからには、ある種に属する生物個体の全部またはかなりの部分が、一斉に異種の子を生むことはありえない。現在も世界中至る所で頻繁に、諸生物の繁殖行動が観察されているが、ある種の親から異種の子が生まれたという事実は、一つも報告されていない。たとえば、毎年何億人のヒトの親から、何千万の子が生まれているが、ヒトとは種を異にする生物が生まれた例は一つもない。歴史を遡って調べても、そんな例は一つも記録されていない。してみると、そういうことが起こりうるとしても、その確率はほとんどゼロに近いはずだ。そこで、この極めて稀な偶然によって、ある種の生物のある一個体の親から、異種の生物が一個体生まれたとしよう。たとえば、ある類人猿の群の中の一組の雌雄の類人猿が、偶然一人の雄（男）のヒトを生んだとしよう。異種の生物の雌雄間では子ができないから（＝雌雄間で子ができないことが、異種であることの条件なのだから）、このヒトが子孫を作るためには、彼の身近に彼と同種で年齢の近い雌（女）のヒトが、偶然類人猿の親から生まれていなければならない。しかし、雌雄いずれかの一個体（一人）のヒトが、類人猿の親から生まれるのさえ、ほとんどありえない偶然なのに、そのヒトと異性のもう一人のヒトが、偶然近隣に相前後して生まれる確率は、ゼロに等しいだろう。したがって、せっかく類人猿からヒトが生まれても、子孫を残すこと、子孫が生存競争を乗り越えて繁殖し、ヒトという新種生物を作り出すことは、不可能である。同じことは、クローン生殖でない、有性生殖しかできない全ての種の生物に当てはまる。それゆえ、遺伝子の突然変異によって、このような種の生物から一群の新種生物が生まれ、種として定着することはありえない。このように、突然変異と自然淘汰の組み合わせによって種の起源と進化を説明する最近の有力説は、全く実証されていないのと同時に、論理的にも成り立たない。

以上のことは、裏を返せば、次のことを意味する。すなわち、進化が実際に起きるとすれば、ある種に属する生物群の全体又はかなり多くの部分の親から、一斉に、ある異種生物の子が生まれなければならない。そしてさらにそのためには、前の種の親たちから後の種の子へ、遺伝子（ＤＮＡ）の塩基の配列順序の同一の変更が、一斉に起きなければならない。しかし、そんなことが全く偶然に起きる確率は、物理学的にも確率論的にも完全にゼロである。まして や、三十数億年の間に、原核生物（モネラ）から、今の地球生態系を形作る全種の生物に至る、遺伝子の塩基配列順序の一斉変更が、相次いで「偶然に」起きることは、絶対にありえない。にもかかわらず、現実にそういうことが起きたのでなければ、化石から推定されるような種の進化、原初生物から現地球生態系への生命の進化は、起きえない。それゆえ、その変更と進化は、当然、何らかの統一的意思により、その意思があらかじめ作った計画に基づいて、創りだされるものと解さざるをえない。

さらに、このような新種の創造は、各種が互いに何の連携もなく、てんで勝手に行うのではなく、他の多数の新種創造とともに一斉に行われ、かつそれらが互いに連結して大きな新種の生態系を形作るように、行われなければならない。本書総説第二章や『本能知と理知』二六二〜二六五頁で解説したように、ある一つの種から一斉に新種が生まれても、他の諸種が、その新種と組んで新しい生態系を作れるような新種を一斉に生んでくれなければ、従来の生態系に巧く適応できないで衰滅するか、それとも従来の生態系を侵蝕して一緒に衰滅するかの運命を辿らざるをえないからである。また同時に、こうして新しい生態系が形作られる反面として、従来繁栄していた種の中のかなりの部分、各新種を生んだ各従来種生物、およびそれらが形作っていた従来の生態系全体の綻びと衰滅が、引き起こされざるをえない。そして、化石から推定される生物進化史上の諸事実は、概略以上の仮説と符合する。それは、こういうことだ。

動物は、生命活動のエネルギー源を自分では作ることができず、植物が作ったものを摂取しなければならないから、植物が一斉に進化して植生が大きく変われば、それに適合するように動物も一斉に進化しなければならない。事実、古生代の初めに植物界で菌類・藻類が繁栄すると、それに合わせて三葉虫や腕足類、甲冑魚などが登場するが、古生代中頃に羊歯（シダ）植物が陸上に進出し、有性と無性の世代交替をする種子植物となって繁栄すると、それとともに海では魚類や珊瑚が栄え、陸上に両生類、次いで爬虫類が出現する。古生代の終わりに羊歯植物を押し除けて有性種子生殖の裸子植物が登場し繁栄するのに合わせて、中生代に海ではアンモナイトやトリゴニア、陸上では爬虫類が栄え、中生代初めに出現した恐竜は、裸子植物と盛衰を全く共にして中生代の終わりには絶滅する。そして中生代の終わりに裸子植物を押し除けて被子植物が登場し、繁栄を極める新生代に入ると、それと歩調を合わせて、陸上では中生代に初めて出現した哺乳類、鳥類と小型になった昆虫が、海では貝類が多彩な進化を遂げて繁栄の絶頂を迎える。

このように、地球生態系は、それを構成する各生物種が、他の生物種の進化と無関係にてんで勝手に進化するのではなく、互いに手を携えて一斉にあるいは次々に進化することにより、全体の様相を段階的に変えていく、という形で進化するのである。

ところでこれは、本書各説その一第四章「現代物理学の宇宙論と宇宙超出学との論理的関係について——全存在はどのような手法で時空を創造し進化させるのか」で解明した物質宇宙の進化と相似形である。つまり、生物宇宙も物質宇宙と同様に、「相転移」という形で進化する。もう少し詳しく説明すると、物質宇宙は安定状態の対称性が矛盾を孕んで自発的に破れることにより相転移を起こす。その相転移が進行するとやがて対称性が恢復し再び安定状態に達する。すると再び矛盾を孕んで、対称性の自発的破れにより新たな相転移を起こし……という形で進化する。それと同じように、地球生態系を構成する各生物種及びその各物質環境の間に、過不足のない相互依存関係が成り立つという意味の対称性が完成して、地球生態系が安定状態に入り、繁栄の絶頂に達すると、自然につまり自発的に、その対称性つまり相互依存関係が矛盾を孕んで内から破れ、各新種生物とその各新物質環境間の交錯する新たな相互依存関係から成る新たな生態系への相転移が起こる。

そしてこの観点から見ると、現在の地球生態系は、中生代の終わりから始まって今に至る新様相の生態系形成すなわち相転移がすでに完了して、生物及びその物質環境の相互依存関係としての対称性が完全なものとなったために、新種生物の出現が不要となり、したがって種の進化が停止した安定状態に在るように見える。地球生命は、僅か三十数億年の間に次々に新しい種を作り出して、原初生物から現地球生態系まで猛烈なスピードで進化して来た。ところが、現在新しい種の創出は全く観察されておらず、進化はほとんど停止しているとしか考えられない。その理由はここにある。

しかしその反面、この対称性は、人類文明の容赦なき自然破壊・自然汚染によって矛盾を孕み、地球生態系の内から、つまり自発的に破れつつあり、そのため現地球生態系の安定状態が崩壊して、これに代わる新たな地球生態系の出現すなわち地球生態系の新たな相転移＝進化の胎動が始まっている、とも考えられる。

従来の進化原因説では、進化は生物の個体ごとに、あるいは種ごとに、バラバラに偶然起きて、自然淘汰によって生き残ったものが、なぜか巧い具合に相互依存関係で結び付いて新たな生態系を形作る、とされていたから、このような問題意識は生ずる余地がなかった。しかし、もし以上のような見解が正しいとすれば、地球生態系は、全存在の意思に基づいて一定の計画に従い、各種が脚並みを揃えて全体として変わって行く（相転移する）のであり、人類文明が地球生態系を、まるで仇敵に対するかのように侵略し破壊し汚染し続けているのは、全存在の進化計画に基づく予定どおりの事態である、ということになる。つまり、現地球生態系は、人類文明の登場以前にすでに完成し繁栄の絶頂に達していて、もはやそれ以上に進化させる余地が無かった。そこで全存在は、これを新しい様相の生態系に相転移（進化）させるために、まず、ある類人猿を選んでヒトに進化させ、その発達した理知の利己欲と強力な自然改造能力を利用して、現地球生態系を崩壊に導き、次に、生き残った諸生物をさまざまに進化・繁栄させ、彼らを相互依存関係で結び付けて、現地球生態系よりも美しく豊穣多彩な生態系を創り出そうとしているというわけである。

人間の理知の暴走が、生態系の相転移とそれに伴う超常的生命現象を引き起こす

しかし、この仮説の正しさを検証するためには、さらにしなければならないことがある。すなわち、物質宇宙の相転移点では、それを記述する理論に物理量の発散という超論理的事態が生じる。もし現地球生態系が新生態系への相転移点に在るならば、生命現象の中に論理的には説明のつかない超論理的事態すなわち超常的生命現象が生じているはずである。そして現在、まさにそのような事態が顕著に姿を表して来ている。

先ほど、全存在は人間の理知の利己欲と強大な自然改造能力を利用して、現生態系を内から崩壊させる計画であろ

う、と述べた。そうであるなら、全存在の意思的選択が行われていることを示す、通常の生命理論を超える事態が、人間の利己的な自然改造の試みの中にすでに姿を表しているはずである。そしてまさしく、そのとおりの事態が、近年脚光を浴びて続々と登場している。すなわち、少しでも寿命を延ばしたい、健康でありたい、できれば永遠に生き続けたいと願う利己的欲求と、それにつけ込んで一儲けしたいという利己的欲求とが絡み合って、急速に開発されてきたクローン生物作り、ＥＳ細胞からの生体の諸器官作り、遺伝子操作による生体改造や変種生物作り、脳死臓器移植などがそれである。

クローンによる生殖は、塩基配列が全く同一の遺伝子を持つ生物個体を繰り返し再生させ続けるものであるから、種の進化には適していない。そこで全存在は、染色体をリング状から紐状に変え、可能な細胞分裂回数を決定する遺伝子（テルメオ）をその端に置き、分裂のたびごとに、その遺伝子を一つずつ切り離す仕掛けを設けて、同一遺伝子の生物個体が永遠に生き続けることを阻止する一方、減数分裂によって形成された雌雄の生殖細胞の結合により、新たな塩基配列の遺伝子を持つ新たな生物個体を創るという、有性生殖の仕組みを創造した。これにより、同種の生物個体に多様な個性を与えただけでなく、全存在がそうしようと思えば、結合を偶然に委ねないで、意思的選択を行い、親と全く異質の塩基配列の遺伝子を持つ新種の子を創り出すことも、可能になったのである。そしてこれが、（全存在の意思によって起きる、という点を別にすれば）有性生殖と種の起源・進化に関する通常の生命理論である。しかしこの方法によって全存在が、新種生物を一齊に創り相互依存関係で結合して新しい様相の地球生態系を出現させるためには、それに先立って従来の地球生態系を内から崩壊させ、従来の種間相互依存関係を一旦解消させなければならない。そして崩壊させるためには、その仕事を請け負わせる生物に、通常の生命理論には当て嵌まらない超常行動をさせる必要がある。そして、現地球生態系を崩壊させる仕事を請け負わされた生物こそ、ヒトすなわち人間であり、彼が行なっている超常行動こそ、上記クローン生物作りなどの新技術にほかならないのである。

本来生態系には、各生物の自己保存本能が行き過ぎて、他生物との相互依存関係を崩壊させないための、いろんな抑制の仕掛けが用意されている。上記有性生殖の仕組みもその一つで、生物個体の寿命に限界を設け、生殖の方法を限定することにより、ある生物種が、他生物種との相互依存関係を破壊するほどにまで無制限に増殖することを抑えているのである。ところが、現地球生態系を内から崩壊させる任務を負わされた人間の理知は、その強力な技術力を駆使して、その飽くことなき自己保存欲を充たさんがために、通常の生命理論が教えている有性生殖の方法に対する限定を逸脱する方法により、通常の生命理論が教えているヒトの寿命の限界を超えようと考えた。クローン人間作り、その予備実験たるクローン羊やクローン牛作りは、自己の遺伝子の永遠存続に、自己の寿命の永遠の夢を託す企てである。また、ヒトの受精卵をＥＳ細胞に育て、それをさらに生体の特定の器官に育ててから、自己のからだに移植して延命や健康恢復を謀ろうとする企ては、本来自己と異なる独立人格に成長する可能性を持つ生命体から、その可能性を奪い、それに代えて自己自身のからだの一器官となる可能性を現実化するという、発生に関する通常の生命理論によっては起こるはずのない超常的事態を引き起こす試みである。さらに、脳死臓器移植は、通常の生命理論では明らかに生きている他人を死体と見做し、生体の免疫機構に関する通常の生命理論に従って起きる拒絶反応を人工的に押さえ込んでまで、寿命に関する通常の生命理論を超えて自己の延命を謀ろうとするものであって、人間の飽くことなき自己保存欲と、それにつけ込み他人の臓器を売買の対象にして大儲けを企む、人間のすさまじい金欲を浮き彫りにしている。最後に遺伝子操作による生体改造や変種生物作りは、遺伝子の塩基配列の変化に関する通常の生命理論では起きるはずのない変化を人工的に起こして、延命・健康恢復・金儲けなどを企てる、人間の限りなき自己保存欲求の所産である。そして、それらすべてに共通しているのは、地球生物誕生以来三十数億年間、全存在の意思的選択の独占的対象であり続けてきた、全生物の全生命活動の領域に、その選択の一対象にすぎない人間の生命活動が、逆に踏み入って、自己の意思的選択の対象にしようとしていることである。

敢えて選択の対象に「した」と言わないで「しようとしている」と言ったわけは、いずれの試みも結局は、思いどおりに行くわけがないからである。拙著『本能知と理知』および本書総説第二章で詳しく解説したように、全存在の知恵は、生物の全種全個体および全個体それぞれのからだの全器官全組織を一望の下に認識して、それらすべての生命活動が、緊密な相互依存関係で結び付き安定した循環系を作って行われるように、平等に一つの漏れ落ちもなく配慮する深遠・広大でしかも緻密・繊細・微妙極まりない知恵である。ヒトも他のあらゆる生物も、この知恵の配慮によって生まれ・育ち・生き・子孫を残す。但し、全存在の知恵がいくら偉大でも、神様でない以上、各生物個体が置かれる各時各場所の環境の特殊性にまで一々配慮することはできないから、同種生物が置かれる平均的な環境を考えて、その種に属する個体については一律に、その平均的環境に巧く適応できるような一定の生命活動を選択する。そして環境の特殊性に対応してその生命活動をどのように変えるべきかは、各個体の理知の判断に委ねる。そのために全存在が、各種にどの種類どの程度の理知的能力を与えるかは、他種との相互協力にとって何がどれほど必要・適当であるかを考えて選択する。たとえば、食物連鎖が安定して保たれるためには、捕食する側とされる側の、捕らえる知恵と逃れる知恵のバランスが重要である。この見地から、ヒトも原人の段階までは、環境との相互協力関係を巧く保つために必要・適当な種類と程度の理知能力しか与えられておらず、繁栄の絶頂に在る安定した地球生態系の一員として、他の諸生物や物質環境と共に、繁栄の恩恵を仲好く分かち合っていた。ところが、原人から進化した新人は、他の生物や物質環境の良き隣人、地球生態系の優等生であるために必要・適当な種類と程度を遥かに超える、他生物に比べて断トツの理知を与えられ、現地球生態系を崩壊させる使命を負わされてしまった。その結果、自分が置かれた環境の特殊性に巧く適応する知恵が、本能知本来の、地球生態系の一員として他のヒト、生物、物質環境と上手に折り合いをつけて生きる知恵を押し除けて過剰に発達し、自己保存欲だけが異常に突出した、ヘンな動物になってしまったのである。そして挙げ句の果てに、全存在が直接選択する生命活動の最も基礎的な領域、遺伝・受胎・発生・

免疫の機構までを、思いのままに操作しようと企てたのである。しかしヒトも、他のあらゆる生物も、全存在の本能知によって呼吸し・食い・動き・子を作って生きているのであって、そのことに理知は全く関与していない。理知の能力は本質的に、状況に応じて本能知のその働きを助けることだけであって、代わってすることではない。万人・万生物・万物質を見通す本能知の広大・深遠・精妙極まりない知恵が「これしかない」として選んだ生命活動のやり方を、自分のことしか見えず自分の保存を最優先に考える理知の浅薄で利己的な知恵が、どう変えてみたところで、巧く行くわけはないのである。

中には、ヒトの理知の暴走は、原人からヒトへ進化させるときに、全存在が能力の計算を間違えたせいではないか、と疑う人がいるかもしれない。しかし、たった三十数億年で地球生態系をゼロから創り上げた全存在の叡智が、こんな初歩的なミスを犯すわけがない。仮りに犯したとしても、すぐ修正できるはずだ。なのに全存在は現地球生態系を、ヒトの理知の蹂躙に任せてきた。近ごろようやく人間は百年後には生物種の半分が絶滅するとか、大気の平均温度が何度上昇するとか騒ぎ出しているが、現実はそんな悠長な話ではない。先に説明したことだが、動物の生死も、大気・大地・河海の変動も、植物種の消長・変化と大きく関連している。近年、都市文明の急激な拡大や医療の進歩・普及による人口の急増に伴い全世界にわたって広大な森林・原野の喪失・砂漠化が進み、河川は枯れて黄河の流れは海に至らず、中央アジア・中国の黄砂は東京の空を暗くしている。高温化により、大西洋上に発生する強烈な上昇気流が大量の積乱雲を作って、吸い上げた水蒸気をアマゾン河流域に運ぶ前に洋上に雨となって降らせ、そのためアマゾン河が各所で干上がり、広大な熱帯雨林が枯死して草原や砂地に変わっている。全世界に食糧を供給しているアメリカやインドの農業地域では、かつて巨大な水量を誇っていた地下水が枯渇に瀕し農業生産は消滅に近付いている。石油の産出量や電気の供給量が需要に追いつかないなどと、商工業者や都市住民が心配している間に、世界的食糧危機がすでに足もとまで忍び寄っている。希少動植物の絶滅を憂えている間に、ヒト自身の生存が脅かされようとしている。

追い詰められたヒト同士の生死を賭けた食料・資源の奪い合いが全世界的規模で起ころうとする前兆が、貧富格差の極端化、内戦、国際的な緊張・紛争・戦争・テロなどさまざまな形で全世界に吹き出している。ヒトの理知の飽くことなき利己的欲望とその欲望を際限なく充たす能力とが創り上げた、全世界を覆う金剛石より堅固な巨大建造物、資本主義経済機構とその生産技術およびこれを揺るぎなく支える強大な法治国家権力に全人生を献げ、その歯車となり奴隷となって生きる以外の生き方を知らぬ今の世のヒトビトには、たとえそのような悲劇の到来を明確に予知したとしても、阻止することはもはやほとんど不可能である。そしてこれらの事実と、生命理論を逸脱したクローン生物作りなどの超常技術の出現とは、ヒトの理知の過大な利己欲および技術力という同じ根から派生した双子である。してみれば、前者は、現地球生態系が相転移つまり進化の原点に在って、新様式の生態系に生まれ代わるべく、自己を内からつまり自発的に崩壊させ死滅させようつまり自死させようとしていることを示す非常事態、後者は、そうしようとする全存在の意思的選択が今まさに行われつつあることを徴表する超常現象に他ならないことは、もはや疑う余地がない。

地球生態系崩壊の原因と経過への反省が、新生態系創造への展望を開く

さて、以上の仮説が正しいとすれば、私達の正しい生き方すなわち倫理・道徳の根本原理について、宇宙超出学がこれまで語ってきたことに対し、ことによると、ある重大な疑念が生じるかもしれない。宇宙超出学はこう説いてきた。「私たち一人一人は、全存在の一つのペルソナ（仮面、顔、見える姿、分身）であるから、同じ全存在の別のペルソナである他の万人・万生物と共同して、全存在の自己超出（宇宙超出）に、自分自身の自己超出を通して参加すべきである。この共同自己超出が地球生態系の繁栄と進化をもたらすのだから、具体的には、他の人々および諸生物

と協力して、地球生態系の進化すなわち発展・繁栄に貢献すべきである。これが、私たちの生き方・倫理・道徳の根本原理である。」と。

ところが、上述の生物進化仮説によると、進化とは地球生態系の相転移であり、相転移するためには、それに先立って現地球生態系を崩壊させなければならず、崩壊させ終わってから生き残った諸生物を進化させて、それらが相互依存関係で結び付いた新たな生態系を創り上げて行かなければならない。そうだとすると、同じように「地球生態系の進化に貢献すべきである」と言っても、進化がどの段階に在るのか、つまり現生態系を崩壊させるべき段階に在るのか、それとも崩壊し終わって新たな生態系を創り上げるべき段階に在るのかによって、貢献の仕方が違ってくるのではなかろうか。すなわち、生態系を崩壊させるべき段階に在るなら、生態系を崩壊させるように行動することが進化への貢献であり、新たな生態系を創り上げるべき段階に在るなら、生態系を発展・繁栄させるように行動することが進化への貢献であるはずだ。とすれば、倫理・道徳の根本原理も、地球生態系がどの進化段階に在るかで、具体的には全く逆になってしまうはずだ。ところで上述の推定によると、私たちが今棲んでいる地球生態系は、まさに相転移＝進化の原点に在り、人間によって崩壊されるべき段階に在る。それが真実なら、私たち現代の人間は、協力して地球生態系をどんどん破壊し汚染して、最後は生態系と一緒に消滅することこそが、正しい生き方、倫理・道徳である、ということになってしまう。しかし、いくら何でもこの結論はおかしい。宇宙超出学の倫理・道徳観は間違っているのではないか。

お答えしよう。宇宙超出学を正しく理解していれば、そういう結論は出て来ない。なぜなら、生物進化は生態系の「自己超出」である。自己超出は、「過去体験を参照することによって未来の可能性を展望し、それらの可能性の中から最善と判断するものを選択・実現する」ことである。それゆえ、新生態系の創造は、新生態系にとっての過去体験である現生態系の創造と崩壊のいきさつを参照することによって、現生態系に替わる新生態系創造の可能性を展望し、それらの可能性の中から最善と判断するものを選んでこれを実現して行く、という手順で行われる。これをもう少し具体的に言うと、現生態系が何故に・如何にして創造されて行き、また何故に・如何にして崩壊して行ったのかを認識することによって、新生態系を創造するために克服すべき課題と実現すべき目標、および課題を克服し目標を実現する可能な手順が見えて来る。これが、未来の可能性を展望することである。こうして見えて来た可能な手順の中から、最善と判断したものを選び、それに従って新生態系を創って行くのである。先に、「新生態系を創造するためには、それに先立って現生態系を崩壊・死滅させねばならない」と言ったのは、この意味であって、「崩壊・死滅させながら同時にその経験に学ぶことにより、初めて新生態系の創造が可能になる」ということである。では現地球生態系の発展・繁栄・崩壊の経験から、何をどう学ぶのか。

人類登場のかなり前に、現地球生態系は完成の域に達し、諸生物全体が平等で緊密な相互依存関係で結ばれていた。つまり、生態系を構成する全生物種それぞれの、他の種に与える利益と他の種から受ける利益とが、すべて釣りあって（＝対称的で）全体として巧く循環しながら安定している状態になっていたのである。この時地球生態系は、すべての種が満足している自己充足の状態、つまり繁栄の絶頂にいた。そしてそれは同時に、どの種ももはや進化できず、したがって地球生態系全体も進化できなくなった状態であった。なぜなら、この状態では、ある一つの種が他の種に抜け駆けして進化し環境への適応能力を増して個体数を殖やそうとしても、生態系全体が一種の自動安定装置として機能し、増殖を抑えてしまうからである。見易い例を挙げれば、ライオンは強力な爪・牙・筋骨を道具として用いることにより草食獣を捕食するという方法で環境に適応しているが、この道具をさらに強化して草食獣の捕食能率を上げることにより生存可能な個体数を殖やそうとすると、餌になる草食獣の個体数を急激に減少させて、却って自種の生存可能な個体数が減少せざるをえなくなってしまう。その結果、物質宇宙が対称性の破れによって進化し、やがて対称性を完全に恢復してそのままでは進化できない安定状態に達したのと全く同様に、外から何らかの働きかけがない限り、対称性を破って進化することの不可能な状態が、生物宇宙にも出現するのである。

しかし、全存在は、生態系と共に進化するのでなければ、存在できない。否、正確に言えば、生態系と共に進化することが、全存在が存在することなのである。それゆえ全存在は、自己超出するために、意思的選択を行うことにより、完成し安定した地球生態系の対称性、すなわち種の相互依存関係における利益授受の釣り合いを破って、この地球生態系を一旦崩壊させようとする。けれども、ほとんどの種は、先記ライオンの例のように、どの一つを特別に進化させても、自動安定装置が働いて生態系を崩壊させることはできない。その原因は、ライオンが、多数の草食獣の棲息する熱帯の草原でしか生きて行けないのと同じように、それぞれの種には一定の生活圏いわゆる縄張りがあって、そこでしか生活できず、同時にそこには局所的な安定した小生態系が存在し、そこで生活する限り、自動安定装置に守られて、どの種も一定の個体数を保って生存し続けることが保障されており、完成し安定した地球生態系は、それらの小生態系の各々が順次連結した相互依存関係によって結合した全体として構成されているからである。

ところで、普通の種が、一定の環境でしか生活できないのは、生活に必要な資源とそれを手に入れる方法とが、本能知によって種ごとに特定されているからである。つまり本能知は、種の棲み分けを求める知恵である。それゆえ、ある生物に、環境が変わればそれに対応して生活に必要な資源とそれを手に入れる方法を変えることにより、異なるさまざまな環境に適応して生きる能力を与えるならば、彼は、ある生活圏でそこの環境に適応する生活方法を発見しそれを進化させることにより個体数を殖やし、その結果そこの小生態系内ではもはや全個体が生活必要資源を手に入れることができなくなれば、過剰な数の個体が別の場所に移動し、そこで新たな生活資源とその新たな入手方法を見付けさらに進化させて個体数を殖やし、その結果再び全個体が生活資源を入手できなくなれば、再び過剰分の個体が別の場所に移動し……という生き方を繰り返すことによって、地球全体にその生活圏を拡げて行くことができる。このような種の増殖に対しては、生態系の自動安定装置は機能することができない。だから、このような能力を持つように、適当な生物を進化させることができれば、地球生態系を彼らの力で崩壊させることができる。そう考えて全存在が白羽の矢を立てたのが、ヒトの祖先に当たるサルだった。そのサルの脳をさらに発達させ、本書総説第五章や『本能知と理知』で説明した仕組みによって、本能知だけでは適応できない環境に臨機応変に適応する方法を発見し創り上げる能力をそのサルに与えたのである。それがヒトである。そして、このような発見が次々に積み重ねられて、その能力が止め処なく進化して行った結果、とうとう「今棲んでいる生活圏の生態系を食いつぶしても、新たな生活圏を開拓すればよい」という考え方が広まり、ヒトの棲む各生活圏の小生態系が蝕まれあるいは食いつぶされて、それまで存在していたそれら小生態系間の平等な相互依存関係が崩れて行った。さらに、ヒトの生活圏が地球全域に拡って行くにつれて、その崩れが地球生態系全体に波及して行った。しかし、地球は広く地球生態系は大きいから、ヒトの個体数が殖え続けても、しばらくは受け入れ続けることができたので地球生態系全体が、その増殖を一定に抑える自動安定装置として機能することはなかった。そして、近年ようやく受け入れ能力が限界に達した時には、従来の自動安定装置のやり方ではもはや崩壊の波及を食い止めることはできなくなっており、地球生態系は急速に崩壊への一途を辿ることとなったのである。かくして全存在の地球生態系相転移作戦の第一段階は、成功しつつある。

さて、以上のように、地球生態系の崩壊が避け難いものならば、その体験を反省して全存在は、新しい地球生態系を創り出すために何を学ぶべきだろうか。全存在の一ペルソナとして、私も、あなたも、すべてのヒトは、この問題について考えるべきであり、また考える権利がある。但し、地球生物の誕生から現地球生態系の完成までの進化は、その全体とあらゆる細部を一望に収める本能知の広大・深遠・精妙な知恵の仕業である。ところが私たちヒトの理知は、自己の本能知的体験のうち、意識的に認識したほんの僅かの部分しか認識できない。したがってヒトの理知は、現地球生態系の完成までの進化体験を、新しい地球生態系創りにどう生かすべきかについては、全く発言権を持ちえない。

発言権を持つのは、意識的認識の仕掛けすなわち表象化機構を備えたヒトが登場して以降の地球生態系におけるヒトと他生物、理知と本能知の協力と闘争の体験を、新生態系創りにどう生かすか、である。

顧みれば、私が生涯を賭けて行なってきた「存在と生命の実体」の探究は、そのまま、全存在が私というペルソナを通してこの問いへの答えを探す旅にほかならなかったのだ。したがって、その旅を通して私が見たことと考えたことを追って行けば、それがおのずとその答えになるはずである。そして私は次のことを見、次のことを考えた。

私はまず、その探究の前提として、本能知と理知との実体と本質的な関係を明らかにし、それに基づいて、まず、理知の形成と進化すなわちヒトの理知的自己超出のいきさつを解明することにより、ヒトが創造してきた「文化」の全貌を描き出した。その成果を綜合し体系化して著したのが『存在と文化（全三巻）』と『権力止揚論』である。そしてその中で、全存在の一ペルソナとして永遠・無限の真実在たる自己と、この自己の自己超出において理知的に認識される一時・有限の生物個体たる自己との共存が、ヒトの実存であること、真実の自己の明瞭な自覚に基づいて、生物個体としての自己の理知的自己超出を他の万人・万生物の自己超出と互いに協力して行い、その成果を万人・万生物と共有することが、ヒトの自己超出の目標、在るべき姿であること、しかしヒトは、そのことを根源知によって認識していながら、その認識は理知の視野の狭さによって不明瞭になりがちで、生物個体としての自己を真実の自己と誤認し、自己超出の目標の重点を、生物個体としての自己の保全すなわち「利己」に置きがちであること、そこから、ヒトとヒト、ヒトと他生物の関わり方に、協力と闘争との分裂・葛藤が生じ、それらが複雑に絡み合って、ヒトの社会と文明の形成・進化の歴史を織り成していくこと、を明らかにした。そこで、探究の視野を、ヒトの自己超出から万生物の共同自己超出へ、現宇宙に棲む生物の一時・有限の自己超出から宇宙を超えて棲む生物の永遠・無限の自己超出へと、自然・必然に拡げていくことにした。そしてそれと共に、ヒトの理知的自己超出が創り出す文明生態系と、他の万生物の本能知的自己超出が創り上げて来た自然生態系との関係、特に、近年俄かに顕わになってきた文明生態系による自然生態系の侵略・破壊・汚染の実態と、それにどう対処すべきかとに、探究の焦点を置くことにした。この間の思索の推移を著書にしたのが、『宇宙超出論』と『宇宙超出への道』である。

こうして明らかになった文明の自然に対する迫害が横行する原因は、大きく分けて二つ在る。一つは、先述の、ヒトの理知に内在する、万生物との共同自己超出よりも「自己保存」「利己」追求を優先する傾向である。もう一つは、ヒトが、脊椎動物の中で、脳を基本的道具とする理知が特別に発達した動物であり、この理知の働きで他生物にはできない人間独特の創造を行なって来たことを、自分に都合好く解釈して、「人間は理知を持つがゆえに万生物中最も高い創造力を持つ生物であり、創造が価値であるから万生物中最も価値ある生物であり、したがって自分のために他生物を殺そうと生かそうとどう利用しようと自由である。ヒトにとって善いことは、すべてにとって善いことである。」という思いあがった考えに陥ったことである。それゆえ、理知的生物も一緒に万人・万生物が仲好く自己超出しうる方法を見付けるために、まず解明しなければならない点は二つある。一つは、私が探究の当初に解明した本能知と理知との実体と相互関係を、さらに広く深く精密かつ詳細に調べなおすことにより、ヒトの理知の中枢を担う、脳を基本的道具とする表象化機構のどこのどのような仕組みに、万人・万生物の共同自己超出よりも自個体の保全（利己）を優先して求める傾向の原因があるのかを突き止めることであり、もう一つは、自種の特殊な能力の他種生物に対する優越を以て、存在価値そのものの優越と見做す虫の好さの原因が、どこのどの仕組みにあるのかを突き止めることである。こうして原因となる表象化機構の仕組みがわかったら、次にそれをどのように創り変えれば、利己よりも万人・万生物の共同自己超出を優先して求めるように、また、万人・万生物の存在価値の平等・対等を認め他者に対して謙虚であるように、理知を変えることができるのかを、考究しなければならない。このような問題意識のもと、これまでの探究全体を再検討し体系的に記述し直した上で、それに基づいてこの問題に対して明確な解答を与えようと試みたのが、拙著『本能知と理知—見えてきた生命の実体』である。そこで提示された理知の改造計画が只の空想ではなく、各個人の理知の、死後も已むことのない永遠の自己超出によって実現可能であることを示したのが、本書各説その三第一章の死生一体論にほかならない。

ところで、文明の自然に対する迫害の実態を実証的科学的に考察し批判した人、対策を考えた人、それを実行した人は、私以外にも大勢おり、彼らもまた全存在の一ペルソナとして、ヒトの理知の利己性を痛感し批判し、抑制ないし矯正する方策を工夫し実行している。それゆえ、彼らのこの努力と試行錯誤の体験も、全存在が新地球生態系を創るための参照資料である。但し、彼らが唱える、理知の利己性を抑制し矯正する方法は、宗教・道徳の教えにより、理知自身の自発的改善を促すこと、または法・国家権力の強制、世論や社会の仕組みの圧力などにより、自然に対する迫害の原因となっているヒトや企業の活動を抑制することにとどまっていて、抜本的解決には繋がりえない。それがヒトの理知の限界であることを確認して、今全存在が最終的に求めているのは、理知の仕組みそのものを改革することによって根元から利己的欲望を抑え、万人・万生物との共同自己超出への意欲を高めること、そしてそれによって、本能知には真似できない理知的創造すなわち文化・文明を、理知には真似できない本能知的創造すなわち自然生態系と渾然一体に融合させ、各理知的生物と各他生物が両創造の成果をひとしく公平に享受する新たな地球生態系を創ることである。

今のところ、この求めに応えて、理知の仕組みそのものの改革方策をまじめに考え提言したヒトは私一人であるが、その私も、まだおよその方向とおおまかな素描を提示するにとどまっている。他方、文明の自然に対する加害のさまざまな現場で切実に対策を考え、理知に向かって利己的欲望の抑制を必死に求めている前記の人々も、すでにその努力の限界を悟りつつある。しかし実は、その限界の場所にこそ、万人・万生物との共同自己超出を阻む表象化機構の具体的な壁が聳え立っているのであるから、それらの壁を取り除く仕掛けを、私が描いた新地球生態系の一員となるべき新理知的生物の新表象化機構の下書きの中に一つ一つ描き入れて行けば、その新表象化機構のより具体的で実効性のある設計図を描き上げることができる。

たとえば、ヒトがクローン人間創り・ES細胞からの人体器官作り・脳死臓器移植を敢て行なってまで、永生・延命を願ってやまないのは、ヒトの死への恐怖があまりにも烈しいからである。死への恐怖は、一面において、たとえば干上がった沼の泥の中で必死に生きようとした太古の魚の懸命の努力の累積が、肺魚・両棲類そして肺呼吸するさまざまな脊椎動物への進化の門を開けた例からもわかるように（『本能知と理知』一一〇頁参照）、死の間際まで延命の方法を模索させることにより、新たな種への進化の道を切り拓く原動力の一つである。しかし他面、死は新たな自己超出への出発でもあるのに（『本能知と理知』八一～八九頁。本書各説その三「死生一体論」序章。）、死への過剰な恐怖は、死を前にして生涯をふりかえり新たな自己超出への展望を開くことを妨げ、さらに過剰な自己保存欲を掻き立てて、万人・万生物との共同自己超出への意欲を阻む最大の障害ともなっている。それゆえ、表象化機構に、死への恐怖を緩和し新たな出発への勇気を鼓舞する機能を持たせれば、過剰な自己保存欲を制限することができる。

またたとえば、現代資本主義経済機構こそ、ヒトの利己的欲求を歯止めなく無限に掻き立てる一方、ヒトからその機構に順応する以外の生きる道を奪って、機構の仕組みと動きに対する批判や反抗や時には不満の表現すら圧殺することにより、ヒトビトを欲望の奴隷に変えて私利追求にひた走らせ、自然生態系に対して仮借なき迫害を加え続けさせると同時に、ヒト同士をも遂には殺戮・戦争に及ぶ自然資源の争奪に駆り立てている元兇であるが、この機構がヒトビトをこれほどまで利己的欲望の追求に狂奔させている原因は、「射幸心」「賭けの快楽への欲求」を、ヒトの経済活動の根本原理に据えると同時に、大きい胴元は絶対に損をしない仕組みを設け、法治国家権力にこれを保障させ擁護させていることにある（『宇宙超出への道』七二～九八頁、『昔の商人と今の企業、昔の王様と今の国家』〔『白鷗法学』六号〕二九五～三一九頁参照）。それゆえ、現地球生態系に替わる新地球生態系の新理知的生物の新表象化機構には、射幸に対し今のヒトに百倍する嫌悪・憎悪を起こさせ、賭けを憎み忌み嫌わせるために、地球生態系に寄与・貢献する努力に対しそれにふさわしい報酬を得ることに最大の喜びを感じ、自分か他人かを問わず、その努力が報われないことに強い憤りを感じる機能を持たせるべきである。

今の世の多くの人々は、実現不可能な理想を掲げ、その実現への夢を説く者を、夢想家・観念論者と呼んで嘲笑あるいは黙殺し、自分自身は、今実行可能な方策の中から、自分の利益に合致しかつ自分の身の丈にあったものだけを選んで主張しあるいは行動している。しかし、全存在の立場に立って見れば（私たちはそれぞれ全存在の一ペルソナなのだから、この立場に立とうとすれば、いつでも立つことができる。）、その夢想家・観念論者、すなわちヒトの理知が創った文明の暴力、現在はとりわけ資本主義経済機構と法治国家権力の不正に対し、自己の不利益を顧みず批判を加え、これを正す方策を、たとえ現実には実現不可能とわかっていても、考え・提案し・実現のための挑戦を止めない人々の良心の内にこそ、全存在が現地球生態系崩壊後に創造すべき新地球生態系、あるいはさらに現宇宙の自己超出である来宇宙において創造すべき新生態系の、新理知的生物の新理知の仕組みを創るために参照する価値のある、貴重な知恵が宿っているのである。

考えてみると、これに当てはまる人は、彼らや私だけではない。画家が描く世界も、小説家が語る出来事も、現実には絶対に在りえない架空の世界、空想の出来事であるが、そうであるがゆえに、否、そうであってこそ初めて、理知の創造として価値があるのである。なぜなら、それは、彼らが現実の世界を生きつつその生を超出することによって見出した、在るべき世界または在るべからざる世界であるがゆえに、現世すなわち現地球生態系の自己超出である新生態系の創造にとって、貴重なヒントとなりうるからである。芸術や文学に限らず、一見現実世界とは何の関わりも無さそうなことを語っている数学・科学・哲学・宗教の純粋理論も、一見それらとは正反対に、現実世界にどっぷり浸かっている庶民が日常生活の中で抱く、喜怒哀楽や夢や希望や幻滅や挫折の体験も、その中に、在るべき世界・在るべからざる世界の認識を含んでいることによって、全存在の自己超出において参照される価値がある。全存在は、それらの体験のすべてを平等・公正に参照し、取捨・綜合して、新生態系を創造するのである。

新生態系創造の原動力としての愛

さて、上述したのは、全存在が、現地球生態系に替わる新地球生態系の新理知的生物の新理知の新表象化機構を、どのように設計するか、という話である。しかし、設計図がどんなに優れていようと、設計図どおりに創っただけで新理知的生物が、万人・万生物と共同自己超出してくれるわけではない。共同自己超出に彼を駆り立てるのは、設計図どおりの仕組みではなくて、その仕組みを作動させる「情熱」である。人はその情熱を「愛」と呼ぶ。それゆえ次に、どのように愛を喚起すべきかを探らなければならない。

世間ではよく「鳥獣に愛という感情は無い。それを持っているのは人間だけだ。」と言われている。それは、人間が、愛情を、鳥獣も持っている性本能とは別次元の高尚な感情、天上的な何かであると自分に信じさせて、鳥獣に対する優越感を満足させようとするつまらない自尊心の幻想にすぎない。人間の愛も鳥獣の愛も、起源は、親に餌（哺乳動物では母乳）を求める新生児の本能である。これは親に頼る愛、依存の愛で、親への愛は自己愛の反面に過ぎない。物心づいて異性を求める本能が発現すると、愛は明確に客体に向かうが、これは一方的に求める愛、奪う愛で、まだ自己愛の延長上に在る。それゆえ、求めて得られなければ、相手を怨み憎む愛の自己否定になってしまう。求めて得られ性欲が満たされたとき自己愛と客体への愛が合一し、理知の打算が介入しなければ、客体への愛が自覚された愛に成長する。理想的な恋愛あるいは夫婦愛の段階である。するとその中から自然に、相手の子を作り育てたいという欲求が双方に生まれる。その結果子が生まれると、親の子に対する給餌・保育の本能知的欲求が生まれる。それが、親の子に対する責任感と一体の無償の愛、慈愛で、愛の最高段階である。『本能知と理知』の冒頭で書いたように、鳥獣ではこの愛が純粋の形で発現されて献身的な愛情行動となるが、人間では、理知の利己的欲求によって歪められ、愛情に名を借りて子を、自分の理知的願望達成の道具にしてしまう、という現象も起きる。

このように、純粋の愛情は、まず、雌雄（男女）・夫婦・親子間の広義の性本能欲求とその充足行動として生まれ成長して行くが、性本能は、全生物が共有する生態系の創造・進化・繁栄を願う全存在の意思、言い換えれば万人・万生物の共同自己超出への意思が、各種・各個体の個別的欲求として発現したものである。それゆえ、男女・夫婦・親子間の広義の性本能の発現にはほかならない純粋の愛情は、社会生活の中で協力し合う他の人々と自分との関係におのずから感情移入されて、身辺の自然、兄弟姉妹、朋友、社会、人類そして万人・万生物への愛に拡張されて行く。たとえば、戦争や内戦のとばっちりで、親を失い自分も片脚を失った幼児のテレビ映像を見て心を痛めるのは、幼児だった頃親に頼り切っていた自分の性本能の動きを想い出し「もし自分がこの児のようになっていたら」と、その想像をその児に移し入れるからであり、いたたまれない思いで難民の救済に義援金を送ったり反戦デモに参加したりするのは、自分が子を持つ親ならもちろん未婚でもかなりの年齢に達していれば、父性・母性本能が動いて、自分がその児の親であったらしてやりたいことをしてやりたい、あるいは児の不幸を招いた戦争や内戦を止めさせたいと思うからである。そしてこれこそが、ほんものの兄弟姉妹愛、友情、同志愛、社会愛、人類愛（以上を包括して同胞愛）、さらに天地万物の命への愛の正体である。

それゆえ、各個人が万人・万生物の共同自己超出に参加するため、自己をそれへと駆り立てる愛の情熱を喚起するには、まず、自己の性本能の欲求に自然・純粋に従って、理知の打算を介入させずに、男女・夫婦・親子の交わりを、それぞれの立場に応じてしっかり結び且つ揺るぎなきものとしなければならない。儒教の聖典『孟子』『大学』が、「仁」すなわち万人・万生物の共同自己超出への参加の第一歩に、「修身」と「斉家」を置いたのはこの意味であって、修身とは、男女・夫婦・親子がそれぞれ、理知の打算を排除して、己の内から沸き起こる性本能の純粋に欲する所に耳を傾けてこれに従うこと、斉家とは、男女・夫婦・親子が、こうして自ら喚起したそれぞれの性愛（家族愛）に基づいて、しっかりしたゆるぎなき交わりを結ぶことにより、互いの愛情に支えられ安心してそれぞれの人生の務めすなわち自己超出に励むことである。こうして、各家族の各構成員が、充分に養われた真の愛情すなわち万人・万生物の共同自己超出に参加したいという情熱を抱いて、家族外の社会生活に入って行けば、自然必然に、同じ愛情に結ばれて、段階的に身辺の自然、朋友、社会、人類そして万人・万生物へと拡大する愛すなわち同胞愛の共同体を創造して行くことができる。これが「修身」「斉家」に基づく「治国」「平天下」の道にほかならない。

ところが、修身・斉家を「治国」「平天下」に拡大して行く過程で、性本能の自然の発露である本来の「愛」が、次第にその起源を忘れられて、先記した人間のくだらない自尊心から崇高で天上的な理想に祭り上げられ、その結果実体から切り離されて空洞化し、その実は単なる「言葉」「名」にすぎないものになってしまう、という事態が生じた。そうなると、愛という言葉は、人それぞれに自分に都合の好いように使われて行き、政府、業財界、文化・言論・報道界の権力者・権威者・指導者・人気者がそういう使い方をすると、一般民衆はしばしば酷い目に遭う。たとえば、「君が代」を唱ったり「日の丸」を掲揚したりすることが愛国心の表れとされて、本来自分の性本能の純粋・自然・自発的・主体的な発現の敷衍・拡大である同胞愛が、強制の対象にされて、偽善に変質してしまう。またたとえば、アメリカのような強大な国の政府権力者が、愛という言葉を勝手に使うと、世界中が大変なことになる。ブッシュ大統領がもし、戦争したとばっちりで死傷する人々とその周辺の人々が陥る苦しみ、たとえば上記のような戦争孤児の姿を具象的に想像して、児性と父性の性本能を喚び覚ましていたら、つまり子の気持、親の気持になっていたら、せめて国連の査察の結果が出るまで開戦を控えていただろう。これこそが、ほんとうのイラク国民への愛情だったはずだ。しかし彼は、イラク国民のため、つまりイラク国民を愛するがためと言いながら、愛の意味を勝手にアメリカ式民主主義の観念に置き換え、イラク国民のために独裁者を倒し民主主義を確立するには少々の犠牲は問題にならないと言って、悲惨な戦争を始めたのである。そして、このような空洞化した愛の概念が、やがて逆に本物の愛の根元である男女・夫婦・親子・兄弟姉妹の愛に適用されて、理知の打算が望む勝手な意味に変造されて行った結果、男女間の性本能は感覚器官の快楽を求める欲望の面だけに矮小化され、妊娠・出産はその快楽追求の望まざる結果、育児はその結果のやむをえぬ引き受けと考えられる風潮が広まり、風俗の壊乱が生じたのである。こうして道徳を根元まで侵されてしまった現代日本社会は、楽しければ、便利ならば、廉ければ、儲かるならば、何にでもとび付く民衆と、それにつけ込む悪徳の政治家、役人、経済人がうごめく、ソドムとゴモラの世界となり果てた。

同じ状況は、資本主義経済が先進国・後進国の区別なく、社会の頂点から底辺まで限なく普及し浸透した結果、程度の差こそあれほとんど全世界の国と地域に広がって、社会の土台を腐らせ自然の荒廃を拡大しつづけている。すべての人が、この状況と何らかの妥協をしない限り生きて行けず、生きれば生きるほど状況を悪化させざるをえない所にまで立ち至っているのだから、冷厳に判断を下せば、もはや人類にこの勢いを止める力は残されていない。しかしだからと言って、この流れに棹差すべきではなく、抗らがうことをあきらめるべきではなく、未来に希望を失うべきではない。志を同じくする人がいればその人と共に、いなければただ一人で、己を信じ真善美を追究することをやめなければ、あなたの思いは、現地球生態系の進化＝自己超出の原動力となって、現宇宙あるいは来宇宙に誕生する新たな生態系の理知的生物の思いとして蘇るからである。言い換えれば、その未来の新生物の理知は、真善美を追究する今のあなたの理知が自己超出した姿にほかならない。本書各説その三第一章「死生一体論」が、その理を明らかにしてくれるだろう。

第二部　各説

各説その二　全存在の生命活動はどのような手法で生態系を創造し進化させるのか
——宇宙超出学と最新生物学

第一章

生態系の創造・進化はどのように行われるのか——生物進化論の再検討と地球生態系の将来

第二章

地球外生物存在否定の論理

第二章

地球外生物存在否定の論理

生物は同じ一つの超宇宙叡知を参照して同じ一つの生態系の一員として生命活動をするのだから、地球生物と同じ一つの生態系の一員としてしか存在しえない

二〇〇六年一一月の宇宙超出学会第一八回研究会で、現物質宇宙には地球生物以外の生物が存在するだろうかという問題が議論されました。私は宇宙超出学に基づいて、全存在は現地球生態系以外の生態系を創造することができないという見解を述べました。そのことを理解していただくために、まず各説その一で説明した、全存在による現物質時空創造・進化のいきさつを思い出してください。

全存在は数回にわたって次々に時空の対称性を破ることにより、次々に時空を相転移させて重力場、電磁場、強力場、弱力場という異相の時空を相次いで創り、各場に属する各種素粒子を相互作用させて、全時空を次第に一つのエネルギー循環系に進化させました。最初の原初真空の相転移によって重力場を創りましたが、このとき単位時間、単位空間、単位エネルギーの各大きさ、それらの全体から成る全時空のエネルギーの総量、エネルギー量子の重力相互作用の大きさ（相互作用定数・重力定数）、相互作用の速さの限界（光速）など、重力場だけでなくその後出現する

すべての場の存在の基礎となる物理定数を定めました。さらにその後他の三場を創るごとに、各場に属する各素粒子の質量、電荷、色荷、弱荷、相互作用定数など、それらの場の存在の基礎となる物理定数を定めました。

ところで、もしこれらの定数のたった一つでも、現に在る値と違っていたとしたら、時空が今の銀河集団に進化し、その一点に今の地球という星が生まれることは絶対になかったでしょう。たとえば、重力定数あるいは時空全エネルギー総量が違っていたら、時空の膨張・収縮の速度したがって相転移のタイミングと結果が全く異なったものとなり、エネルギー循環系は形成できなかったでしょう。少なくとも現銀河集団宇宙のようにかなり安定した循環系を創り、その中に、現地球のように大地・大気・水の状態や温度などが充分安定した生物の創造進化に適する星を出現させることは、できなかったでしょう。

またたとえば、電子の電荷が今と違っていたら、原子核と電子が今の諸分子のように安定した電磁相互作用で結合して、生物のからだの基本構成要素である炭水化物・タンパク質・脂質・核酸という安定した高分子を作り出したり、アデミン、チミン、グアニン、シトシンの四種の塩基が糖と燐酸の結合したヌクレオチドの縦鎖に横にくっ付いて並んだもの二本が、アデミンはチミンと、グアニンはシトシンと結合して螺旋状に併行する形で結合しているDNAという、原初生物から今のあらゆる地球生物まで三十数億年間、個体から個体へ、種から種へと受け継がれて絶えることのない極度に安定した高分子を作り出したりして、原初の一生物個体を今の壮大華麗な地球生態系にまで進化させるという離れ技を行なうことは、絶対に不可能だったでしょう。

してみると、全存在が現物質宇宙を原初真空から今の銀河集団宇宙に進化させるために、対称性を破壊して時空を相転移させ次々に新たな場を創り出したときに、その構造を決定する各種物理定数をそれぞれ今在る値に定めたのは、生物・生態系の創造に適する物質環境を創り出すためにはそれが唯一絶対である、それしかない、と判断したからです。そしてその判断の正しかったことを、今の地球生態系の繁栄が証明しているのです。

しかしそれにしても現宇宙全存在が、少ない種類と数の物理定数の組み合わせに基づいて、原初真空から銀河集団およびその一点たる地球という物質の生成に至る壮大な物質宇宙のドラマが展開されることを、一寸の狂いも無く予測しえたのはどうしてでしょうか。また、その結果地球に集まった少ない種類と数の物質を結び付けて、原初生物から今の全地球生物に至る全生物の各からだの精巧な構造・機能とそれらすべての精妙な結合・統一体たる地球生態系を創造して行く生命のドラマを、その果てまで見通すことができたのは、なぜでしょうか。

答えは言うまでもありません。現宇宙全存在に先行して、前宇宙全存在が無限回の自己超出（宇宙超出）を繰り返しながら、工夫に工夫を加え改良に改良を累ねて練り上げた、生物・生態系を創造するための全技術とそれを使う手筈を参照したからです。そしてそうだったからこそ、この技術・手筈は、現宇宙全存在にとって自己の内に生物・生態系を創り出すための正にそれしかない、唯一絶対の技術・手筈だったのであり、したがってそれを参照して創造された現地球生態系は、現宇宙全存在にとって、正にそれしかない唯一絶対の生態系なのです。

ですから、よくこういうことを言う人がいますが、「多少地球と違う環境の星でも、条件さえ揃えば、地球の生物・生態系とは全く別タイプの生物・生態系が存在しうる」ということはありえません。現物質宇宙は、現宇宙全存在が、自己に先行する前宇宙全存在の永遠無限の自己超出によって練り上げられた唯一絶対の技術・手筈に従って、現宇宙生態系を唯一絶対の生態系として創造するためにはそれしかない唯一絶対の物質環境となるように、選択・創造・進化させてきたものだからです。わかり易く言えば、今の物質宇宙は、今の生態系とだけいわばセットになっているので、別の生態系を持って来てもセットにはならないのです。

以上に対し、さらに次のような疑問が提出されるかもしれませんね。「現宇宙には地球生態系と違うタイプの生態系が存在しえないことはわかった。しかし広大な現物質宇宙には、地球とほとんど同じ物質環境の星も幾つかはあるはずだ。現宇宙全存在はその星に、地球生態系を創造したのと同じ技術を使い同じ手筈に従って、地球生態系と同じタイプの生態系を創ることができるはずだ。」と。

お答えしましょう。全存在とは、自己の内に在る全存在者すなわち万人・万生物・万物質が絶対に切れ目無き一繋がりの全体として一挙に存在していること自身にほかなりません。言い換えれば、万人・万生物・万物質のどの一つもが他のすべてと何らかの意味連関によって結び付いて全体として統一的な意味連関を形成していること自身にほかなりません。そしてそうであることによって、全存在を構成する各人・各生物・各物質環境の各自個別の自己超出が、そのまま全存在自身の自己超出でありうるのです。

意味連関のうち各人・各生物と物質環境との意味連関は、後者が前者の生命活動の要素の一つである未来の諸可能性にほかならないということです。これに対して各人・各生物相互の意味連関とは、それぞれのからだと物質環境は異なっていても、その各生命活動・各自己超出は、実は同じ一つの全存在の自己超出の一ペルソナとして、いわば全存在の一つの生命を各自の生命として共有していることです。全存在の自己超出は具体的には、一原初生物から現地球生態系に至る生物の誕生・進化の全過程として行われますから、各人・各生物の各自己超出が全存在の自己超出の一ペルソナとして全存在の一つの生命を共有しているということは、具体的には、一原初生物から現地球生態系に至る生物の誕生・進化の全過程の一齣として生命活動を行なっているということです。言い換えれば、一原初生物から現地球生態系に至る生物進化の系統樹の中に各自の居場所を持つ、ということです。

この関係を逆から言いますと、地球生態系の系統樹に属さない生物とそれらの生物によって構成される地球生態系とは別の生態系がどこかの星にもし居たとしても、それは現宇宙全存在とは全く別個無関係の宇宙の生物と生態系でしかありえない、ということになります。そんな別宇宙が在ったらと空想するのは勝手ですが、現宇宙とは何の意味連関も持たないのですから無意味です。またもし、何が何でも現物質宇宙の中に地球生態系とは別の生態系の存在する星が在るとすると、その構成要素のうち物質宇宙すなわち未来の諸可能性だけは、私たちの属する現宇宙全存在すなわち現地球生態系の誕生・進化として自己超出する全存在と共有しているが、他の構成要素すなわち過去の自己超出体験の意味連関は、私たちの属する現宇宙全存在とは完全に別個・無関係だという奇妙な二つの全存在が存在することになります。たとえて言えば、からだは血管や筋肉や皮膚で繋がっているが、考えることは互いに独立・無関係なベトナムの双生児のようなものです。

否、このたとえは正確ではありません。ベトナムの双生児は物質としてのからだを共有していただけではなく、理知的思考活動以外の本能知的生命活動を行うために、同じ永遠無限の宇宙全存在の全自己超出体験の統一的意味連関を共有し一緒に参照していたからこそ、一緒に生きることができたのです。物質としてのからだだけが繋がっていても、過去の自己超出体験を共有し一緒に参照するのでなければ、どちらも生きることはできないのです。同じように、現物質宇宙の異なる星で別個体生物が生きるためには、地球生物が参照して生きているのと同じ宇宙全存在の全自己超出体験の統一的意味連関を参照して、地球生物と共に同じ一つの生態系の一員として、つまり三十数億年前地球に誕生した一原初生物の一子孫として、生きるしかないのです。

それでもなお、「それは理屈であって、事実そうである証拠は、どこにも無いではないか。」と言う人がいるかもしれません。しかし実は、動かぬ証拠が私たちの眼前に在ります。地球上では、生物は必ず生物からしか生まれません。つまり、すべての生物は、三十数億年前に生まれた一原初生物を共通の祖先とする一系の生態系に属します。生物が物質から生まれるなら、現物質宇宙の中で、地球ほど生物の発生に適した条件の場所はないでしょう。地球生物と同タイプの生物のからだを構成するのに必要十分な、有機・無機を問わずあらゆる種類の物質が満ち溢れ、ちょっと結び付ければすぐ生物のからだになりそうな、生物の死骸や部品、必要ならＤＮＡの断片までが散らばっています。気温・

水温・水量、大気の組成、紫外線量等々、その結合を促すのに好適な物質的条件は、原初生物が生まれた当時とは比較にならないほどたっぷり用意されています。それにもかかわらず、物質から直接生物は生まれません。生物学実験室には、各種の染色体やＤＮＡやＲＮＡと、それらと結び付いて現に一生物個体を作っている各種の物質も用意されています。しかし両者を一緒に置いたら結び付いて、新しい生物が誕生した、という話は聞きません。前者は、生きている細胞や細胞質と結び付いたときにのみ生命機能を発現するのです。なぜなら全存在の自己超出は、原初生物に始まる、それしかない唯一絶対の道筋に従う一系の生態系の創造としてしか行われえないからです。

別々に生まれた複数の異る生態系が、互いに他の生態系の自己超出＝進化の仕方を参照し合うことにより、結果的に一つの生態系を構成することはできない

これに対して他の会員から出された第一の疑問ないし反論は、こういうものです。「生態系の始祖に当たる複数の生物が、最初は別個独立に創られたとしても、それぞれが進化するにつれて、お互いに相手の進化体験の中から自己の進化に役立つものを拾い上げ、それを参照して自己を進化させることができるはずだ。そうすれば、それら複数の生態系はお互いの進化体験を参照し合うという関係で結合され一体となって、つまり一つの生態系として、進化することになる。つまり、地球生態系と他の星の生態系との統一体である一つの現宇宙生態系が存在しうることになる。」と。

お答えしましょう。ある生態系の進化体験を他の生態系が参照して自己の進化に役立たせるということは、抽象的に考えると当然できそうに感じられます。でもその具体的な例を示せと言われると、すぐさま極めてむずかしいことに気付きます。地球上に存在しない生物を想像することはできませんから、それに代えて、進化のある時点で枝分かれしてそれ以後はまったく異る進化過程を辿った二種類の生物が進化体験を参照し合うケースを考えてみましょ

う。例えば、爬虫類を共通の先祖とする哺乳類と鳥類が、それぞれの生命活動体験をどう参照し合ったら、どんな進化が可能になるのでしょうか。鳥はライオンに襲われても翼で飛び上がって容易に難を避けられます。そこで縞馬が、恐竜から鳥への進化体験を参照して翼を持つ天馬に進化しようとしたとしましょう。進化は一挙にはできませんから、親から子へと多くの世代を重ねて少しずつからだの構造を作り変えて行かなければなりません。鳥はまず爬虫類のからだを恐竜のからだに作り変え、次にそのからだに羽毛を生やして羽毛恐竜のからだに作り変え、さらに肩と前脚の骨格や羽毛の構造を変化させてそのからだを翼を持つ滑空恐竜のからだに作り変え、最後にその翼を羽搏かせて空を飛ぶ鳥のからだに作り変えて行きました。ではその進化体験をどのように参照すると、縞馬から天馬への進化が可能になるのでしょうか。おそらく誰も想像することさえできないでしょう。

また鳥自身は、鳥以外のどのような生物のどのような進化＝からだの作り変えの体験を参照して、前記のような進化＝からだの作り変えをすることができたのでしょうか。鳥以前に翼に似た翅という器官を作りそれを動かして飛行していた動物に昆虫が在りますが、昆虫の祖先と鳥の祖先とはからだの構造が全く異っていますから、昆虫がその飛行器官である翅とそれを動かす仕組みを作り出すために祖先のからだを少しずつ作り変えて行った進化過程と、鳥が翼とそれを動かす仕組みを作り出すために恐竜のからだを少しずつ作り変えて行った進化過程とは全く異っており、したがって鳥が昆虫のその進化体験を参照することによって、恐竜から鳥への進化を遂げたと説明することは困難でしょう。

このように、具体的に考えるとなかなかむずかしい他生物の進化体験の参照が、抽象的に考えると簡単に容易くやれそうに思えるのはなぜでしょうか。私たち人間の理知の進化＝進歩・発展＝自己超出は、他人の行為やその成果を参照することによって短期間に行うことができます。中でも乳幼児の理知は数年間で目醒ましい進化を遂げますが、それはもっぱら父母や先生など彼に接する他人の行為を参照することによって可能となります。個人だけでなく、異る集団たとえば民族や国家の、異る文化たとえば風俗や法・政治・経済の仕組みや学問や宗教や芸術やその他さまざまの間で、お互いの体験を参照し合うことによって、数年、数十年の短期間に劇的な変化や進歩や発展が起きた例は無数にあります。たとえば日本は明治維新の時に、西洋の近代的な法制や資本主義経済機構や学問や芸術を参照して一挙に近代的な国に変質・発展することができました。人間はともすれば、自分自身のこのような体験を安易に一般化し、したがって抽象化して、どのような種類の生命活動であろうと生命活動でさえあれば、お互いに容易に参照しあって進化＝自己超出することができるはずだ、と勝手に考えてしまいがちです。

しかし、以上に例示した人間の進歩・発展は、すべて人間の理知とその創造物の進歩・発展ですから、人間の祖先のサルが進化してヒトの脳とそれを道具とする表象化機構を持つからだを作り出してから後は、その機構を作動させるだけで、からだの仕組みを作り変える必要なしに、そのような進歩・発展をすることができるようになったのです。つまり他人や他集団の作り出した知識や技術や制度や文物を直接模倣したり、模倣して同じものを作ったり、あるいは他人・他集団の作ったものをそのまま持って来て使ったりするだけで、簡単に手易く進歩・発展できるようになったのです。これに対して、生態系の進化はそういうわけにはまいりません。幕末の日本人が西洋文明にあこがれたように、縞馬が「鳥のように翼で空を飛べたら容易にライオンから逃げられるのになあ」と思っても、鳥から翼を買ったり真似て作ったりして背中にくっつけるわけにはいかないし、翼だけくっつけても、それを巧く動かす強い筋肉やからだを軽くする中空の骨や大量の酸素を取り込める特殊な呼吸機構や……要するに鳥と同様なからだを持つのでなければ空は飛べません。つまり鳥そのものにならなければ空は飛べないのです。と言うことは結局、各生物種の進化過程はそれぞれ独自個性的で代わり合うことができないということ、言い換えれば各生物種への進化は各特定の生物種から各特定の過程を辿ることによってしかできないということを意味します。そして、生態系全体の進化は、そのような進化の各過程が繋がり合うことによって行われるのですから、当然独自個性的で代わり合うことができません。

ですから、仮に複数の生態系が存在するとしても、互いに参照し合う関係で一体となって進化することはできないのです。

これに対して次のような反論が出るかもしれません。「以上に挙げた例は、一個の原初生物が進化して複数の種に枝分かれした後の異る種の間では互いに相手の進化体験を参照し合うことがむずかしいと言っているにすぎない。問題なのは、別個の原初生物がそれぞれ別個の生態系に進化して行く過程で、互いに相手の進化過程を自分の進化のために参照することはできないのか、ということだ。この場合、もし両生態系がかなり似た過程を辿って進化するならば、先行した進化過程の失敗や成功の体験を後行の生態系が参照して、前者の失敗をくり返さないようにしたり、前者の成功例に一層の工夫を加えて一層優れた進化を遂げたりすることができるのではないか。」と。

お答えしましょう。別個の原初生物から進化した別個の生態系と言っても想像では答えようがありませんから、これを、現実に別個の受精卵から成長した二人の人間の成長＝進化に置き換えて、果たしてそういうことが可能かを考えてみましょう。たとえば、あなたと私のからだは、別個の受精卵が、それぞれ別々に細胞分裂を重ねていろいろな器官に分化するとともに依存・協力し合うという関係で結合して、別個のからだとして成長＝進化して来たものです。ところが成長＝進化が進むに従って、たとえばあなたの顔立ちが次第に美しくなって行く一方、私の顔立ちが次第に醜くなって行くのに私が気付いたとしても、私には、あなたの頭蓋骨の形成過程を参照して私の頭蓋骨の形をあなたのそれのように作り直すことは、できません。別の受精卵細胞から別々に異種の器官を分化させながら成長＝進化するからには、あなたと私のからだの成長＝進化はたんに別々だというだけではなく、それぞれ独自個性的で代わり合うことができず、したがって互いに参照し合う関係で一体となって進化することはできないのです。別の原初細胞から別々に異る生物種を分化させながら進化＝自己超出する別個の生態系、たとえば地球生態系と地球外生態系との間も、これと全く同様だと類推することができます。

さて、以上の反論とは別の角度から、次のような反論をする人も居ました。「全存在が、現宇宙に先立って無限にくり返し行なった自己超出体験の統一的意味連関である一つの超宇宙叡智を参照して、現物質宇宙である未来の諸可能性の中から、同時に複数の異る可能性を選択することによって、複数の異る生態系を創造し進化させることは可能ではないだろうか。もしそれが可能なら、複数の別個の生態系は、たとえ直接的には互いに他の生態系の進化体験を自己の進化のために参照し合うことができなくても、同一の過去体験を参照して同一の未来の諸可能性の中から同一の主体が同時に選択するという単一の自由意思的行為＝自己超出の構成要素として、一緒に存在しうることになる。それゆえ、複数の生態系は進化体験を互いに参照し合うことができないから、結び付いて一つの全存在を構成することはできない、という論理は成り立たないことになる。」と。

お答えしましょう。残念ながら、単一の自由意思的行為において、過去体験を参照して未来の諸可能性の中から選択・現在化できるのは、ただ一つの可能性に限られます。たとえば一人の男が、ある日ある時間帯にAレストランで奥さんとフランス料理のフルコースを食べながら、同日同時間帯にBホテルの一室で愛人と楽しい時を過ごすことができたら大変結構ですが、世の中そう巧くは行きません。それと同じように、全存在も、地球生態系を創り進化させるという自由意思的行為を行いながら、同時に別の星で別の生態系を創って進化させるという浮気は許されないのです。

地球生態系は、地球の各生物が一斉に行う生命活動の緊密な統一体としてしか、自己超出＝進化することができない

この答えに対してはさらに、次のような疑問が提出されるかもしれません。「地球生態系に属する無数の生物個体は、

絶えず同時に、彼らそれぞれの過去体験を参照して彼らそれぞれの未来の諸可能性の中から一つの可能性を選択・定在化するという生命活動を行うことによって自己超出している。複数の生物個体が同時にそれぞれの生命活動＝自己超出を行うことができるのに、複数の生態系が同時にそれぞれの創造・進化＝自己超出を行うことができないと言うのは、矛盾ではないのか。」と。

お答えしましょう。「一生物個体のからだが同時に二つの別個の行動をすることはできない」ということは、「一つのからだの各器官、人間なら頭と左右の腕と脚と胴が同時に別々の動作をすることはできない」ということではありません。反対に、一つのからだの一つの行動は、その各器官、たとえば頭と左右の腕と脚と胴が同時に別々の動作をすることによってのみ、当該生物個体が実現しようとする目的に適合する行動となることができるのです。たとえば、ボクサーが右の一撃で相手のあごに衝撃を与えようとする意思でその目的に適合する行動をするには、頭と両脚と胴、つまりからだを構成するすべての器官を、目的の実現に向けて巧く統合して同時に動作させなければなりません。それと全く同じように、地球生態系に属するすべての生物種と生物個体の生命活動は、全存在の一つの自由意思である本能知によって同時に一斉に選択・現在化されるから、互いに巧く結び付いて地球生態系全体の進化・繁栄の目的を実現することができるのです。理知的生命活動は、各生物個体がそれぞれ自分自身の過去体験だけを参照して彼の物質環境である未来の諸可能性の中から選択・現在化するものですが、これは、本能知的行動が種ごとに画一的であるために環境に巧く適応できない欠点を補うために、全存在が生物個体のからだに表象化機構を付加して、本能知的行動の新たな組み合わせを開発したものですから、全存在は理知的行動をも自分自身の自由意思的行動の一環としてちゃんと見守っていて自分の意思に叶う行動であるときには肯定の意思を伝え、自分の意思に反するときには否定の意思を伝えます。それがすなわち、理知的生物である私たち人間の自由意思的選択に対して呼びかけてくる「良心の声」にほかなりません（良心の声の実体とその具体的構造・機能については、各説その三第一章「死生一体論」

において詳細・具体的に説明します）。ですから、意識的には自分の理知的行動を自分ひとりの独立の行動だと思っている人間も、実は全存在の一つの自由意思・一つの生命を共有しているのであり、だからこそ、あなたも私も犬も猫も松も松茸もチフス菌も、要するに地球生態系を構成するすべての生物は、同じ一つの全存在・全宇宙の一つの自己超出を共同して行なっているのです。

もうおわかりですね。全存在にとって地球生態系とそれを構成する各種と各生物個体とは、生物個体にとってのからだとその各器官と各器官を構成する各細胞とに相当するのです。したがって、地球の各生物は一個の地球生態系の進化の一齣として、同時に一斉に生命活動を行うことができますが、地球生態系は地球の各生物が同時に一斉に行う生命活動の緊密な統一体として、一個の進化活動しか行うことができず、それと同時にそれと併行して、地球外諸生物の生命活動の統一体たる別個の生態系進化を行うことは絶対にできないのです。同じことを少し違った視点から説明するとこうなります。ボクシングとサッカーを同時に戦うためには、二つの別個の意思によって動かされる別個のからだが必要です。ところが、私たち自身にほかならない自己超出する全存在・全宇宙は、前宇宙過去体験の統一的意味連関である一つの超宇宙叡智を参照して、一つの未来の諸可能性である現物質宇宙の中から、一つの地球生態系進化を選択・現在化する一つの自由意思的行為ですから、地球生態系と同時に別個の生態系を創り進化させるというもう一つの行為をすることは絶対に不可能なのです。

地球は宇宙の中の絶海の孤島です。私たちが、どこかの星にも生物が居て地球にやって来てくれないか、せめて何らかの方法で交信できないかと願う気持ちは、ロビンソン・クルーソーと同じかもしれません。でも、真実を知るためには希望的観測は捨てなければなりません。ですから私は、自分が正しいと思う論理に従って地球外生物の存在を否定し、望みの綱を自ら絶ち切りました。しかし読者のどなたかが私の論理の決定的な誤りを指摘して下さることを願う気持ちも、心のどこかに残っています。反論をお待ちしています。

第二部　各説

各説その三　死生一体論
——各生物個体の理知的生命活動は、死後も、生きている生物個体の理知的生命活動に一体化し、全存在の一ペルソナとして永遠に自己超出し続ける

序章
問題の提起

第一章
死生一体論

第二章
死生一体論の疑問に答えることを通して、宇宙超出の原理を再確認し、死生一体の理を闡明する

序章
問題の提起

各生物個体・各個人の理知の主体は、本能知の主体と全く同じ全存在です。したがって、全存在の永遠無限の自己超出（宇宙超出）と一緒に、各生物個体・各個人、あなたや私の理知は、死後も永遠無限に絶対に終わることなく自己超出を続けるはずです。しかし世間の常識では、人が死ぬと、つまり人のからだが二度と生命活動できなくなってしまうと、その人の理知的生命活動もまた消滅する、つまり自己超出できなくなってしまう、という考えが一般的です。死を永遠《とわ》の眠りと言い、お葬式で死者に向かって「安らかにお眠り下さい」などと呼びかけるのは、そのためです。

尤も、死ぬ前に自分の理知的生命活動を書物や芸術作品に表現しておけば、他の生者がそれを読んだり鑑賞したりして理解し、それを参照して彼の理知を自己超出させることができるかもしれません。つまり、後に残った人や後世の人が、死者の理知を受け継いでさらに自己超出させることも可能です。わざわざ書物や作品に残しておかなくても、自分の理知的生命活動の仕方を後輩に教えたり見倣わせたりして、死後のさらなる自己超出を後輩に託すこともできます。事実そのような方法で、人から人へと理知的自己超出が綿々と受け継がれて、今の人類文化を創り上げて来たのです。

しかし生物学の教える所によれば、人という種もいつかは滅亡し、それと一緒に人類文化の発展・自己超出も終わります。他種生物が人類文化を受け継いでくれたとしても、宇宙物理学の教える所によれば、いずれ地球は生物の棲めない環境に変わり、他の星に移住できたとしても、いつかは現物質宇宙全体が全く生命を受け容れられなくなる時が来ます。宇宙超出学が言う通り、その時は物質宇宙を創り替えて新たな生態系を創り出すとしても、その時には人類が創った学問・芸術その他の文化的創造物はすべて存在しませんから、それらを媒介にしてその新生態系生物に人類文化を受け継いでもらうことはできません。

ですから、もし各生物個体・各個人の理知的自己超出が現宇宙を超え次の宇宙をも超えて永遠無限に続くものならば、書物や作品に残しておかなくても、後輩に教え見倣わせなくても、各生物個体・各個人は死後も永遠に、自分の理知を直接生きている誰かの理知に参照させることにより、その生者の理知の自己超出と一緒に、自分自身の理知を自己超出させて行くことができるはずです。これを生きている生物個体・個人の側から言うと、生者は意識しているといないとにかかわらず、現宇宙・前宇宙・前々宇宙……で生きて死んだ誰かの理知を直接参照しながら、言い換えれば彼ら死者の知恵を借りながら、理知的自己超出をしていることになるはずです。であれば、死は理知的自己超出＝理知的生命活動の終わりではなく、他の生者の理知的自己超出＝理知的生命活動に一体化して永遠無限に行い続ける新たな理知的自己超出＝理知的生命活動の始まり、死者としての新たな生活・新たな人生の船出なのです。

これが、宇宙超出学から論理必然的に導き出される、理知的自己超出についての基本命題です。しかし本当にそうなのでしょうか。本当なら、死者がその理知をどのような手法で生者の理知に参照させるのかを、きちんと明快に説明できるはずです。もし説明できなければ、この命題だけでなく宇宙超出学全体が虚言と疑われても仕方ありません。宇宙超出学の存亡を賭けて、いざその説明に取り掛かりましょう。

第二部 各説

死生一体論

各説その三 ——各生物個体の理知的生命活動は、死後も、生きている生物個体の

序 章

問題の提起

第一章

死生一体論

第二章

死生一体論の疑問に答えることを通して、宇宙超出の原理を再確認し、死生一体の理を闡明する

第一章
死生一体論

「全存在の一ペルソナである各個人の理知は、死後も生者の理知に一体化して永遠に自己超出する」という事実を証明することが、本稿の課題である

『宇宙超出』四〇号で、及川真字雄さんから「宇宙超出学は、霊魂の不滅、転生、輪廻、神仏による死者の裁きなどは在りえないと決め付け、それらに救いを求める民衆の思いを、迷信・妄想と切り捨てている。しかし、万人・万生物・万物質を救い己を救うことこそ愛の究極の姿であるから、宇宙超出学は『万人・万生物・万物質が同胞愛で結ばれる』という自らが掲げる宇宙超出の理想を、自ら否定していることになる」との鋭い批判が突き付けられました。さらに安藤雅裕さんから「宇宙超出学では『世間的に偽悪醜とされる行為も全存在の自己超出の見地からは常に真善美である』理由が明確でない」という尤もな批評がありました。

実は私自身もかねがね、これまでの説明の仕方ではこのような批判を免れ得ないことを自覚していました。なのに、敢えてそれに答えることを避けて来た理由の一つは、答えようとすればどうしても「死とは何ぞや」、平易に言うと「死んだら人はどうなるか」という問いに真正面から答えざるをえないけれども、それを言葉や視聴覚映像によって理解

してもらうことは極めて困難だ、ということです。その困難さゆえに古代の諸聖人でさえハッキリ言うのを憚り、孔子は「敢テ死ヲ問ウ」という子路の質問に「未ダ生ヲ知ラズ、焉《いずく》ンゾ死ヲ知ランヤ」と逃げました。釈尊は死を、「去ろうとする苦が去る」ことすなわち苦＝煩悩の消滅という否定命題でしか説明しませんでした。また、キリストは弟子たちに「先生はいつも譬え話しでしか天国を語らないが、なぜ本当の事をハッキリ言わないのか」と詰問されて、「このあたりの人々は教養が低いので本当のことを言っても理解できないからだ」とごまかしました。聖人でさえ語り難んだことを煩悩まみれの私ごときが代わって答えるなんて恐れ多いことはできない。宇宙超出学の体系構築上いずれ避けては通れなくなると知りながら、私が今日まで死を正面に見据えて語ることを避けて来た最大の理由は、説明の困難よりもむしろそこに在ります。

しかし、及川さんに真向から質問を突き付けられた以上、また宇宙超出学の体系構築がここまで進んで来た以上、もはや聖人たちのような回避は許されません。安藤さんはそこまで私を追い込むことは避けて下さいましたが、個人の行為に対し全存在の評価が下されるのは彼が死んで全存在である真の自分に還ったときですから〈棺ヲ蓋《おお》イテ事定マル〈晋書〉〉、そのときなぜ生前の偽悪醜が真善美と評価されるのかを本当に理解するには、やはり個人の死すなわち人間が肉体《からだ》の拘束を脱して全存在に還った境地について正面から説明しなければなりません。そこで覚悟を決めてお話しすることにしますが、何しろ聖人でさえ説き難んだ甚深・微妙・難解・不可思議の事ですから、焦らずに宇宙超出学の基本命題に基づき理論的かつ実証的な手順を踏んで一歩一歩死の正体を説き明かして行きましょう。

「生きる」とは「自己超出」することです。「死すべき」個人が救われるためには「永遠に生きること」＝「永遠に自己超出すること」が「明証的」に、つまり今自分の存在することが確実であるのと同じ程度に確実に、認識されなければなりません。しかし聖人ならぬ凡夫には、そんな認識はありません。そこで「あなたは確実に永遠に生きられますよ」という保証を他の何ものかに求めて自分の救い、実はその代用品にします。だから特攻隊の勇士たちは「君たちは死んで悠久の大義に生きるのだ、そして神となって靖国神社に永遠に祀られ天皇陛下や国民に永遠に礼拝してもらえるのだ」という偉い人たちに教えられた言葉を真実だと自分に言い聞かせ、それを救いにして死んで行ったのです。イラクで戦死したアメリカ軍の勇士たちも「大量破壊兵器の脅威から人類を救う」というブッシュ大統領の説いた大義を真実だと自分に言い聞かせ、だからたとえ死んでも大義に殉じた英雄として国葬され英雄墓地に祀られて国民の崇敬を永遠に受け続けられるのだと信じることに救いを見出して戦ったのであり、彼らの親や妻子もそう自分に言い聞かせることに救いを見出そうとしたのです。しかし今では、それらの大義は戦争指導者たちの造言にすぎなかったことが明らかになっています。では勇士らの死は全くの犬死にだったのでしょうか。でも多くの人々は今なお「彼らの犠牲によって戦後日本の繁栄が在るのだ、アメリカがテロの脅威から免れてきたのだ」という所に、新たな死の大義を見出して救いにしています。このような永遠の生に対する已むに已まれぬ人間の願望に対し、これまで宇宙超出学はたんに「個人としてのあなたは死んでも、たとえその死が指導者たちに騙されての犬死にだったとしても、全存在である真のあなた自身は永遠に自己超出し続ける＝生き続けるのであり、その死によって打ち切られたあなたの生前の人生は、全存在が永劫の過去以来無限回生態系を創り変えて行なって来た自己超出＝宇宙超出の過程でなされた全生物個体の全生命活動の統一的意味連関である超宇宙叡智の中に、その一要素として結合されその叡智に一体化して、その叡智と共に永遠に自己超出し続けるのだ」と説明しただけです。

しかし実を言うと、この説明は事実の半分を述べたものにすぎず、全く不充分なのです。全存在は自己の超宇宙叡智を参照して生態系を創造し進化させることによって自己超出します。生態系は各生物個体の本能知的生命活動と理知的生命活動との統一的意味連関として構成されます。それらの生命活動は行われるや否や過去体験となって、超宇宙叡智の中にその構成要素として繰り込まれ、超宇宙叡智を新たな一層高次の統一的意味連関に自己超出＝進化させます。するとこの進歩した超宇宙叡智を参照して、生態系全体が進化します。生態系は各生物個体の各本能知的生命活動と各理知的生命活動とから構成されているのですから、生態系全体が進化するということは、各生物個体の各本能知的生命活動と各理知的生命活動とが一緒に進歩＝自己超出するということです。このうち本能知的生命活動の進歩は、各生物種の進化を通して行われます。すなわち、本能知的生命活動は、同種に属する全生物個体が全存在自身の直接的な命令である本能知の指示に従い、全存在自身が直接定めた一定の型に合わせて一斉に生命活動するものですが、その型が変わりそれに合わせて各生物個体の生命活動が一斉に変わるのが種の進化です。これに対して理知的生命活動は、各生物個体の生命活動が棲息環境の特殊性に巧く適応するために、各個体ごとに複数の本能知的生命活動の適切な組み合わせを工夫して実行するものです。（本書総説第二・第五章、『本能知と理知』九九、一〇四、一四四～一四五頁）本能知的生命活動のように全存在が自ら工夫して、各生物個体ごとにまたその各生命活動ごとにその組み合わせを決め、その決定に従ってその組み合わせ通りに複数の本能知的生命活動を実行させることはできません。なぜなら、拙著『本能知と理知』（一八〇～一八二、一一二～一三、二三九～二四〇頁）や本書総説第二章・第五章で説明したように、全存在の超宇宙叡智を以てしても、各生物個体ごとにまたその各生命活動ごとに環境の特殊性とその変化を逐一予測して、それに適応する本能知的生命活動の組み合わせを決めて実行するよう指示することはできないからです。全存在は全知全能完全無欠の神ではなくて、全知だが半能の不完全な存在であり、不完全ゆえに自己超出する存在なのです。それゆえ、生態系を進化させるために各生物個体の各理知的生命活動を、本能知的生命活動に対してしたように全存在自身の命令で直接進化させることはできません。

ところが、生態系は全生物個体の全本能知的生命活動と全理知的生命活動との統一的意味連関ですから、前者だけが進化しても後者がしてくれなければ、生態系全体が進化したことにはなりません。しかし、理知的生命活動の理知的自己超出＝進歩は、各生物個体ごとに別個独立に行われます。それゆえ、もしその自己超出が各生物個体の死によって終わってしまうとしたら、そして理知的自己超出がそういうものでしかないとすれば、自己超出しなくなることは存在しなくなることですから、もはや存在しなくなった過去の全生物個体の全理知的自己超出が互いに結び付いて統一的意味連関を構成し、全存在の超宇宙叡智の要素として永遠に自己超出し続けることは不可能です。そしてそれが不可能なら、上記のように、生態系全体の自己超出すなわち全存在の自己超出も不可能になってしまいます。けれど現実に生態系全体は、間違いなく自己超出＝進化をしています。してみると、各生物個体の理知的自己超出は、決して死によって終わるものではなく、ある生物個体から他の生物個体へ、また死んだ生物個体＝死者から生きている生物個体＝生者へ、またその逆へと継受されていること（生者が行う理知的自己超出は、なされ終わるや否や過去体験となって死者の理知的生命活動体験の統一的意味連関に継受されます）、そしてその継受・被継受関係で結合して、それらすべての理知的自己超出の統一的意味連関である全存在の理知的自己超出を構成し、その各一要素として永遠に自己超出し続けていることは、疑う余地がありません。

とは言え、各生物個体の理知的自己超出は、それぞれ独自個性的で他個体のそれと代わり合うことができない（代替不可能な）ものだったはずです。にもかかわらず、ある生物個体から他の生物個体へと、また死者から生者へと継受されうるというのは、矛盾ではないでしょうか。いや、矛盾ではありません。上記のように、ある生物個体の理知すなわち彼自身の理知的生命活動の統一的意味連関と、他の生物個体のそれとは、いずれも複数の本能知的生命活動の組み合わせから構成されています。そのそれぞれが独自個性的で代替不可能だということは、その組み合わせを発見する工夫は各生物個体の独創であって他個体には行いえない、ということを意味します。しかし、各理知的意味連関を構成する本能知的生命活動自身は、同じ全存在自身が定めた定型に合わせて行われるので個性がありません。ですから、一方を他方がそっくりそのまま行うことができます。したがって、一方の理知的意味連関の一部または全部を、そのまま他方の理知的意味連関に直接結合して一体化させること、いわば接木することが可能です。こうして死者は自分の理知的意味連関を生者のそれに接木して一体化させ、生者がその一体化した意味連関を参照して理知的生命活動を行うことによって自己超出するときに、いわば生者と一体になって自己超出することができます。これが死者から生者への理知的自己超出の継受にほかなりません。さらに同様な方法で死者同士、生者同士も継受・被継受関係で結合することができます。以上の説明だけでは抽象的で充分理解できないと思いますから、次にその継受の仕組みを詳細具体的に解説したいと思います。しかしその前にその準備として、もう一つ詳しく解明しておかなければならないことがあります。

全存在は、各生者と各死者との生命活動＝自己超出をどのように評価するのか

全存在は自己超出するために、自分自身のさまざまな異なる部分に身を置き、そこを視座にしてさまざまな異なる角度から自分を認識します。その視座が各生物個体の「からだ」です。そして、それぞれのからだの感覚器官を通して、全存在が全一者として自分自身を一望の下に認識するだけでは気付かない、部分ごとにまちまちな自分の新しい姿を発見します。次にそれらの発見を総合して統一的意味連関に構成することにより、自分自身の全体を再認識します。そうすると、自分の各部分が必ずしも相互補完の関係で満遍なく繋がってはいなくて、方々で繋がりが途切れていたり、重畳していたり、対立していたり、矛盾していたりしていることに気付きます。そこで、それらの欠陥を全体にわたって修正し、全体が相互補完の関係でできるだけ巧く、つまり過不足なく繋がりうるような新しい全存在の設計図を作ります。そして各生物個体に対し、その設計図に合わせて繋がり方を変えるために必要な行動の選択・実行＝生命活動を命じます。

この命令に従って各生物個体が生命活動を行うことにより創造される、全生物個体の生命活動の統一的意味連関が

生態系です。全体が相互補完（授受の均衡）の関係で巧く繫がるとは、各生物個体の生命活動が棲み分け・共棲・直接的相互依存関係および循環連鎖的相互依存関係で安定的に結び付くことです。繫がり方の欠陥とは、各説その二第一章「生態系の創造・進化はどのように行われるのか——生物進化論の再検討と地球生態系の将来」で述べたような、各生物種生物個体の生命活動がそのような関係で巧く結び付くことを妨げられさらには結び付きを破られることによって生態系の安定が妨げられさらには破壊されることです。新しい全存在の設計図とは進化した生態系の設計図にほかならず、それに合わせて繫がり方を変えよという全存在の命令のうち、全存在自身によって直接、種ごとに定められた生命活動の定型に合わせて、それぞれの種に属する全生物個体が一斉に生命活動を行うことを命ずるのが本能知のはたらきです。しかし、各生物個体の置かれた環境の具体的な状況は、多かれ少なかれ本能知の想定した定型的状況とは違いますから、定型どおりの生命活動＝本能知的生命活動だけでは巧く環境に適応できないことが、常に頻繁に起きます。そのような場合に全存在は、複数の多様な本能知的生命活動を巧く組み合わせて行うことにより環境の特異性にも適応する方法を見付けさせるために、各生物個体がそれぞれに、全存在が生態系の設計図を作るために参照した全生物個体の生命活動の統一的意味連関＝全存在の叡智の中から、その個体自身の過去の生命活動体験だけを選び出しそれだけを連結して個体ごとに独自個性的で代替不可能な統一的意味連関を作り、それを参照して、個体自身にとり環境の特異性に適応するのに最もふさわしい本能知的生命活動の組み合わせを見付けて実行するように、指示します。この個体ごとに独自個性的で代替不可能な統一的意味連関が理知であり、それを参照して行う生命活動が理知的生命活動です。そして、全存在の叡智の中から各生物個体自身の過去体験だけを選び出すために、各生物個体のからだに設置された仕掛が表象化機構であり、脳神経系を中核とする表象化機構を特別発達させて特異環境への適応能力を他生物個体に比べて飛躍的に増大させた生物種が人類です。

ところで全存在が、その叡智である統一的意味連関の中に繫がりの欠陥を認め、それを補正するためにある生物個体に対しある生命活動を行うことを命じるということは、円滑な繋がりを妨げあるいは破壊した生命活動を偽悪醜と評価し、創造し拡大し妨げず破壊せず又は妨害や破壊に抵抗した生命活動を真善美と評価したことを意味します。同様に各個人が自分自身の過去の理知的生命活動体験と他者の過去の理知的生命活動と見做した自分自身の過去の理知的生命活動体験＝自己によって了解された他者の過去の理知的生命活動とのみの統一的意味連関を作り、その構成要素である各生命活動間の繋がりに何らかの欠陥を認め、それを補正するために必要な生命活動（反省、お詫び、謝罪、償い、批判・忠告・非難、排斥、作品の手直し作り直しあるいは破棄、人間関係の修復あるいは断絶、社会関係の改革等々）を自己または他者に行わせるべきだと判断することは、円滑な繋がりを妨げまたは破壊した生命活動を偽悪醜と評価し、創造し拡大し妨げず破壊せず又は妨害や破壊に抵抗した生命活動を真善美と評価したことを意味します。

しかし、同一の理知的生命活動に対する評価であっても全存在の評価と各個人のそれとでは、統一的意味連関を構成する要素の中身も種類も数も全く違いますから、両評価が食い違ったり時には全く矛盾したりすることが頻繁に生じます。同様の食い違いや矛盾は、異なる個人のそれぞれ独自個性的代替不可能な評価の間でも生じます。法的あるいは道徳的に悪いと評価される行為に対する犯罪や背徳という呼び名は、法を作り解釈し適用しあるいはそれに従順に従う個人と犯罪者とされる個人との、および道徳を作り教え広めあるいはそれに従順に従う個人と背徳者とされる個人との間で後者の行為に対する評価に食い違いや矛盾が生じたときに、各前者が権力や数の圧倒的優位に物を言わせて各後者の行為に一方的に貼り付けるレッテルにすぎません。しかし、各個人の各理知的生命活動は全存在の自己超出＝宇宙超出の一齣として行うものですから、全存在の評価のみが各個人の各理知的生命活動に対して普遍的に妥当する評価です。

以上は生者個人の理知的生命活動に対する全存在の評価についてです。死者個人の生前の理知的生命活動に対しては、全存在のどんな評価がなされるでしょうか。人が死ぬと、つまりからだが全存在に付託された前述の機能を果たせなくなると、からだに設置された表象化機構も機能しなくなりますから、彼は全存在である自分自身に立ち還って、自分が生存中に行なった理知的生命活動が全存在にどう評価されているかを知ります。この時死者は全存在自身になっていますから、この評価は、死者が自分自身の過去の生命活動に対してする評価すなわち反省にほかなりません。そして反省することによって、死者の生存中の生命活動は、その反省に基づく（このあとお話しする）現在世での新たな自己超出＝真善美の発見・践行・創作への第一ステップとなることにより、全存在から、したがって死者自身から、真善美と評価されます。法や道徳を偽善者同士の馴れ合いによる取り決めと嘲笑い、殺人・傷害・強盗・強姦・詐欺・横領その他あらゆる極悪非道を行い尽くした大悪人でも、死ねばみな必ず同じ道を辿り、極悪非道の度が甚だしければ甚だしかったほどますます峻厳に反省し、その反省をいわばスプリング付きの踏み切り台にして、ますます高い真善美を目指す現在世での新たな自己超出へと旅立ちます。「善人なおもて往生を遂ぐ、況や悪人をや」（親鸞）とはこのことです。

それゆえ全存在の前には、裁かれるべき悪行も悪人も存在しません。「汝、人を裁くなかれ」（キリスト）とはこのことです。ですから、現在世の人間の理知の眼で見て極悪非道な殺人犯を、「改悛して立ち直ることを願ったが遂にその可能性が全く認められなかったから、死刑にせよ」と訴える被害者の近親や、同感の表情でそれにうなづいてみせるテレビレポーターや、「死刑にするしかない」とわざと苦し気な表情を作って宣告する裁判官は、全存在の眼でみれば立派な偽善者、そして強暴な迫害者です。キリストが「人を裁くなかれ」に続けて「裁かれざらんがためなり」と言ったのは、そのためです。安藤さんが、彼らの言動に偽善の臭いを嗅ぎ取り、犯人のために悲憤を感じられるのは、安藤さん自身である全存在には、魔術師の演技を舞台裏から見ている人のように彼らの演技が見えるからです。

以上が安藤さんの疑問に対する宇宙超出学の究極の解答です。

各個人は全存在自身の知恵である本能知を共有している、各個人の理知は自己の本能知的生命活動の統一的意味連関である、故に各生者は理知的生命活動の表現を媒介にして他の生者および死者と理知を共有しうる

以上準備が整いましたので、いよいよ「死者から生者への理知的自己超出の継受の仕組み」、正確に言えば「死者はなぜまたどのようにして、現在世の生者がからだを行動させて行う理知的生命活動と一体となって自己超出することができるのか」という謎の解明に挑戦しましょう。

全生物個体の全本能知的生命活動は、全存在が自分の創った設計図に合わせて行う全存在自身の行為です。主体が同じ全存在ですから、各生物個体の各本能知的生命活動にとって、全他生物個体の全本能知的生命活動は自分自身の生命活動にほかなりません。それゆえ同種の各生物個体は、必要があればお互いに相手の本能知的生命活動を自分自身の本能知的生命活動として行うことができます。種が異なっていても、全種共通の定型に合わせて行う本能知的生命活動であれば、必要ならお互いに他種生物個体の本能知的生命活動を自分自身の本能知的生命活動として行うことができます。個人同士が相手の言葉や表情や仕草から、お互いに相手の気持ちを察し合い読み合えるのも、生物学者が見た目や生態がどんなに極端に人間と異なっている生物でも、からだの構造や動きから各器官の機能や行動の目的を推定できるのも、相手の本能知的生命活動を自分自身の本能知的生命活動として行うことによってです。永劫の過去から現在まで繰り返し創られ行われてきた全宇宙生態系の全生物個体の全本能知的生命活動は、このような関係で結び付いて統一的意味連関を構成します。この統一的意味連関こそ、全存在の超宇宙叡智である全知の実体にほかなりません。意味連関とは、各本能知的生命活動相互のこのような関係を意味します。後程詳しく説明しますが、理知的生命活動の意味連関も、実体は本能知的生命活動の意味連関の集合なのです。

　さて、全存在が全知の統一的意味連関の欠陥に気付くと、その都度それを補正するために生態系の設計図を改正して、ある種の全部または一部を新しい種に入れ替えることによって、生態系を自己超出＝進化させます。ですから、本能知的生命活動の進化は種の進化として行われ、各生物個体の進化は彼が属する種の進化と共にしかできません。単独の生物個体として自分だけ進化することは不可能です。生涯を通じてあらゆる生物個体の本能知的生命活動自身は、全存在の定めた定型に合わせて画一的・無個性的に行われます。ですから、環境が全存在の想定した状況と少し違うだけでも本能知的生命活動は難渋・停滞し、大きく変われば存在できなくなります。そこで全存在は、環境の違いや変化に適応するための理知の仕組みを本能知に付け加え、巧く適応できる本能知的生命活動の組み合わせを各生物個体がそれぞれの理知の働きで「自由に」実行することを、いわば「認めた」のです。この自由な理知の働きが、各理知的生物個体に与えられた「自由意思」にほかなりません。言い換えれば理知的生命活動は、全存在の規制に直接服従させられる本能知的生命活動の統一的意味連関である生態系の中で、そこだけは各生物個体ごとの自己規律に委ねられた、全存在の規制中の白地の領域なのです。各生物個体の、必然的に独自個性的で代替不可能なこの「自己規律」、それが各個人の「自由」の実体なのです。トマス・アクィナスが、「自然法から人定法を導き出す仕方には、自然法自身から直接三段論法的に導き出す仕方と、自然法が直接定めずに人間が自分の理性を用いて自由に付加することが神によって許されている領域について、立法者が自然法に直接抵触しない範囲で必要な規則を定めるという仕方との二種類がある」と言っているのは、神を全存在に、自然法を全存在が定めた全生物の本能知的生命活動のみから成る自然生態系の設計図に置き換えれば、ほぼ上述の事実と一致します。このように、全存在が自由意思を認めたのは、たんに生物個体の環境適応能力を増大させるためだけでなく、生態系の進化を妨げず破壊せず、逆に新たな創造を自由に付け加えて生態系の一層の進化に貢献することをも期待してのことです。この期待に応えて、他生物に突出して進化した理知を与えられた人間の理知的生命活動は、文明・文化と呼ばれるもう一つの生態系を自然生態系に付け加えたのです。

但し、各個人の理知は元々、自分自身の過去の理知的生命活動体験の統一的意味連関しか想起・参照することのできない視野の極端に狭い知恵にすぎませんから、そのままでは自分の棲む特定の環境に適応する方法を見付けるのに精一杯で、全存在の本能知が創造した壮大な生態系の進化に協力できるほどの力と規模を持つ知恵に進歩＝自己超出することは到底不可能です。そこまで自己超出したければ、できるだけ広い範囲に棲む、またできるだけ古い世代から現世代までに生きてきた、できるだけ多数・多様な他個人の理知的生命活動体験を、各個人がお互いに自分の理知の統一的意味連関に結び付け取り入れ合って、理知的意味連関を極めて高次の統一的意味連関に自己超出させなければなりません。そして実際に人間がそのような自己超出を積み重ねて来た結果、今では古今東西の無数の個人の理知的生命活動体験を互いに緊密に結び付け合った理知的な統一的意味連関である人類の精神文化と、それを参照して行う無数の各個人の自由意思的生命活動の統一的意味連関である文明社会が創造されました。

しかし、理知的意味連関は、各個人が自分自身の過去の理知的生命活動体験だけを、わざわざ広大無辺な全存在の全知の中から選び出して、自由に、したがって他個人のそれとは代替不可能な独自個性的な組み合わせ方で、結合したものです。そこへ、他個人のこれもまた代替不可能な理知的生命活動体験を結び付けることが、どうしてできるのでしょうか。全く異質の組み合わせと組み合わせが結び付いたら、こんがらかってわけのわからない毛糸玉みたいになってしまうのではないでしょうか。当然こういう疑問が生じるはずです。

さあ、いよいよ本稿の核心に迫る問題が提起されました。この疑問に答えることができれば、理知を持つ生物個体が全存在自身としてだけでなく各理知的生物個体としても、永遠に自己超出し続けることすなわち永遠に生きる続けることを、霊魂の転生・輪廻説のような只の空想・願望にすぎないものではなく、事実として論理的実証的に証明したことになるのです。

個人Aの理知的生命活動体験またはその意味連関を個人Bの理知的生命活動体験の統一的意味連関に結び付けて一体化するには、二つの方法があります。第一は、生者が死者を含む他者の過去の理知的生命活動体験またはその意味連関を、自分自身の理知的生命活動またはその意味連関そのものとして現実に行うこと、つまり実際に追体験するという方法です。第二は、全存在自身に立ち還った死者が、自分の生存中の理知的生命活動体験を反省することによって自己超出した、その生存中の体験を要素として含む死者の理知的意味連関またはその要素である理知的生命活動体験を、生者の理知的意味連関に結び付け、より高次の理知的意味連関に自己超出させることにより、その高次意味連関を想起・参照して自己超出する生者の理知的生命活動に一体化し生者と共に自己超出するという方法です。これを繰り返すことにより、死者は永遠に自己超出し続けます。いわば、自分の人生を走り終えた死者が、その人生で育てた知恵を次の走者である生者にバトンタッチし、生者と共にチームの永遠の人生を走り続けるのです。読者がすぐにも聴きたいのは多分第二の方法でしょうが、それを理解するためにはまず第一の方法を充分に理解しなければなりません。

理由はわからなくても、事実として各個人は、他個人がその理知的生命活動を言葉や数理記号や芸術作品や……などに表現しておいてくれれば、それを読み、見、聴く……などして、そこに表現されている他個人の理知的生命活動を自分自身の理知的生命活動として行うことができます。たとえばあなたが今この論説をお読みになりながら、私の言わんとする所を正確に理解して下さっているなら、それは、この論説を書きながら私が行なっている理知的生命活動を、あなたがあなた自身の理知的生命活動として行なっておられるからです。さらに各個人は、こうして自分自身の生命活動となった他個人の理知的生命活動を、すでに形成されている自分自身の理知の統一的意味連関に結び付け合体させることによって、その意味連関すなわち自分自身の思想・見識・美意識……などと呼ばれている知恵を進歩

＝自己超出させることができますし、その知恵を参照して行動を選択・実行することにより、生物個体として独自個性的で代替不可能なすなわち他個人のそれと代わり合いえない真善美の創造を行うことができます。つまり、独自個性的で代替不可能な他人の真善美の創造を、自分の理知的意味連関に自由に取り入れ合体させることにより、独自個性的で代替不可能な自分の真善美を創造することができます。言い換えれば各個人は、他個人の自己超出の成果を自由に取り入れて自分の自己超出に役立たせる権利を、自然権＝人権として保障されているわけです。一九四九年のドイツ基本法第二条第一項の「人格の自由な発展を目的とする権利」には、この権利も当然含まれます。教育を受ける権利はその一部です。

しかし、それでは、「代わり合えないはずのものが代わり合えることになり、矛盾ではないか」という疑問が当然起きるでしょう。でも現実にはそういうことが日常茶飯に行なわれています。どのようにしてなのでしょうか。

先に述べたように、各個人が理知的に行動を選択・実行するために参照する統一的意味連関は、彼が過去に行なった彼自身の複数の本能知的生命活動体験を、そしてそれらだけを、意味連関すなわち「同じ全存在自身の行為としてお互いに相手の生命活動は自分自身の生命活動にほかならないという関係」で結び付けたものです。ただ、それらの本能知的生命活動をどのような組み合わせ方で結び付けるかは、彼だけが彼の判断どおりに自由に決めうることであって、他個人がその判断と決定に介入することを許されません。その意味で、その組み合わせを見つけて意味連関に形成することは「彼個人の独自個性的で他人と代わり合うことのできない創造すなわち独創だ」と言われるのです。

けれども、ある個人が自分の創った理知的な統一的意味連関を言葉や仕草や著書や作品……に表現しておきその表現が的確であれば、他個人は、そこに表現された理知的意味連関の構成要素である組み合わされた表現者の本能知的生命活動の一つ一つを、自分自身の本能知的生命活動として実行することができます。たとえばあなたがモナ・リザを眺めて、虚栄心からでなく本当に心の底から「いいなあ」と思ったとしましょう。ダ・ヴィンチは、彼がジョコンダ夫人を見たことによって引き起こされた彼自身の多種多数の本能知的生命活動の一つ一つを、天才ダ・ヴィンチならでは絶対に創りえない独自個性的で代替不可能な統一的意味連関に構成し、その意味連関を彼ならでは不可能な超絶的技法によってモナ・リザに表現したのです。そしてそれを眺めることによってあなたは、そこに表現されているダ・ヴィンチの本能知的生命活動の一つ一つと、それらがひとしく全存在の行為であるという関係で自然に結び付き統一的意味連関に構成されて行く過程とを、あなた自身の生命活動として実行することに成功したのです。そこであなたがその行為を表象化機構を使って繰り返し想起しながら反省し、自分の既成の美的意味連関に結合させ一体化させれば、あなたの美意識はより高次の美に眼醒めてより高次の美的意味連関へと自己超出することができます。さらにこのようにして、あなたが他の真に優れた絵画を数多く見て、時代や技法やモチーフや作者の強烈な個性の違いを超えて、各作者がそれぞれの作品に表現しようとした美的意味連関の創造行為をあなた自身の創造行為として実行し、それらをあなたの既成の美的意味連関に結合させれば、あなたはますます高次の美に開眼して、ますます高次の美的意味連関へとあなたの美意識を自己超出させることができます。真に優れた芸術作品は強烈な独自性・個性を持ちながら、このような方法により万人に、そこに表現された作者自身の美的価値創造行為を万人自身の創造行為として行なわせる力を持っています。この力こそ、独自個性的で代替不可能な創造が同時に備えている、高い普遍性にほかなりません。

同じ関係は、ジャンルを異にする芸術作品間でも、さらに芸術と文学と学問の作品間でも、成り立ちます。そういうことが可能なのは、本能知的生命活動は自分の活動だろうと他人の活動だろうとすべて同じ全存在の行為であって、お互いに他の生命活動を自分自身の生命活動として実行することができるからです。専門家の芸術作品や著作に限りません。日常の生活用具や会話や手紙でも、制作者・発信者がそれに籠めた思いは、表現が素直で的確なら、本能知の媒介によって使用者・受信者に自分自身の思いとして体験されます。芸術・文学・学問と併せて、このようないわば「物に触れる」日常体験を積み重ねることにより、自分の理知的意味連関の全体＝思想・倫理観・美意識と、それを参照して行う自由意思的行為との全体、すなわち自分の人格は、深まり高まって行くのです。そしてこのように本能知の媒介によって物を見るコツを会得すれば、たとえば古道具屋の倉庫の中を颯と見渡すだけで雑然と置かれた数百点の雑多な器物の中から「これは……」と思う名品を見付けることも、名品と精巧な贋作とを一瞬に判別することも容易です（但し人間の真贋の識別はだめです。不断の自己超出主体である人間には正体がありませんから）。

全存在に立ち還り生前の生命活動を反省して自己超出した死者は、自己超出した理知的意味連関を生者のそれに結合し生者に気付かせて、生者と共に自己超出しうる

以上により、言葉や作品を媒介にすれば、各個人の理知的意味連関を重層的に結合・一体化させて、かなり広汎な地域や多数の人種・民族・国民や幾多の世代・時代にわたって無数の個人が行い続けて来た無数の理知的生命活動を結合して、かなり高次な統一的意味連関である文化・文明を創造することができます。けれどもそれだけでは、各個人は結局、自分と親しい仲間の生活の利便だけを中心に置いて、他の諸個人とは利害打算だけで交わることになり、利害が一致するときには協力し、反するときは争うという関係を世界中に拡散することにしかなりません。これが拙著『本能知と理知』（特に三〇〇～三〇八頁）や総説第六章で繰り返し強調した理知の利己性・自己中心性です。そうさせないで、全存在が人間に理知を与えることによって人間の自由な創造に負託した「自然生態系をさらに豊穣なものに進化・繁栄させる」という使命を自覚させ、使命遂行のために自由意思の発動を促し鼓舞するためには、理知的生命活動のすべてを人間の自律のみに任せないで、全存在自身の直接規律、人間にとっては他律の下に併せ置く必要があります。この他律が、広い意味の「良心の声」にほかなりません。この声を、人間が作った権力や法律や道徳

規範の命令と同じようなものと想像した結果、良心の声に耳を塞ぎあるいは積極的に反抗して利己的・自己中心的行動に走った人に対しては神仏の罰が下り、現世で災いに遭うか遭わなければ地獄に堕ちるかだ、というような話が広く信じられあるいは半信半疑ながら心中秘かな恐れとなって、利己的・自己中心的な行動を控えさせる動機となってきました。しかし資本主義経済の発達により、利己的自己中心的に生きなければ生きて行けない社会関係が国中、世界中に行きわたった現在では、このような空想の抑制力は急速に弱まっています。良心の声すなわち全存在が人間の自由意思に対して差し向ける他律の実体を、今こそ論理的実証的に証明して世に広く知らせなければなりません。以下がその証明です。

全存在の他律は強制と違って、従うことも背くこともできます。本能知的生命活動のように全存在自身が個人の自由意思を押し除けて生命活動をするのではなく、さりとてキリストやムハンマドのような現人神や預言者になって民衆を教化するわけでもありません。あくまでも各個人が自律的自由意思的に生命活動をすることが前提です。したがって、前記の使命を各個人に自覚させて、その自覚の下に各個人が自律的自由意思的に使命を果たすように促すことしかできません。その促す方法、それが前記第二の方法にほかなりません。ところで第一の方法では、生者と生者との間で自分の理知的生命活動の統一的意味連関を相手に伝達する＝理解させる＝相手に自分のと同じ理知的意味連関を構成させるためには、一方が自分の意味連関を言葉・文字・数式などの記号や芸術作品に表現しておくことが必要でした。しかし、全存在に立ち還って全知者となった死者は、あらゆる生者の理知的生命活動を常時認識していますから、ある生者が死者の生存中に棲んでいた環境と相似た環境の下で、当時の死者と相似た人生の課題に直面して、それを乗り超えるために当時の死者と相似た理知的意味連関の構成に努力していること、そしてその努力が前記使命の遂行を目指すものであること、殊に死によって中絶した死者の生存中の自己超出の成果を受け継いでさらに進歩・発展＝自己超出させる可能性を秘めていることを知ったときには、自分が生存中に行なった理知的生命活動を死後全存在に立ち還って反省した結果進歩＝自己超出した自分の知恵＝自分の理知の統一的意味連関の中から、その生者の理知的意味連関の進歩＝自己超出に役立ちうると判断したものを選んで、生者のその意味連関に結合しておくことができます。そうしておけば、生者が元の意味連関を想起しようとするとき、先にそれと結合させておいた死者の知恵を、生者の元の意味連関と一体のものとして想起してもらい、生者に、自分の知恵が意識せぬ間に進歩・発展していて、苦しんでいた難問がそこではすでに解決されていることに、巧く行けば（その意味は後で説明します）気付いてもらうことができます。

このような体験は、すべての人が多くの場合知らず知らずにしていますが、時には、突然自覚されてインスピレーション、霊感、天の啓示、神仏のお告げ，頓悟（突然一挙に悟りを開くこと）などの言葉で語られることがあります。特に、生者が悪事を企てたり善悪の判断に迷っていたりするときには、善行を命ずる「良心の声」が聞こえたと表現されます。他人の示唆でそれを自覚したときには、お陰で「眼から鱗が落ちた」「迷いの霧が晴れた」「ハッと気付かされた」などと言いますが、実はその意味連関が死者の協力によって無意識のうちにすでに構成されていたからこそ、ちょっとした切っ掛けで気付くことができたのです。

振り返ってみますと、宇宙超出学という思想の形成・発展は、このような出来事が次々に連続して起きたお陰で可能になったのです。今書いているこの論説もそうですが、私はかって一度も、頭の中にかなり纏まった全体構想が出来上がってから執筆を始めたことはありません。まだ先は見えないが、取り敢えずわかっていることから書き始めようと思って書いて行くと、すぐさま未知の難問が現れて立ち塞がり、解決の道が見えないときは、しばらく思考を停止していると、忽然と巧い解決のいとぐちが現れ、それを手繰って行くと再び難問にぶつかり…ということを繰り返して行くうちに、自然に多くの論説が出来上がって今日の大きな体系へと発展して来たのです。そのような経験の中で最大の出来事が、「物質とは未来の可能性である」という真理を発見したことだということをあちこちで書いてきましたが、しかしそれは、いわば高い山の頂から遥かに眼下に広がる山河を一望したということで、それから山を下りて山河の一つ一つを見尽くそうと出た旅は、数知れぬ上記のような体験の連続でした。このことから、「全存在を構成する数知れぬ死者の教えに扶けられて私は自己超出している、すなわち生きている」ということは、私にとっては「今私が生きてこの原稿を書いている」ことと全く同じように、明証的な事実なのです。みなさんもきっと、何らかの機会に何らかの形でそのことに気付かれたことがあると思います。

最近「人間は自分ひとりで生きているのではない、天地自然によって、神仏によって、あるいは他の何か大きなものによって生かされているのだ」という言葉をしばしば耳にしますが、この言葉に人々が感銘を受けるのも、この「気付きの感覚」をそう解釈しているのです。これに対し宇宙超出学は、そこから「各個人は死者と生者とを併せたすべての他生物個体と同じく全存在の一ペルソナであり、全存在の自己超出＝宇宙超出の一齣、一要素として自己超出している、すなわち生きている。それゆえ各個人は他のすべての各個人各生物個体と共に、全存在自身として尊厳であり、自己超出者として自由意思の主体であり、全存在の自己超出＝宇宙超出への共同参加者たる同志として、互いに他のすべての個人すべての生物個体の尊厳と自己超出＝真善美の創造＝ペルソナ（人間では人格）の発展の自由を自然権（人間では人権）として平等に保障し合い、その保障の下に他のすべての個人・生物個体の自己超出＝真善美の創造＝ペルソナ（人格）の発展のために協力し合う義務を負うている。」という事実の確認を導き出します。しかし多くの人にとって、この事実を直視することは救いよりもむしろ重荷と感じられます。そこで重荷を負わされぬ救い、近頃流行の言葉で言えば「癒し」を求めて、「人間は他の何か大きなものよって生かされている」というところを、「人間の運命は神仏あるいは他の何か大きなものの意思によって決められる」という意味に解釈し、お告げや卜いにより自分、愛している人、憎んでいる人、その他自分に関わりのある人の運命をあらかじめ知ってそれに対処することができるように、できれば祈りや願いや取引によって運命を自分の望み通りに変えることができるようにと願う人が多いのです。全存在にはそんな力はありませんから、聴き届けられるはずもありませんが、狡賢い連中がその願望に付け込みいろんな迷信や怪しげな呪法の数々を発明してボロ儲けをしています。

自己の理知的自己超出への加護を真摯に祈れば、死者＝全存在の教え（良心の声、真・善・美の誘い）を素直に聴き取り受け入れることができる

では、神仏、祖先、その他の霊に祈って霊との交信を求めることも、すべて迷信にすぎないのでしょうか。お寺や神社や教会で、お墓や仏壇や位牌の前で、死んだ先祖、妻子、親族、師友、畏敬する先人、戦没者等々に向かって真摯に祈ること、すなわち語りかけ、感謝し、加護を願うこと、さらに神仏の実体は全存在にほかならないとして、神仏に対し恩に感謝し、加護を願うことは、全く無意味なことなのでしょうか。決してそうではありません。「宇宙超出学はそれらすべてを否定して、最後の救いの道まで奪っている」という及川さんの誤解を解く時がようやく到来しました。

上述のように、全存在自身に立ち還った死者は、生者の知恵＝理知的な統一的意味連関の進歩＝自己超出に有効と判断すれば、自分の方から積極的に自分の知恵＝統一的意味連関を生者の統一的意味連関に結合してくれます。そして生者は、真摯に彼の知恵の進歩＝自己超出に努めていて、難問の打開に苦しんでいれば、必ず死者が結合してくれたその意味連関に気付き、死者の願いどおりにより高次の意味連関＝真善美の創造＝自己超出を成し遂げて、その中に難問を打開する巧い智恵を発見してくれるでしょう。しかし生者の理知の狭さゆえに、利害打算、独善、誤った自尊心、虚栄心、嫉妬、怨み、憎しみなどが妨げとなって、死者が折角結合してくれた意味連関に気付かずまたは気付いても考えようとしないならば、死者の善意は生者には届きません（先ほど「巧く行けば気付いてもらうことができ

ます」と述べたのはこのことです)。

このことだけをみると、死者と生者の交信は死者から生者への一方的呼びかけだけで、生者には、それを受信するかしないか、受信したら誠実に応答するかしないかの選択権しかないように思われるかもしれません。しかしそうではありません。生者が死者に対して真摯に自分の真の自己超出を扶けて下さいと願うなら、全存在に立ち還った死者にはその声がそっくりそのまま間違いなく届きます。しかし、その願いが真摯でなく、あるいは目指す自己超出が全存在したがって死者の眼からみて、むしろ生者の自己超出を低次元に後もどりさせ、あるいは他の生者の自己超出を妨げるものならば、全存在に立ち還った死者は、誰一人耳を貸してはくれません。たとえば、盗みに失敗ばかりしているリュパン三世が、今度の盗みはぜひ成功させて下さいとリュパン一世にどんなに一生懸命祈っても、全存在に立ち還ったリュパン一世は生前の行いを反省しているので、助けるどころか「盗んではならぬ」「早く盗みから足を洗え」というメッセージを三世の理知の意味連関に結合させます。このメッセージが良心の声となって聞こえ三世が盗賊を廃業してくれることを願う祖父心からです。

またたとえば、強大国の大統領が「弱小国の豊富な資源を手に入れたいから侵掠戦争をするので成功するよう扶けて下さい」とどんなに必死に神に祈っても、それが悪であることを知り、その上諸国諸民族の対立と不幸を激化するだけで望みのものも手に入らないことを無数の死者の無数の過去体験の統一的意味連関を参照して正確に予測できる全存在に立ち還った死者は、誰ひとり扶けてはくれません。生存中は大統領の右腕として一緒に侵掠を企んだ大物政治家や、「相手国の独裁者が大量破壊兵器を貯え国際テロ組織と手を組んでいるから早くやっつけないと危険だ」という大統領の嘘を真に受け正義感に燃えて戦争に参加した戦死者も、死後は反省して全存在の叡智の一部となり「戦いをやめて平和を回復するために万民の結束を呼びかけることこそ急務だ」という正しい判断に基づいて、耳を貸してくれる可能性のある世界中の権力者や指導者、そして人民一人一人の理知的意味連関に、その判断の意味連関を結合します。彼らを始め無数の死者が一斉にそうしますから、結合されたその意味連関である無数の良心の声が大合唱となって世界中の生者の心に響き渡ります。多数の生者がその声をしっかり聴いて、戦争に反対し平和を願う声が世界中に広まります。その声に全く耳を塞いでいるのは、大統領自身とそのポチと呼ばれている同盟国の一握りの政治家だけになります。人間の理知の本質・構造・機能はホモ・サピエンスの登場から今日に至るまで全く変化していないのに、人間社会が一進一退を繰り返しながらも、少しずつ人権思想に眼醒めて来たのは、人類史上不幸・悲惨な出来事が起きる度ごとに、このような良心の大合唱が繰り返されたからです。

しかしそれに併行して、その声を聞かせまいと利己的欲望の火を燃え上がらせる資本主義経済の仕組みが利に聡い人々によって発明され、ひとたび燃え上がった火が烈風を巻き起こして瞬く間に燎原を焼き尽くすように、利己的欲望は今や全世界の人々の良心を蔽う黒煙となって広がり続けています。良心の声は金力、権力、武力を持たぬ民衆の一部の個人的行動規範としてはなお生き続けていますが、資本主義経済機構の一歯車としてしか生きる道のない大多数の民衆は、その声を聴いても聴かぬふりして生きるしかありません。勢いを増す地球環境破壊や地表高温化による人類存亡の危機の急迫に、果たして人類がもう一度真摯に明瞭に良心の声を心に聴き魂に受け止め直して、金力、権力、武力の支配する世界を同胞愛の勝利する世界へと自己超出させることができるか、それとも人類は汚辱の中に滅亡して、同胞愛の勝利はこの宇宙あるいは来宇宙に生まれる人類より遥かに賢明な生物の手に委ねられるか、現代人類は正にその岐路に立たされているのです。

ともあれこういうわけで、死者と生者との間には絶えず頻繁な交信が行われています。但し、生者が死者からの便りを死者の忠告だと明瞭に認識することはできませんが。ですから、あなたが死者を墓や仏壇に祀り、位牌の形で偲び、お寺や教会で祈りを捧げ、死者に向かって対話を求めることは、利己や虚栄や自己満足のためでなく、真摯に全存在に立ち還った死者の生存中の自己超出＝価値創造の業績を称え、感謝し、その後継者として自分や他人や人類や他生物や地球生態系の自己超出＝進化・繁栄に対して死者の扶けを求めるためであるならば、必ず死者から、あなたの自己超出の方向すなわち人生の進路を導いてくれる貴重な返信を受け取ることができます。心の耳を澄ましてそのメッセージを聴き、死者と生者とが、永遠の愛の絆によって堅く結ばれていることをありありと認識すること、それこそがあなたにとっての本当の救いなのです。しかし利己や虚栄や自己満足のため、あるいは世間のしきたりに漫然と従うためであれば、如何に盛大に祀り、美辞麗句を連ねて生前の人柄や業績を称え、涙を流して加護を祈ろうとも、その魂胆はすべて死者に見透かされていることを知らねばなりません。そういう魂胆で信心している人に救いは絶対に来ない証拠に、そういう人に限って煩悩や怨念が人の何倍も烈しいのが常です。

神仏の計らいや霊魂の往来を仮定しなくても、生者が意識していなくても、死者と生者との間には絶えざる心の通い合いが在る

さていよいよ、再生・転生・輪廻の正体を明らかにする時が来ました。もうおわかりのように、あなたの霊魂があなたの死後別の人間または他生物の受精卵、胎児、あるいは乳児に宿って生者として蘇る＝黄泉還る（死の世界から帰還する）という意味での再生・転生・輪廻はありません。しかしこういう迷信が古今東西普く流布されてきたことには理由があります。古来人間は、死者の世界を生者の世界から遠く離れ深く隠れて見ることのできない暗い（幽冥の）場所とイメージしてきました。いくら呼びかけても死者のからだは答えず埋葬の後姿を見ることがなく声も聞かないので「本体である霊がからだから抜け出て音信の通じない遠い所へ隠れてしまった」「五感が消えて何にも感じない真っ暗闇の世界に入ってしまった」と連想したのです。そこからさらに「そんな状態で死者が生者と同じように生きて思ってその思いを人に伝えることは不可能だし、生きているとしても遥かに遠い異次元世界（十万億土）に居

て音信を通じる方法がない、死と生とは絶対的に断絶している」という考えが生まれました。しかし実際は死者と生者との間には絶えざる交信＝心の通い合いが在るのですから、それは「神仏が死者への慈悲によりあるいは裁きのために、断絶した二つの世界の間で死者の霊魂を行き来させているのだ」という想像が作られて定着したのです。しかしそれは全く転倒した見方です。

宇宙超出学が解明して来たように、死者は死ぬや否や全存在自身に立ち還ります。そして、超宇宙叡智すなわち無限回繰り返し行なって来た生態系の創造・進化の中で生まれて生きて死んだ全生物の全生命活動の統一的意味連関にその一要素として結び付けられ一体化します。そして他の死んだ全生物個体と力を協せて、現地球生態系したがってその構成要素である各個人各生物個体に向かって、自分たちの生存中の生命活動体験を反省して自己超出した理知的な統一的意味連関（以下「反省意見」と呼ぶことにします）をあなた方の理知的自己超出のためにぜひ参照して下さいと、一瞬の休みもなく呼びかけているのです。しかしその呼びかけは、先ほど詳しく説明したように、被呼びかけ人である生者の理知が表象化機構を使って想起する生者自身の過去体験の意味連関の一環として表象化され、その意味連関と一体のものとして想起されることによって初めて参照してもらうことができます。したがって被呼びかけ人である生者の自己超出に対する姿勢如何で受信されるか否か、いつ受信されるか、どのくらい明瞭にまたどのくらい正確に受信されるかが違ってきます。被呼びかけ人である生者が、自己超出に真摯に取り組んでおり、且つ死者の反省意見である理知的意味連関を自分のそれに偏見なく分け隔てなく広く素直に結び付けて一体化してくれれば、彼の自己超出に関心を持つ多数の死者から次々に有益な意見を受け取り自分の理知的意味連関に結合させて、加速度的に自己超出することができます。自己超出の姿勢がこれと逆ならば、自己超出は停滞し退化してしまいます。

ですから私たち人間は、自分では、自分自身の理知的過去体験の統一的意味連関だけを参照して自己超出している＝理知的な自由意思的行為をしていると思い込んでいますが、実は、その意味連関には数知れぬ死者の数知れぬ生存中の理知的行為体験に対する反省意見が、本人の全く気付かない間にせっせと送り込まれて結合しているのです。その意味で生者は、本当は、数知れぬ死者と一体になって理知的自己超出をしているわけです。このことを逆に言うと、各死者は、自分の反省意見を生者の理知的行為体験の統一的意味連関に、相手の気付かぬ間に結び付けておき、生者がその結び付いた意味連関を参照して自己超出することにより、実は、その「各生者個人である一人格」と一体化して自己超出している、つまり生きているわけです。

さらに、このように数知れぬ死者と一体になって自己超出している数多くの生者も、やがて死者になります。すると彼もまた、数多くの生者の理知的意味連関に自分の反省意見を結び付け、彼ら生者と一体になって自己超出します。ところが、死者が結び付けた反省意見には彼より先に死んだ数知れぬ別の死者の反省意見が結び付けられていますから、生者の理知的意味連関には、一人の死者の反省意見と一体になって数知れぬ別の死者の反省意見が結び付けられることになります。この世に生物が生まれてこの方、死者から生者へのこのような生存中の理知的行為体験に対する反省意見の受け渡しが数知れぬ世代間で次々に行われて来て、その果てに今あなたや私が生きているわけです。してみると、各個人、あなたや私は、結局、過去に生きていた無数の生物の無数の理知的行為体験のすべてを互いに縦横無尽に結び付けて織り上げた統一的意味連関すなわち全存在の超宇宙叡智そのものの中から随時その一部を参照しつつ、過去に生きた無数の生物すべてと一体の生物として理知的行為を行いつつある＝一人格として生きているということになります。宇宙超出学が「各個人各生物個体は同じ一つの全存在全宇宙である、あるいは全存在全宇宙の一ペルソナとして生きている」と言ってきたのは、詳しくいうとこういうことなのです。

それゆえご心配はいりません。事故や病気で死んだ幼児や少年や前途を期待されていた若き芸術家や学者や職人や農民は、ちゃんと、彼の中断された人生の先を継続するのにふさわしい同年輩の幼児や少年や若者の理知的行為体験の統一的意味連関に自分の生存中の理知的行為体験に対する反省意見を結合させ、その幼児や少年や若者として他の多数の死者と一緒に蘇り、今度は事故や病気を警戒して慎重に新たな人生を全うしてくれるでしょう。不幸な生涯を送って死んだ人は、不幸に耐えて生きた経験から学んだ知恵を、それを生かしてくれるのにふさわしい生者の理知に結合させて他の死者と共にその生者として蘇り、今度こそ幸福な充実した人生を送ってくれるでしょう。幸福な一生を送った大富豪は、死後その幸福は多数の貧者の報われない労働と自然環境の破壊の代償とによってもたらされたものであることを知り、反省して学んだ知恵をそういうことのない社会を作るのに貢献しようとする意欲と可能性を持つ人の理知に結合させて、他の多くの死者と共にその生者として蘇り、新たな人生をその貢献に捧げるでしょう。あなたが可愛がっていたペットたちも、みんなそれぞれにそれなりの理知を持っていますから、理知的生物個体としては同種または異種の他生物個体に一体化して自己超出を続けるでしょう。

性愛は、異る個人が全存在の同じ教えに導かれて完全に心を一つにし、永遠・無二の同志として行う共同自己超出であり、それ故人倫の基礎である

以上の話を聞いてこう疑う人がいるかもしれません。「自分の理知が知らぬ間に無数の死者の智恵に占領されていて、自分の自由意思でやっていると思っていたことが、死者たちの知恵に唆されてやっていたとしたらまことに気味が悪い。けれど、実際にインスピレーションが閃いたり良心の声が聞こえて来たりしたときには、知的爽快感や道徳的畏敬感とでもいうような高い精神的感動を受ける。これはやっぱり神のお告げ・天の啓示で、死者の知恵の囁きとは全く違うものではないか」と。お答えしましょう。死者を気味悪いと思うのは、画に描かれドラマに登場する幽霊や亡霊のイメージを思い出すからです。彼らは普通生者と似た姿のからだを持ち、その心は生者よりずっと深く凝った怨念や執着に充たされています。しかし、本当の死者は固有のからだを持たず、全存在自身に立ち還って、生存中

の自分の行為を深く正しく反省して高く自己超出した知恵を、全存在自身として生者に授けようと願っているのです。だからこそ、それに気付いたとき生者は崇高な感動を受けるのです。

それでもなお、「私は俗物で、旦那に内緒で高価なブランド品を買ったり、女房に内緒で美人の部下を食事に誘ったりするときには、確かに良心とやらの咎めを意識し、ヘソクリで運用していた株が予測通り大幅に値上がりしたり、所得税申告書を作成しようとして所得を減額する巧い方法が閃いたりしたときには、なるほど一種の知的快感を味わうけれども、全存在の知恵に教えられたというほどの感動はついぞ味わったことがない。所詮そんな話は理屈の上だけの空論にすぎない」と言い張る人もいるかと思います。そういう人のために最後に、あなたの全身全霊が他の人の全身全霊と一体になって全存在に占領され全存在と一つになって、燃え上がる情熱に駆り立てられ自己超出への道をまっしぐらに突き進んだ果てに、遂に自己超出の絶頂に達して神聖崇高極まりない感動に打ち震えた経験を想い出して頂いて、この論説を締め括りたいと思います。

弘法大師空海が伝えた真言密教の根本経典の一つに「理趣経」というのがあります。伝教大師最澄がぜひとも見たいので貸して頂きたいと何度も頼んだのに、他のお経は何でも気前好く貸してくれた空海が、このお経だけは言を左右にして貸してくれなかった。最澄が可愛がっていた弟子の泰範を空海のもとで勉強させていたのを、空海が引き留めて帰さなかったことと共に、二人の仲違いの原因と言われている事件です。そのお経の十七清句というものの中に、「妙適」つまり男女の交合の絶頂感は「清浄句是菩薩位」つまり清らかで悟りの境地（菩薩位）と同じである、「欲箭」つまり愛欲の激情が矢（箭）の如くからだを貫いて走り、「触」つまり互いに相手の性感帯や性器に触れ合い、「愛縛」つまり男女が胸・腹・腰を密着させ舌・手・脚をからめてしがみ着くのも、みな「清浄句是菩薩位」つまり清らかで悟りの境地と同じである、と説かれています。空海はおそらく「こんなのをあの童貞・堅物の最澄に見せたら仰天して、真言密教ばかりか俺自身まで邪教・妖魔と誤解されてしまう。見るからに気高く高僧然とした最澄にそんなことを触れ廻されたら、信者はおろかこれまで苦労して築いてきた朝廷の信用まで失ってしまう」と警戒して貸さなかったのでしょう。それはともかく、この経文は一体どういうことを説いているのでしょうか。

全存在の自己超出は具体的には生態系の創造・進化として行われます。生態系の創造・進化は種の進化を通して、種の進化は種に属する各生物個体の進化を通して、各生物個体の進化は親が自分より進化した子を「生んで」「育てる」ことを通して行われます。ところが有性生殖では、子を生むにはそれに先立って雌雄が交尾、男女が交合しなければなりません。子が生まれるのは交尾・交合の自然の結果ですから、愛欲の激情で駆り立てて交尾・交合をしっかりやらせ最後を射精と受精で締め括ってもらったら、その後に母親のからだを貫いて「子を生みたい」という激情の矢を走らせる必要はありません。しかし交尾・交合の方は「やりたくなったらやれ、やりたくなければやらなくてもよい」では済みません。ぜひやってもらわなければ、全存在の自己超出は終わってしまいます。全存在は自己超出することが存在することですから、全存在の存亡は雌雄・男女の生物個体が何が何でも交尾・交合をしようという愛欲の激情に駆り立てられて（欲箭）、性感帯・性器に触れ合い（触）、からだをからませてしがみ着き（愛縛）、そして雄・男が射精し雌・女がその精子を受領して、共に全存在の自己超出という大事業への参加を見事に成し遂げた歓喜の絶頂に至る（妙適）ことができるか否かにかかっています。

しかも交尾・交合は一人ではできません。一対の雌雄・男女が上記のようにからだを緊密に結合させてすることを要します。激情と歓喜の絶頂の中で、二人は、今自分たちを突き動かしているのは同じ一つの全存在・全宇宙の自己超出意思にほかならず、二人はその意思を達成するために全存在・全宇宙自身によって、絶対に余人と代わることを許されぬ同志として選ばれ、同志愛によって堅く結ばれていることを痛切に自覚します。この自覚こそ、感覚的快楽の真っ只中に存在しながらしかも快楽とは全く別の感情として、交合のさ中に二人を結び付けそして快楽が去った後も長く結び付け続けている神聖崇高な感情たる、真の「愛」にほかなりません。男女の愛が永遠と感じられ、絶対無二の結合と信じられ、またあまねく無上と称されているのは、全存在の永遠の自己超出＝生態系の創造・進化を二人の共同の永遠の使命として担う無二の同志としての無上の愛だからです。然るに、「自己が全存在の一ペルソナであり、他のすべての個人・他生物は自己と共に全存在の自己超出を担う同志である」ことを明証的に自覚するのが悟りの境地＝菩薩位ですから、男女交合の激情と絶頂の歓喜の中にこそ悟りの境地がある。「理趣経」の前掲文はそう言っているのです。

さて、欲箭・触・愛縛・妙適の自然必然の結果として子が生まれるまで、二人の愛が長続きしているなら、愛の延長としてさらに、全存在の負託を受けて共同して子を育てるべく、子に注ぐ新たな愛情を併せた家族愛が生まれます。だから夫婦は、自分たちが作ったくせに「子は天（＝全存在）の授かりもの」とか何とか言って二人で育てるのです。しかし、お釈迦様が「十月の苦痛も嬰児の一声を以て忘れ、音楽を聴くが如く楽しきなり」と、母親の気持ちを代弁されたように、母親が自分の腹を痛めて生んだ子に注ぐ愛情が、射精したら子が生まれるのを待つだけの父親より強いのは、自然の成り行きです。だから亭主が「ちょっとも子育てに協力してくれない」と奥さんの不満が募るのは、一般的な現象です。その代償として交合では、男性は女性に一方的に協力するように生まれながら仕付けられています。言い換えると全存在は、交合の際男性に、欲箭に貫かれながらもなお少しの理知を残して、相手の性感の高まり具合を冷静に観察し、自分が先に絶頂に達しないよう自分の性行動をコントロールする能力を与えています。それゆえ本当に相手を愛している男は、自分の射精の快感よりも、相手が絶頂に達し妙適の歓喜に酔い痴れる姿を見ることの方に、己の妙適の喜びを遥かに強く感じるのです。そういうわけで、一般に女性は交合の際忘我恍惚の境地に入り、声を忍ばせる必要がない状況ならば絶叫することも辞しませんが、男性はたいていそんな状況下でもおしまいまで声を押し殺しています。

愛し合う男女の性交・出産・育児は彼ら自身・国家・社会・公共延いては全人類に負託された使命であり、愛し合う男女の基本的人権である

以上を以て本稿の書き止めとするつもりでしたが、書き上げてからふと、河口元男さんの論説「人工妊娠中絶の罪は殺人より重い」（宇宙超出三六号）を思い出しました。それにはこう書かれています。「普通の殺人犯は重い刑罰を受けると知りつつ自分自身の手で人を殺すのだから、自分のしたことの罪と責任をずっしりと感じている。胎児を堕ろす両親は自分が作った子を他人に殺させながら、法律が許しているのを好いことに自分のしたことの罪と責任を全く感じていない。国家権力を笠に、戦争を起こして多数の国民を死に追い遣りながら、英雄気取りで罪も責任もどこ吹く風の偉い政治家や軍人と同じだ。普通の殺人に比べてその罪は何倍も大きく、責任は二重三重に重い。」（要旨）

初めて読んだ時「なるほど」と思い、また「戦争責任の方は戦後かなり厳しく問われ、憲法九条も出来、今もイラクやアフガン戦争について政治家の責任を問う声が囂《かまびす》しいのに、人工妊娠中絶はむしろ戦前母親が厳しく処罰されていたのに、戦後は却って社会的・経済的事情による育児困難を理由に許されるケースが著しく拡大されたのはなぜだろう。果たして人工妊娠中絶の罪は、育児困難がエクスキューズ（宥恕理由）になり得る程に軽いものだろうか。」などと漠然と考え、「いつか、宇宙超出学に基づいて明確な答えを出す必要があるな。」と感じました。その後も時々思い出しては「せっかく河口さんが問題提起して下さったのに申し訳ない」と思いつつ、集中的に考える機会のないまま今日に至りました。

ところがたった今、男女・親子の愛の本質を論じ終えた直後、突然わかりました。子を作り育てることは、全存在が自らの存亡を賭けて、たまたま魅され合った一対の男女に負託した絶対・無二そして至高の使命です。その使命に背く人工妊娠中絶は、あらゆる罪の中で最も重い罪です。但し、その使命を果たす義務と責任とを胎児の両親のみに

課した場合は、社会的・経済的事情による育児の不可能または著しい困難が人工妊娠中絶の正当な宥恕理由となり得ます。そのような事情があるのになお生んで育てることを強いれば、両親の「人格の自由な発展＝自己超出の自由」という基本的人権を侵害することになるからです。しかし、全存在がその使命を負託するのは、胎児の両親にだけではありません。両親の力だけでは育児が不可能または困難な場合には、万人が、より具体的には彼らが帰属する国家・社会・公共が、それでも足りない所は超国家的な人類愛の組織が、彼らの育児を扶けるためにそれぞれに可能で相互補填的な手段を講じる使命を負託され、果たすべき義務と責任を負うているのです。全存在は、生態系全体の創造・発展・繁栄を確保するために、必要で十分な種類と範囲の生物個体、人間にあっては個人に対し、種類ごと個体・個人ごとにそれぞれ適当な行動を行う使命を負託しています。生物界をざっと見渡すだけでも、排卵・受精または出産後は子の生育を自然に委ねるもの、親である雌雄の両者またはいずれかが育てるもの、親である雌雄の帰属する種の集団が協力して育てるもの、中には他種生物の巣や集団やからだの中に受精卵を生み付けて他種生物に育ててもらうものなど、負託の対象の種類・範囲・内容は千差万別ですが、それは、そうすることが各種とその統一的意味連関である地球生態系の創造・発展・繁栄にとって最も適当な方法だからです。そして人間の場合は、一次的には胎児の両親に、それで足りない所の補填は、近い所から始めて万人に至るまでに負託しているのです。

ところが日本の国家・社会・公共は昔も今も、出産を境にしてそれ以前の胎児については、全存在のこの負託に応える義務と責任をほとんど放擲してきました（一部に国・寺社・個人などによる遺棄児・孤児の救済事業が細々と行われてはいました）。

しかも戦前の国家は、胎児の母親だけには出産・育児の使命を果たす義務と責任を押っ被せて、母親の人工妊娠中絶を処罰していました。戦後の国家は、それでは良心が咎めるので、自分自身に対してと同様胎児の両親に対しても、出産・育児の義務を免れさせるため、人工妊娠中絶を大幅に免責しました。胎児と新生児とで法の規準を逆転させるこの手口、いわゆるダブル・スタンダードは、「人の命は地球より重い」と声高に叫び「受精卵も人だから、あるいは人となるべき者だから、ＥＳ細胞研究は殺人だ、あるいは殺人に等しい」と反対する人々が、人工妊娠中絶の大罪に内心気付きながら見ないで済ませるために、国家権力とグルになって仕掛けた狡猾なトリックです。お尋ねしますが、貧しい母親の胎児は人となるべきではないのでしょうか。

以上の反省に立って宇宙超出学がなすべきことは、愛し合う男女の性交・出産・育児は、彼ら自身と共に国家・社会・公共、延いては全人類に負託された崇高な使命であることを明らかにし、その堅固な基礎の上に男女の性愛倫理を確乎として据え付けると同時に、国家・社会・公共延いては全人類が結婚・出産・育児を支援する義務と責任を負うており、したがって結婚・出産・育児は愛し合う男女に保障されるべき基本的人権であるということを、広く世に知らせることです。

序 章

問題の提起

第一章

死生一体論

第二章

死生一体論の疑問に答えることを通して、宇宙超出の原理を再確認し、死生一体の理を闡明する

第二章

死生一体論の疑問に答えることを通して、宇宙超出の原理を再確認し、死生一体の理を闡明する

拙論「死生一体論」に対して多くの読者からさまざまな反対意見、質問、感想が寄せられました。そのうち特に宇宙超出学の根幹に関わる幾つかを紹介し、それにお答えする中で宇宙超出と死生一体との真意義を明らかにしたいと思います。

反対意見その一
死者は分子や原子になって自然循環の流れに取り込まれることにより、輪廻転生する

この問い（人は死んだらどうなるか）に真正面から答えると、死んだら人は「体を構成する分子や原子は、自然界における物質循環の流れに取込まれる」でしょう。死後の世界など、これ以上については確定的なことは何も言えません。確実な物的証拠が何もありませんので、現時点で分からないことは率直に「分からない」と認めた方が良さそうです。

死んだら人は、火葬の場合は、人体を構成する炭素・酸素・水素等の原子は二酸化炭素や水（水蒸気）の分子とし

て大気中に放出されます。灰のなかにはカルシウム・リン・硫黄・鉄等の原子から構成される化合物の分子が残ります。大気中に放出された二酸化炭素が植物に取込まれると、光合成でブドウ糖やデンプンをつくる材料になります。その植物を人間が食べるかも知れません。

土葬の場合は、まず微生物・昆虫・小動物などのエサとなるでしょう。死体を食べた昆虫を鳥が食べ、その鳥を人間が食べることがあるかもしれません。生態学で言う「食物連鎖」に組込まれ、大局的には物質循環の流れに取り込まれることになります。

人間を物質レベルでみると、分子や原子は確かに、輪廻転生しています。我々の体を構成している水分子のいくつかは、昔、キリストや仏陀の体を構成していたかも知れません。中生代のジュラ紀には恐竜の体を構成していたかも知れません。地球誕生の頃には、地球に衝突した彗星の氷の水分子だったかもしれません。

死んだら人は、一旦、「宇宙を構成する元素のプールに戻る」という言い方が出来るかもしれません。もちろんこれは全ての生物について当てはまります。

反論

この御意見は、物質が集まって結合すると自然に生命を持つ生物になるという、今日でもかなり広く信じられている考えに基づいています。しかし本書で詳しく説明して来たように、物質は生命活動＝自己超出において選択・定在化される未来の可能性です。つまり生命自身ではなくて、生命活動の一構成要素にすぎません。

ですからこの御意見は理論としては無価値ですが、生命が自己超出の永遠無限の循環であるという事実を、物質循環に重ね合わせた一種の象徴詩、説話あるいは神話として見れば結構味わいがあります。また、「死んだら人は、一旦、

『宇宙を構成する元素のプールに戻る』」という文は、「あわれなり、わが身の果てや浅緑、ついには野辺の霞と思えば」という式子内親王の歌を連想させます。さらに、「人間を物質レベルでみると、分子や原子は確かに、輪廻転生しています。」という文は、ニーチェの永劫回帰思想と全く同じ空想説で、古典力学と初期原子論を組み合わせた物質宇宙観に基づく十九世紀的な物質＝生命観です。各説その二第四章で詳しく説明したように、なるほど私たちが今棲んでいる物質宇宙、特に太陽のような核融合反応をしている星以外の地球のような場所では、対称性がほぼ保たれて質量・エネルギー保存則が成り立ち、物質変化が循環＝輪廻しているように見えます。しかし宇宙全体としては、弱力場の対称性の破れにより太陽のような星から特に大量のニュートリノが、この物質循環から大量のエネルギーを持ち出して宇宙膨張の加速に貢献しているので、ある人のからだの原子・分子構造と同じものがもう一度巡って来ることは不可能です。また、量子力学の物質像では、物質の基本的構成要素である素粒子には個性がありませんから、人間のからだを構成していたこの原子や分子が、大気中のこの二酸化炭素になったり、その微生物、あの昆虫、この鳥のからだに次々に取り込まれたりするわけではありません。

好い機会ですからついでに、唯物論的生命観が根本から間違っていることを、明確に証明したいと思います。そのためにここで改めて、「生命活動とは、現在存在する生物個体のからだという物質の一定の物理化学変化である」という、反対意見全体の大前提から、何が導き出されるかを、論理的に厳密に考察しましょう

まず、この前提からすると、自分が過去に行なったこと・感じたこと・思ったことを想い出しても、それはすべて幻想、幻覚あるいは妄想にすぎず、絶対に事実ではありえないことになります。なぜなら、物質である自分のからだは現在ここに現実に存在していますが、この時、一瞬前、昨日、昨年、十年前、五十年前……つまり過去のあらゆる時間においては、どんな物質も、したがって自分のからだももはや存在しておらず、したがってからだの物理化学的

変化である何かを行なったり、感じたり、思ったりする生命活動も存在していません。「認識する」という生命活動も自分のからだの現在の物理化学変化ですから、現在存在しないものを存在すると認識することはできません。それゆえ過去に自分が現実に何かを行なった、感じた、思ったことを認識すること、すなわち想い出すことはできません。それなのに「想い出した」と思うとすれば、それは「幽霊を見た」というのと全く同じ幻覚に過ぎません。「生命は一つずつ、物質に過ぎない個人のからだに宿る」という前提に立って、物事をいい加減な所でごまかさず真剣に徹底して思い詰めた多くの古人が、そう述べています。

「見しことも、見ぬ行く末も仮初めの枕に浮かぶ幻の中」。これは式子内親王の歌ですが、注意して読むと、そこでは、「見しこと」つまり自分の過去の想い出も「見ぬ行く末」つまり自分の未来の想像もひとしく幻であり、現在はその幻を浮かべる夢枕に過ぎないと断定しています。黄粱一炊の夢という話がありますね。盧生という青年が進士の試験を受けに行く途中、仮寝の夢に試験に合格して役人になり結婚し出世し……栄枯盛衰の五十年を過ごしたが、醒めれば黄粱の粥も炊き上がっていなかったことから、人生は夢・幻と悟って家郷に還る話ですが、自分の未来の人生を夢に見たからと言って、自分の過去の人生も夢だとは思わないのが普通なのに、過去の人生も過ぎ去ってしまえばすべては夢と同じと悟った所が盧生の非凡な所です。しかし、彼のこの悟りには、もう一つ不徹底な所があります。反対意見と同じ前提に立ってよく考えれば、自分が過去に何かを行ない感じ思ったという幻想も、現在存在する自分のからだのある生命活動であるはずです。現在自分のからだが行なっている生命活動を、現在の自分のからだの生命活動が、なぜ「それは現在自分が行なっている生命活動ではなくて、存在しない過去の自分の、存在しない過去の生命活動である」と幻想することができるのでしょうか。

この疑問に対して、今の脳科学者の多くはこう答えます。「脳の中、たとえば海馬と呼ばれている部位に、過去に自分が感じ思い行なったことの影響（物理的変化）がそのまま存在し続けていて、脳が現在その影響を解析して、過去のからだが行い感じ思ったときに生命活動をしたからだの各部位に対応する現在のからだの各部位を生命活動させる。それが記憶されたことを想い出すということだ。だからそれは、『幽霊を見た』という全くの幻想・幻覚・妄想と異なり、過去の現実の生命活動ではないが、その模像、近頃流行りの言葉で言うと仮想現実、（後出反対意見その三の言う）バーチャル・イメージなのだ。」と。つまり、「海馬かどこかにビデオ・カメラみたいなものが在って、そこに記憶された符号を解析して『からだ』というテレビの画面で被写体を再構築する」というわけですね。

でも変ですよ。そのテレビの影像もやっぱり現在のからだの諸部位の生命活動を繋ぎ合せたものです。つまり、現在という時間の一点に存在しているのです。なぜ、それが過去の生命活動の模像であると、現在の脳の生命活動が認識できるのですか。過去の自分の生命活動自身を直接認識しているからこそ、それと照らし合せることによって、それの記録に基づいて再構築された現在の生命活動を、それの模像だと認識できるのではないですか。然るに、存在しないものを認識することはできないのですから、過去の自分の生命活動自身を直接認識しているからには、過去にある場所で行なった自分の生命活動自身は、過去のその場所に現実に＝事実として存在しているのです。そうすると、過去の自分の生命活動を想い出すという現在の自分の生命活動は、実は現在の自分の生命活動と同時に過去の自分の生命活動をも認識する生命活動であり、したがって現在にのみ存在する自分のからだという物質の物理化学変化の域を遥かに超えて、過去と現在の自分の生命活動を同時に内に包み持ち両者を「互いに照らし合わせる」ことによって「意味的に結び付ける」生命活動、言い換えれば、自分の現在と過去の生命活動の「統一的意味連関」の形成活動である、ということになります。

これに対してなお、次のような反論をする人がいるかもしれません。「今のカメラ写真には映像と一緒に撮影した年月日時を記録することができる。それと同じように、自分の過去の生命活動を記録する脳の部位に、記録した時の年月日時を入れて置けば、過去の生命活動だと認識できる」と。しかし、年月日時の記録そのものは、あくまで、脳という現在存在する物質のある状態に過ぎません。その状態が、「現在存在しないある生命活動の行われた時点を示している」と現在の生命活動が認識するためには、「現在という時点とは異なる過去という時点でも生命活動が行われる」ということを、認識していなければなりません。それを認識しているなら、先ほど述べたように、その認識は現在にのみ存在する自分のからだという物質の物理化学変化の域を遥かに超える、過去と現在の自分の生命活動を同時に内に包み持ち両者を統一的意味連関に構成する生命活動である、ということになります。

結論を言います。実在であろうとなかろうと、仮想現実であろうと只の幻想に過ぎなかろうと、とにかく過去という時間が存在し、そこで自分がある生命活動を行なったと現在の自分が思いうるのは、過去という時間のある時に自分が何らかの生命活動を行なったという事実が確かに存在するからです。どこに存在するのでしょうか。その生命活動を行なった正にその時、その場所にです。同様に、確実であろうと不確実であろうと、願望であろうと空想に過ぎなかろうと、とにかく未来という時間が存在し、そこで自分が生命活動を行いうると現在の自分が思いうるのは、未来という時間のある時に自分が何らかの生命活動を行いうるという事実が確実に存在するからです。どこに存在するのでしょうか。その生命活動を行いうる正にその時その場所にです。そして私たちは、自分が過去に行なった生命活動を参照して、自分が未来に行いうる生命活動の中から、ある生命活動を選んで定在化するべきだと認識し実行する自由意思の主体です。言い換えれば私たちは、過去に行なった自分のすべての生命活動と未来に行いうる自分のすべての生命活動とを、参照と選択の関係で意味的に結び付けることによって内に包み持つ自由意思の主体として、現在という時間に常に存在しているのです。人間だけでなく、すべての生物の個体としての生命活動は、みな同じ存在構造を持っています。そしてこのような構造を持つことにより、各生物個体は絶えず過去の生命活動の統一的意味連関を進歩発展させると同時に未来の生命活動の可能性を全面的に新しく創り変えて自己超出します。これについてはこれまでに詳しく解説しました。

反対意見その二
生命を構成する物質は輪廻転生するが、生命を構成するＤＮＡの遺伝情報は少しずつ変化しつつ永遠に存続する

バクテリアから人間まで、遺伝情報の保存と伝達、生化学反応プロセスの基本は同じです。

この宇宙にはおよそ九十種類しか元素（原子）がありませんので、他の天体に生物が存在すると仮定すれば、遺伝情報の保存と伝達、生化学反応プロセスの基本は地球の生物とほぼ同じと考えられています。

この文章からは、分類学的に人間から遠ざかるほど解析が困難になるニュアンスが感じ取られますが、実際には逆で、大腸菌など遺伝情報量が少なく増殖スピードが早い生物の解析は、他の多細胞生物より簡単です。生物学的に解析が最も困難なのは人間でしょう。他の生物で行えるような実験が簡単にはできません。実験動物を大量に使用しなければならない医薬品の開発を思い浮かべれば理解できると思います。

ところで、話題は変わりますが、生命科学の世界では遺伝子の人工合成が競争の激しいビジネスとなっています。価格を下げるキャンペーンを行っている会社もあります。

二十年以上前から、短い遺伝子の人工合成は可能となりました。一部の宗教者は「神の領域を侵すものだ」と主張していましたが、現在では研究用の遺伝子合成は競争の激しいビジネスになっています。アメリカでは人工合成遺伝子を用いた人工生命合成の研究が始まっています。また人間の全遺伝情報（ＤＮＡ約三十億塩基対）はＤＶＤ一枚に収まります。

急速に進化している生命科学と情報科学の現状を考えると、将来的には、人間が死ぬ前に持っている全情報をメモ

リーのようなものに記録して、新しく合成した体にインストールすることも夢物語では無さそうです。但し、それまで人類が滅亡しないということが前提になりますが。

生物学的には、我々は、遺伝情報を次の世代に伝えるようになっています。情報はＤＮＡという高分子化合物が担います。ＤＮＡそのものが代々伝えられる訳ではなく、新しいＤＮＡが古いＤＮＡを鋳型とし細胞の中で合成されます。ＤＮＡそのものは新陳代謝されているのですが、ＤＮＡを構成する分子配列は代々伝えられます。伝えられる過程で生じる分子配列の僅かな変化を変異（突然変異）と言い、生物進化の原動力であると考えられています。つまり物質は輪廻転生しているような状態ですが、物質が担う情報は代々伝えられるようになっています。ＤＮＡの複製反応は、物質（ＤＮＡを構成する原子・分子、酵素など）とエネルギー（ＡＴＰ：アデノシン三リン酸）の供給があれば、理論的には永久に継続可能な化学反応です。

生命を構成する物質は輪廻転生するが、生命を構成する情報は少しずつ変化（進化）しながら永遠に継続すると言えるでしょう。

反論

「死生一体論」の中の「生物学者が見た目や生態がどんなに極端に人間と異なっている生物でも、からだの構造や動きから各器官の機能や行動の目的を推定できる…」という文を咎めて反対意見は、「この文章からは、分類学的に人間から遠ざかるほど解析が困難になるニュアンスが感じ取られますが、実際には逆で、大腸菌など遺伝情報量が少なく増殖スピードが早い生物の解析は、他の多細胞生物より簡単です。生物学的に解析が最も困難なのは人間でしょう。」と言っておられます。しかし上記の文で私が言ったのは、単に次のことに過ぎません。人や獣や魚の姿を見れば「ああ、みんな眼で外界を認識しているのだな」とすぐに分かります。でもミミズを見れば「眼が見当たらないが、どこで外界を認識するのだろう」と訝ります。青虫が木の葉を食べて蛹から蝶になるのを見れば「人間は生まれてから死ぬまで同じ姿なのに、どうして蝶は変態するのだろう」と不思議に思います。大腸菌の生態を知れば「人間よりずっと簡単そうな構造のように見えるのに、この生命力はどこから来るのだろう」と驚嘆します。分類学的に人間から遠ざかるほど解析が困難か否かとは、別のことです。

反対意見で「遺伝情報量の多少」とは、「（遺伝）情報はDNAという高分子化合物が担います」という文から推察すると、遺伝子、それもDNAの塩基配列（遺伝コード）の数の多少を言っており、解析とは、「あるコードが生体のある構造あるいは機能と対応している」ということを調べることを言っていると思いますが、『本能知と理知』二六二〜二八三頁や本書総説第二章で説明したように、従来知られていた各コードの働きは直接には特定のタンパク質の合成の引き金となることだけで、合成された無数のタンパク質がその後どこでどう結合しどう組み立てられどこでどう機能して、それらがさらにどう連結して対応する構造・機能に辿り着くのかということは、すべてブラック・ボックスの中ですから、コード解析の結果を集めて組み合わせても、生物個体の生命活動全体の万分の一も分かったことにはなりません。分かったと思い込むのは、テレビのリモコンのどのボタンを押すとどのチャンネルが見えるかが分かったから、テレビ放送の物的・人的・社会的仕組みのすべてが分かったと思い込むようなものです。尤も、テレビの一般視聴者にとっては、それだけ知っていれば充分なのと同じように、ある遺伝性疾患の罹患者と診療医師にとっては、どのコードがその疾患と対応するかを知れば充分であり、遺伝子組み換え穀物生産企業にとっては、どのコードが消費者の歓迎しそうな穀物の性質と対応するかを知れば充分ですから、実生活にとっては極めて重要な情報には違いありません。ですから、生活上の実利ばかり追いかけている人からすれば、それだけで生命について知りたいことは全部わかったことになります。

なお反対意見は、遺伝コードの多少によって解析の難易が決まるとした上で、最も困難なのは人間だろうと言っています。多分、進化した生物ほどタンパク質合成に関わるＤＮＡの数が多くヒトが生物中最も多いと考えてのことだと思いますが、たとえば、単純な構造で下等動物とされている線虫ではその数が二万個なのに対し、ヒトは二万二千個で、大差はありません。しかしタンパク質をコードしないで従来「がらくた（ジャンク）ＤＮＡ」と呼ばれていたＤＮＡを鋳型とする「ノンコーディングＲＮＡ」の現在わかっている数は、線虫千三百に対しヒトは二万三千です。このような差の生じる原因は何でしょうか。答えは以下の通りです。

タンパク質合成に関わるＲＮＡには、アミノ酸運搬係のトランスファーＲＮＡ、運ばれたアミノ酸組み立て係のリボソームＲＮＡ、伝令係のメッセンジャーＲＮＡが在りますが、最近の研究により、上記ノンコーディングＲＮＡが、メッセンジャーＲＮＡを壊したり働きを止めたりするという方法で、タンパク質合成過程全体を指揮・統制することによって、からだ全体の細胞分化したがって発生・成長の全過程を支配していることが分かって来ました。たとえば線虫は、多段階的に成長しますが、一齢幼虫から二齢幼虫へと成長しようとするときには、ＤＮＡから（比喩的に言うと）一齢幼虫として成長せよという指令と二齢幼虫に成長せよという指令との相矛盾する指令が出ているので、ノンコーディングＲＮＡが前の指令を伝達するメッセンジャーＲＮＡを壊したり活動を止めたりすることによって二齢幼虫へと成長させます。人間のからだの構造と成長の仕組みは線虫よりかなり複雑なので、からだ造りと成長を統制するノンコーディングＲＮＡをより多数必要とします。ですから、ＤＮＡ鎖の塩基数を比較すると、線虫は一億、蜜蜂は三億、ヒトは三十億です。しかしこの数は、進化の程度ないし高等下等のランク付けに対応しているわけではありません。その証拠に、鰓で水中から酸素を取り込む魚類から、肺で空気中の酸素を取り込む爬虫類や哺乳類に進化する途中の肺魚や両棲類は、ＤＮＡ鎖の塩基数がヒトの何倍もあり、肺魚に至っては千百億個で、ヒトの三十六〜七倍です。肺魚が出現した三億七千万年前の地球環境は酸素が極めて少なかったので、その環境に適応しうるからだを造るためには、ヒトに比べて遥かに複雑な生命の統制が必要だったからです。やがて水辺を離れた哺乳類は、不要になった遺伝子を捨てて数を減らして行きました。つまり、進化の度合いや生物の下等高等ではなく、環境の適応方法の如何が、ＤＮＡ鎖の長さを決めているのです。たとえば線虫の一種であるギョウ虫は、ヒトの腸管や盲腸に寄生しますが、そういう限定された環境に適応するには、からだの構造と造り方を簡単にする方が有利だから、塩基数が少なくて済みます。人間は、トマス・アクィナスが夙に指摘していたように他の動物に比べて筋骨爪牙の力が弱く、重い頭蓋を支えるため本来の四脚から強いて二脚歩行に進化したために運動能力も低いので、その弱点を補うために大脳を発達させて表象化機構として使用する新しい型の理知の仕組みを作って、野獣・野鳥・野虫が跳梁跋扈する原初の草原・樹林の環境に適応しようとしました。そのために、ギョウ虫より少々からだの構造と造り方が複雑で機能操作が難しくなり、それを統制するために塩基数を増やす必要があった、というだけの話です。そうとも知らず、新型理知のお陰で、自分の利益のためだけに他の動植物を好きなように殺したり、そのからだを食べたり・利用したり、扱き使ったり、玩んだりすることを覚え、これはてっきり「人間が他生物より遥かに複雑なことを考えて行う高級な能力を持っているからである。それゆえその能力を巧く使うために、当然他の生物より遥かに多くの遺伝子を持っているはずだ。」と、勝手に思い込んできたのですから、お笑いですね。

各生物個体のからだごとに生命が宿っていて激しい生存競争をしていると考えるから、進化の程度・能力の優劣・高等下等が問題になるのですが、本当は宇宙超出学が説くように、全存在という一つの生命が、多種多数の生物を作りそれらを結び付けて、できるだけ多種多数の生物ができるだけ多様な環境に適応して生活する豊かな繁栄した地球生態系を創造するという方法で自己超出しているのですから、すべての生物種・生物個体がそれぞれに独自個性的でかけがえの無い存在なのです。以上に紹介した最近の遺伝子学の諸成果は、宇宙超出学のこの思想の正しさをますます明らかに証明しつつあります。ジャンクＤＮＡ、ジャンクＲＮＡの機能の解明はようやく緒に就いたばかりで、将来進展するにつれ生態系の創造に注がれる全存在の広遠精妙な知恵の全貌が次第にくっきりと姿を現わし、これに合せて宇宙超出学が提示する真理は、その輝きを弥増して行くに違いありません。

反対意見その三
死者の業績に対する生者の理解は、生者の脳が作り上げるバーチャルなイメージにすぎない

名作絵画、古典文学、クラシック音楽、学校で学ぶ知の体系などには、先人が残した業績が凝縮されています。例えばモーツァルトの曲を聴いて、モーツァルトがウィーンの宮廷でチェンバロを演奏しているイメージを思い浮かべた場合、脳内でバーチャルにモーツァルトと交信していることになるのかも知れません。

私は、霊魂・前世・死後の世界などには否定的ですが、先人が残した様々な文化遺産に思いを馳せるとき、脳内でバーチャルに死者との間に頻繁な交信が行われると考えています。バーチャルと現実の境目が曖昧になったり逆転したりすると、人は神秘主義に吸引されてゆくのかも知れません。

神仏や祖先の霊魂などは脳内現象に由来するバーチャルな事象と考えています。人間が自然の脅威と直に接していた昔、「死の恐怖」と隣り合わせで生活していた昔はこのようなバーチャルな事象と現実との境界を曖昧にすることによって、心の平安を得ていたのでしょう。

宗教の教義に従って行われる葬儀などは死者の魂を慰めるのではなく、残された者の魂を慰めるために行われるのではないかと思います。よく知られている逸話に、仏陀は遺言で、「自分の遺骨は供養しないように」と弟子達に告げたのですが、仏陀の弟子アーナンダはその指示を破り、火葬後遺骨を八つに分けて、マガダ国王を始めその地域周辺に住む八部族に分配したとされています。

反論

「死生一体論」は、及川さんの疑問を機縁として読者に、御自分の理知の基底に潜在する本能知のこの根源的認識に気付いて頂きたいという願いで書いたものです。ですからその眼目は、「本能知の共有こそが、死者と生者を併せた万人万生物を全存在において一体のものとして結合する要である」ことを理解して頂くことに在ります。そのために挙げた具体例がモナ・リザの観賞です。「古今独絶の天才ダ・ヴィンチが超絶技法を駆使してモナ・リザに表現した霊妙極まりない美的生命活動を、絵と言えば幼児が宿題に描くお父さんやお母さんの顔のようなものしか描けない私やあなたでも、私自身あなた自身の美的生命活動として現実に実行し、ダ・ヴィンチと同じ美意識の高みを瞬間的にもせよ体験することができるのは、ダ・ヴィンチがモナ・リザに表現した彼自身の無数の本能知的生命活動――具体的にはモナ・リザの姿態と背景の各点から来る各光に対する観賞者の各本能知的反応活動の総体とそれが如何なる対象の表現であるかの理知的認識――の、複雑だが一点の緩み無く結合された微妙な組み合わせを、ダ・ヴィンチと同じ全存在の一ペルソナとして、観賞者もダ・ヴィンチと同じように実行することができるからである。」このことこそ、「死生一体論」の眼目です。そしてこの時、死者であるダ・ヴィンチと生者である観賞者とは直接現実に交信し、この交信を通して観賞者とダ・ヴィンチは共に一体となって自己超出しています。

「ちょっと待ってくれ。観賞者がダ・ヴィンチと交信することによって自己超出するのは分かるが、絵画の超天才ダ・ヴィンチが幼児画のような画しか描けない観賞者と交信することによって自己超出するなんてことがあるはずはない。」と反撥する人がいるかもしれません。しかし決してそうではありません。超天才が超絶技法によって自分の本能知的生命活動の霊妙な組み合わせを完全無欠に表現し切った作品を通してなら、どんなヘボ絵描きでもその組み合わせの大体は、殆ど同じように自分の組み合わせとして実行することができます。しかし同じ人間でも人ごとにからだの構造・機能の特徴と生活経歴との違いにより、また培って来た条件反射系の作り方の違い、いわゆる個性の違いによって、その組み合わせの局所局所には必然不可避的に微妙な違い、時には顕著な違いを生じます。作品から何を感じるかは人によって違う、というのはそのことです。ダ・ヴィンチのように美的自己超出に厳しい人であればあるほど、その微妙な違いの中に、自分の新たな創造のヒントあるいは端緒を見付けることにも敏感で貪欲です。超天才というものは、自分より遥かに才能の劣る人の自己超出の中にも、分野の違う人の自己超出の中にも、自分が学んで採り入れるべき数々の教えを発見して自己超出し、その努力を積み重ねることによって偉大となるのです。さればこそ孔子は、「述べテ作ラズ、信ジテ古エヲ好ム」（論語、述而）ことを信条として古今の先人の業績を貪欲に学び取ることにより偉大な思想体系を創造したのであり、李白は「我ガ志ハ刪述（先人の作品の中から余剰を削り骨子を集めて編集し、その主旨・精神を述べて明らかにすること）ニ在リ」（古風）を詩作の標語として勉学・工夫に努めたことにより古今独歩の大詩人となったのであり、陸遊は「汝果シテ詩ヲ学バント欲セバ、工夫ハ詩ノ外ニ在リ」（子遹ニ示ス）をモットーに分野を選ばず学び取った所を集大成して李杜を継ぐ大詩人となったのです。「死生一体論」は、死者から生者への助言の面を縷述して強調し、死者が生者に学ぶ面については「死者が生者と一体化して自己超出する」という抽象表現と軽い実例の引用だけで済ましましたので、念のため補足した次第です。

ところで、「からだという物質の物理化学的変化が、とりもなおさず生命活動そのものである」という考えに基づけば、前述のように、私たちにはダ・ヴィンチやモーツァルトのような超天才がかつて存在したこと自身認識できず、まして彼らが創造した絵や音楽の美しさなどわかるわけがありません。そのことを見易い例で説明しましょう。この世には、数十個数百個の十桁二十桁の数の連続的引き算、足し算、掛け算、割り算の答えをあっという間に出してしまう暗算の天才がいます。では、彼らが計算する時の脳の働きを、天才でないあなたの脳が真似できますか。真似どころか固まって動けなくなってしまうでしょう。でも暗算の天才なら、世に数十人数百人、世界中探せば千人以上もいるでしょう。しかしダ・ヴィンチやモーツァルトは古今東西に唯一人の独絶の天才です。暗算の天才の脳の動きを真似しようとすれば固まってしまうあなたの脳が、絵を描き曲を作った時の彼ら超天才の脳の働きを真似つまりバーチャルにやってみせることができると豪語するとしたら、不遜と言うより己を知らなさ過ぎる夢想家と言うほかはないでしょう。しかし、「生命活動は物質の物理化学的変化にすぎない」と主張する人でも、彼ら超天才の作品を観賞すれば大抵は美しいと思い感動します。そこで「やっぱり『脳の物理化学的変化が、美しいと思う心の働きだ』という考えは間違っていた」と素直に認めてくれるとよいのですが、これまた大抵は自説に固執して、「その時美しいと思い感動するのは、彼ら超天才が作品を創造する時の彼らの脳の働きを、観賞者の脳がバーチャルに再現しているのだ」と頑張り続けます。しかし、ちょっと具体的に考えると到底無理とすぐ気付きますから、そこで話を超天才たちの創作時の脳の働きのバーチャルな再現から、彼らがその作品を制作したり演じたりしている姿のバーチャルな再現に掏り替えてしまいます（反対意見がそうされたように）。これなら確かに、ダ・ヴィンチがモナ・リザを描いている姿やモーツァルトがウィーンの宮廷でチェンバロを演奏している姿を実際に見たことのない今の世の人には、バーチャルなイメージを思い浮かべるしか方法がありませんし、研究者の著書でもネタにすれば容易に思い浮かべられますし、誰も彼らの本当の姿を見てはいませんからそのバーチャル・イメージは出鱈目だと非難される心配もありません。しかしそれで、ダ・ヴィンチやモーツァルトとバーチャルに交信しているのだと言われても、肝心の相手が認めてくれるものでしょうか。私なら、誰かがこの論文を書いている私の姿を想像して、否、直接見たとしても、それで私とバーチャルに交信したと主張しても、「それはあなたの一方的な思い込みで、私にはそんな覚えはない」と答えます。こういう話の掏り替えは小泉元総理大臣の得意業で、ひと頃大多数の正直な日本人が素直にそれに騙されました。

以上のことは、「死生一体論」のみならず宇宙超出学全体の眼目ですから、くどいようですがもう一度申し上げます。

あなたが超天才の作品に感動するのは、その作品の仲介により彼らの創作活動を構成する本能知的生命活動が、あなた自身の本能知的生命活動そのものとして活動してくれるからです。作品の仲介のお陰で、あなたは自らは大した努力もしないのに、その時だけ天才の創造＝自己超出を、あなた自身の創造＝自己超出として行うことができます。努力なしに超天才と一体化して自己超出するという正に天に昇る思い、それがその時あなたの生命を揺り動かす感動の実体です。けれどもそれは、作品の力を借りてのみ可能な束の間の一体化であって、あなた自身の努力によって勝ち得たものではありません。もしそれをあなた自身の価値創造と勘違いするなら、途端に本物の価値創造が似而非《えせ》価値作りに堕落してしまいます（似而非価値については『存在と文化第三巻』第七章五八九〜六三〇頁参照）。『西遊記』の中で孫悟空は言っています、「苦労無しに手に入れたものは身に着かない」と。講演でポール・ヴァレリは言っています、「努力無しには価値ある何ものも得られない」と。だから本当に他人の作品の美を理解する才能ある芸術家は、その美と比肩しうるあるいはそれを凌駕する作品を創ろうと努力しながら、その容易でないことに生涯悩み続け苦しみ続けるのです。王羲之と併ぶ書道史上最高の天才米芾は、その詩「薛郎中紹彭ニ寄ス」の中で、その卓越した鑑賞眼により能書で知られる古人の書を片っ端から扱き下ろした末に、「口有リテ能ク談ズルモ手随ハズ。誰カ云フ心ヲ存スレバ乃チ筆到ルト。（他人の書を鑑賞してあれこれ品評することはできても、いざ自分がそれに劣らぬ書を書こうとすると、手がなかなか言うことを聞いてくれない。一体誰が、心に目指す境地をしっかり見据えていれば、自然に筆が動いてその境地を表すことができるなんてお気楽なことを言ったんだろう。）」という自戒の句を記しています。また彼は、晋の武帝の書を見て、「吁、豈ニ臨学ノ能クスル所ナランヤ。人ヲシテ筆硯ヲ棄テ令メントスル也。（ああ、手本にして学んだとてどうしてこんな妙境に到ることができよう。本当に筆や硯を棄ててしまいたくなる。）」（羣玉堂米帖）と嘆じています。書道史上のベートーベンと称される米芾でさえこうなんです。まして凡人に、天才が作品に表現した思いを、凡人自身の力でバーチャルに再現するなんてことが、どうしてできるでしょうか。

質問その一

送本多謝。宇宙超出学の射程がここまで届くとは、ぼくも流石に吃驚しました。仰せすべてごもっともとは参りませんが、主張の主眼は納得しました。「死者はすべて、全存在の価値観から生前の行状を反省して自己超出する。死んだ悪人は悪業の実態を善人より遥かに詳しく熟知しているので、生者が悪業に誘惑されかかったら、死んだ善人よりずっと適切な忠告をしてやることができる。」つまり「人は死ねばみな仏になる。生前に悪業を重ねた人ほど、良く広く多く生者を悪から救い善に導く偉大な仏になれる。」～「死生一体論」一九九～二〇二頁はつまりこういうことですね。悪人正機のまさに字面どおりの解釈、恐れ入りました。抹香臭い従来の解釈にうんざりの僕の耳を洗う清冽な川流でした。一つだけ疑問があります。

「だから、全存在である自分つまり仏の境地から見ればどんな悪人も悪業も赦すことができる。自分もなるべくそういう心境になれるようにつとめよう。」そこまでの話はわかります。でもそれが生者の生き方の一般準則となれば、人間の理知の突出した利己性・自己中心性から考えて、他人に赦されることを当てにして悪業やりたい放題の人間が続出し、人間の社会も文化もそして結局は全存在が進化・繁栄を願う地球生態系も瞬く間に崩壊しますから、悪業を赦すことは全存在つまり仏の境地から見て最大の悪業になります。この矛盾を解消するには、「生きている間の悪業は赦さず厳しく制裁を加え、死んだら悪業の体験を、生者の善行＝自己超出への寄与ゆえに単に赦すだけでなく大いに評価すべきである」という、ダブルスタンダードを採用しなければなりません。

しかしこれは結局、「生者の世界と死者の世界」あるいは「人間界と仏界」という、相反する掟が支配する二つの世界の存在を認めることになります。そしてこの世界観こそ、あらゆる宗教の基礎に在る世界観です。「死生一体論」

は文字通り、この世界観を真っ向から否定する理論だった筈です。なぜ、論理的には逆の結論を導き出してしまうのでしょうか。

挙げ足取りの屁理屈だとわかっていますが、どう答えるべきか、御教示下さい。

答え

生者の悪行を一切禁止せず制裁せずに放任すれば、人権侵害が続出し人間社会は崩壊してしまいます。また、その悪行が動植物に危害を加えるものであれば、地球生態系も崩壊してしまいます。他方、生前悪行を重ねた死者は生前の行いを深く反省し、その体験を、生者が悪行に誘惑されるのを阻止するため、生者の潜在意識に対して有効・適切な諫言を行うのに大いに活用して、人間社会や地球生態系の崩壊を、生前善人だった死者よりもずっと手際好く防いでくれます。ですから、人間社会や地球生態系の崩壊を防ぐという同じ目的・同じ価値基準に照らして、同じ生前の悪行に対する評価が生者と死者とで正反対になるのです。

質問その二

「死生一体論」を拝読しました。先号の拙文で、お答え頂きたいと願った疑問はその中で殆ど解決されていました。有難うございます。私の読解力不足によりますが、まだよくわからないことがあるのでお尋ねします。

（1）「本能知は全存在自身の知恵だから、モナ・リザに表現されたダビンチの本能知も、モナ・リザの観客の本能知も、全く同じ知恵である。モナ・リザを見た観客の本能的な知覚反応は、ダビンチがジョコンダ夫人を見て感じてそのままモナ・リザに移し表わそうとした反応と同じものである。」ということはよくわかります。また、「全存在自身に還った死者には、生者の理知の中身である多数の本能知的生命活動体験の組み合わせは、いわば丸見えだから、全存在に還って反省した自分の理知の中から適当な本能知的生命活動体験を選んで、生者の理知の本能知的生命活動体験の組み合わせに不足している所を補足してやろうとする。」ということもよくわかります。しかし前の場合には、死者ダビンチと生者である観客はモナ・リザという作品が在ったから、同じ本能知的生命活動の組み合わせである美意識を共有できましたが、後の場合は、生者は死者の作品を見られません。生者の理知は自分自身の過去の理知的生命活動体験しか想い出せないのですから、せっかく死者が生者の理知の不足分を補足してくれていても想い出すことができず、「想い出せ」と勧告しても啓示・インスピレーションの役を果たすことはできないと思います。

（2）「同性同士に比べて異質性が遥かに高く理解し合うことが難しい男と女でも、性本能の完全な共有により、二人が全存在において一体であることをまざまざと知る。だから永遠・至高の愛、絶対無二の同志だと信じ込む（錯覚する）。」という理趣経の解説の主旨は、大変よく理解できました。「全存在の自己超出の同志としての本能知の共有」が「死生一体論」のキーワードですが、それを可能にする触媒が（1）ではモナ・リザの制作と鑑賞、ここでは男女のからだの触れ合いです。そうするとやはり、どうしたらからだの知覚の媒介無しに死者と生者が交信できるのか、疑問です。

答え

生者には、理知的自己超出をするためには自分の理知的過去体験しか参照できないという制限があります。だから、生者同士が互いに相手の理知的過去体験を参照し合うためには、相手の行動の観察や会話や相手の論説の読解や芸術作品の観賞や性交渉が必要です。これに対して、死者の理知的自己超出には参照対象の制限がありませんから、生者の生命活動を直接認識して、自分の死後の反省＝自己超出のために参照することができますし、死者と生者の理知的意味連関に共通の要素のあるものを新たな統一的意味連関に組み替えておき、生者がそれに気付きそれを参照して＝それからインスピレーションを得て、新たな自己超出をするようにお膳立てしてやることもできるのです。

質問その三

「死生一体論」は「霊魂は存在しない」と言いますが、生者と一体になって自己超出しているのは「死者の霊魂」ではないのですか。ふつうの霊魂はからだを離れても存在し天国や地獄にも行きますから、イメージが少し違います。しかし独自個性的な理知すなわち固有の人格を持っていることは、どちらも同じです。「死ぬとすぐその人の霊魂が胎児のからだに宿る」という霊魂存在論もよく聞きます。死生一体論とどこが違うのでしょうか。

答え

普通に言われている霊魂存在説や霊魂不滅説では、死者の霊魂は生前と変わらぬ理知を持ち、生前の性格、思想、他人・他生物・他物に対する好悪・愛憎・怨恨・復讐欲・謝意・願望など、諸々の感情や意思や利害関係意識を、そっくりそのまま受け継いでいると想像されています。死者の呪い・祟り・幽霊などの話や死者の無念を霽らすためと信じあるいは称して仇討する事件は、そこから生じたのです。殺人犯に対して死刑を求める被害者の遺族や民衆も、よく「被害者の気持ちを思えば」という言葉を口実に使います。他方「死生一体論」では、死者の理知はそのような感情や意思や利害意識から完全に解放されて、生前の自分の所行を評価・反省し、それを参照して生前より遥かに高次の理知に自己超出しています。殺人の被害者は犯人への恨みなど持ちません。その意味で死者は、生前自己が行なった全理知的行為体験を完全に記憶している点において確かに生前と同一の「人格」ですが、性格・思想・他者に対する諸感情・諸意思・利害関係意識は反省・自己超出により一変して、一見別人格のようになっています。これを霊魂存在説と呼ぶのは適当でなく、強いて名付けたければ「理知的自己超出永遠継続説」とでも言ったらよいでしょう。

質問その四

ある個人の理知的生命活動体験を、他の個人が理知的に想起し、つまり自分自身の生命活動として行ない、その体験を自分の理知的生命活動のために参照することはできない。理知は、自分自身の表象化（＝意識化）された生命活動体験だけを参照する知恵だからである。しかし全存在は、本来あらゆる人のあらゆる理知的生命活動体験を同時に認識し評価しているのだから、その中の一人のある理知的生命活動体験が、他の一人のある理知的生命活動において参照される価値があると評価したら、気を利かせてその体験を、後者の理知的生命活動体験の統一的意味連関に繰り入れて連関全体を組み替えることにより、その意味連関をより豊かで緻密なより善い知恵に創り替えることができるし創り替えるべきである。そうしておけば、後に後者が元の統一的意味連関を参照しようとするときに気付いて、思いがけず善い考えが浮かんだと喜び、早速参照してくれることが可能性ではないか。

答え

お答えしましょう。全生物個体の全生命活動体験の統一的意味連関である全存在の超宇宙叡智は、各生物種をどのように結び付けてどのような生態系を創造し進化させ繁栄させるべきかを策定する知恵、つまり最善の生態系の設計図を描き、それに従って生態系を創り進化させ繁栄させる知恵です。したがって、各種に属する各生物個体が棲息すると全存在が想定する彼らに共通あるいは一般的な環境の中で、全存在が最善と評価する本能知的生命活動を、各生物個体に対して行わせることはできますし、理知的か本能知的かを問わず行われた各生物個体の各生命活動が、全存在の最善と評価する生態系の創造・進化・繁栄にとってどのように善かったか・どのように悪かったかを、評価することはできますし、さらにその評価に基づいて生態系の設計図をより善いと評価する形に修正して、各生物個体の本能知的生命活動を、その修正された設計図に従って行わせることはできます。しかしながら、各生物個体の理知的生命活動をその個体が棲息する環境の特殊性に巧く適応させるために、本能知的生命活動をどのように組み合わせて行うべきかを、全存在が自ら直接評価することはできません。それが神ならぬ全存在の能力の限界であること、それゆえ特殊環境に適応するために本能知的生命活動をどのように組み合わせるべきかは、各生物個体の理知の自由な評価に委ねざるをえなかったことを、宇宙超出学は諸著で繰り返し説明し再確認して来ました。

それゆえ、生きている生物個体の理知的生命活動に対して、「他の理知的生命活動体験を自分のそれと併せて参照してこうすればよい」、もっと詳しく言うと、「お前がこれまでに考えて創ったお前の理知的生命活動体験の独自個性的な組み合わせにほかならないお前の理知の統一的意味連関に、お前が忘れていて全く想い出そうとしない、または自分の別の理知的生命活動のために想い出して参照したことのあるお前のこの理知的生命活動体験を繰り入れて再構成すると、その統一的意味連関はより豊かでより緊密なより善い理知に自己超出できるよ」あるいは「その統一的意味連関からその構成要素であるこのお前の理知的生命活動体験を取り除いて、残った理知的生命活動体験で新たな統一的意味連関を構成すると、より善い理知に自己超出できるよ」またあるいは「これを繰り入れこれを取り除いて再構成すると、より善い理知に自己超出できるよ」と忠告することができるのは、生前の自分の理知的生命活動が生態系の創造・進化・繁栄にとってどのように善かったか・どのように悪かったかを、全存在自身である自分として評価することによって反省し、それを参照して、これからどの生者と一体になってどのように理知的生命活動を行うべきかを評価してそうすることのできる死者だけです。どのような死者がどのような生者に忠告して一体になりうるか、なるべきかは、「死生一体論」に記しましたが、要するに、生者と死者の理知的生命活動体験が、主要な部分でかなり広範に、同じ本能知的生命活動およびその組み合わせを共有する場合に、忠告の授受と理知的生命活動＝自己超出の一体化が可能であり、且つ当為（行うべき）であるのです。そしてこのようなカラクリにより、死者の理知的生命活動は、全存在自身でありながら生前と同様、全存在が自分に委ねている自由な活動範囲において、自分自身の自由な理知的認識に基づき、生者と一体になって独自個性的でかけがえのない自己超出を永遠無限に行い続けるのです。

補遺

宇宙超出学の道案内——主要著書の解説
体系構築四十三年の足跡【一九六一年〜二〇〇四年】

著者業績目録

補遺

宇宙超出学の道案内――主要著書の解説

体系構築四十三年の足跡【一九六一年〜二〇〇四年】

本書の思想は、次の「著作目録」に示された多種多数の論説を積み重ねて一歩一歩創り上げて来たものです。その過程で次の各発展へのステップとなった主要な著作を選び、内容を簡明に紹介したのが以下の文です。併せてお読み頂ければ、本書の思想の一層深い理解に役立つと思います。

会報（『宇宙超出』）三二号の論説「現代物理学の宇宙論と宇宙超出学との論理的関係について――全存在はどのような手法で時空を創造したのか」を以て、宇宙超出学の体系構築はひとまず完了しました。多年の試行錯誤の果てに「物質は未来の可能性である」と気付いた瞬間、すべての疑問が解け、全存在が自己超出する姿を一望に見たと感じ、その光景をすべて言葉に表すことに着想したのが一九五八年に著した「犯罪論における行為概念の存在論的構成」（中京大学論叢五巻一号）、その後三年の準備を経て『存在と文化』第一章となる論説に筆を染めたのが一九六一年、以来四十三年かけて一つの作品を完成したことになります。

宇宙超出学会の発足は一九九三年ですから、多くの会員・読者は七一年と八一年出版の『存在と文化』『権力止揚論』を読んでおられないと思います。両著の要旨はその後の著書の中で繰り返し説明しましたから、両著を読まなくても宇宙超出学の理解に不便はありません。しかし両著には、高くは科学・芸術・哲学・倫理・宗教の原理から低きは性愛の技法に至るまで、広きは世界史の全貌から狭きは日常生活の人情の機微に至るまで、他の拙著には記されていない多数のことがらが、全存在の自己超出の種々相として描き出されていますから、他著と併せて読まれれば、宇宙超出学を人生のあらゆる局面でいっそう有効に活用することができるのと同時に、一貫した体系としていっそう深く理解することができると思います。

ただ分量がかなり多いので、全巻を読み通すことはかなりきついと思います。そこで以下に、『存在と文化』から最近の論説まで、各主要著書の概要を記して読解の道案内に供するとともに、全冊を読まなくても、森羅万象が緊密に結び付き渾然一体となって創造されて行く全存在の自己超出（宇宙超出）の全貌を、感じ取って頂けることを願っております。

◎『存在と文化（一九六一年～一九七〇年、『中京商学論叢』および『中京法学』に連載、一九七一年に第一、第二、第三巻を同時に出版、風媒社）

第一巻　自由意思の基本構造』

「総序」は思想体系全体の定礎に当たります。「存在＝生命の窮極の実体は、永遠無限に自己超出する全存在であり、全存在が自己超出のために自己の内に有限の状況たる諸存在者を作り出し、そこに自らを置いて自らを再認識する営みが、各個我の独自個性的でかけがえのない自己超出＝自由意思的行為である生命活動に外ならない」と解する、宇宙超出学の基本テーゼの原型が提示されています。このテーゼに基づいて、以後の全著作の論理が展開されるのです。

第一章以降は主として、人間の理知的な自己超出すなわち論理的思惟の基本的な道具と枠組みである時間・空間・数学・物理的世界像・形式論理などが、どのように作り出されたか（仮構されたか）、本能・意識（表象化機構）・条件反射機構などの生命活動の仕組みがどのように作り出されたか、人間の共同自己超出の基本的な道具と枠組みである社会諸規範・宗教・権威と権力・正義などの理念がどのように作り出されたか、等々思想体系全体に関わる基本的な重要事項の解明に当てられています（それにしては簡略・大まかな記述になっていますが、実は当初、将来の研究のための備忘のつもりで書いたからです。今読み返すと、説明不足や未熟な所が多く、後生の補正を期待します）。

◎『存在と文化第二巻　社会史の法則』

世界史の展開を、共同現存在＝共同自己超出者としての人間すなわち人類社会の自己超出の過程として、解明したものです。

「共同自己超出が必然的に社会分業機構を作り出して、それが社会構造の土台となる。分業機構は産業種間分業機構と階級間分業機構との複合的構造を持ち、生産力の発展あるいは先進社会との接触により両機構それぞれの内部に矛盾が生じて両矛盾が相互作用する場合には、一定のパターン（法則）に従って分業機構全体の根本変革が生ずる。ローマの古代統一社会から中世・近世の前期・後期封建制社会を経て近代・現代の中央集権的資本制国家社会に至るヨーロッパ社会の変遷は、この型の変革に属する。これに対し、産業種間分業機構に重大な矛盾が生ぜず生産力が順調に発展すると、階級間分業機構内部の矛盾はその内部の権力の交替によって克服され、分業機構全体の根本変革は生じない。秦・漢から明・清に至る中国の帝制統一国家社会の発展史はそれを裏書きする。変革の果てに西欧では、近代資本主義経済機構が生まれて生産力を爆発的に発展させたのに対し、順調な発展ゆえに旧機構のままだった中国の経済機構は、家産制資本主義段階にとどまり続けて西欧に遅れをとる。日本の社会史は、西欧型と中国型の中間型であり、そのため明治維新以後の近代化は、西欧近世型の絶対主義国家体制に近代型資本主義経済機構が接合された鵺的な社会機構の形成として推進され、その歪みが今日も残っている。」

ほぼこのような論理展開で、世界の諸地域・諸国家・諸民族の社会・歴史の特徴と違いを比較考察しその歴史的原因を解明し、そこからさらに世界史の行く末を推測したのが、この巻です。

◎『存在と文化第三巻　存在の諸次元と文化の諸相』

第一章は第二巻の補足、第二章で社会規範違反とその責任の本質を解明し、それを糸口にして第三、第四、第五章で、共同現存在としての人間の協力の全体構造を、社会規範（法）的・宗教的・倫理的各協力の三次元的関係として捉え、各次元の規範およびその違反と責任の本質を解明します。そしてそれに基づいてさらに、それらの現状を批判し将来の発展＝自己超出を展望します。めぼしい論点を挙げれば、第二～第四章では、刑罰の目的を復讐や犯罪予防でなく、犯罪者と一般人に対して、人間は互いに他者の運命に対して存在論的・根源的な責任を持っていることの自覚（共同現存在性＝共同自己超出者たることの自覚）を喚起すること（倫理的感銘効果）に求むべきであるとし、この自覚に基づいて共同自己超出の義務を遂行する手法の指導的原理が、社会規範次元では「近きより遠きへ」「内より外へ」、宗教次元では「各個人から一気に全人類へ」、倫理次元では「運命の共同としての人格的相互協力」に岐れるが、この三者の時に合った選択すなわち中庸が、三次元を統べる最高の共同自己超出規範であることを示します。そしてこの見地から、人間関係の種々相の本質を豊富な具体例を引いて解明し、在るべき関係と在るべきでない関係とを明確に区別し、それを総合して共同自己超出の価値理念が、社会規範次元は正義、宗教次元は愛（仁、慈悲）、倫理次元は善であることを明快に説明します。さらに第五章では、現代の強大な中央集権国家と資本制大企業との共同支配体制を根本的に変革して、自由な個人が正義と愛と善の関係で共同自己超出する真の社会主義社会を創るには、それにふさわしい倫理・宗教が必要であるとして、その基盤たる家族倫理の再建方策を提示します。

第六章では、科学的生命活動は文字・数理記号・グラフなどの符牒を道具として操作する理知的生命活動＝論理的思惟なるに対し、芸術的生命活動はシンボル操作による同じ活動＝思惟であると捉え、前者は客観性・普遍性に勝り、後者は繊細さ・精密さに勝るから、理知は両者の協力によらなければ充分に自己超出できないと説き、日常生活上の実利的認識から書画・工芸・音楽などのいわゆる高級芸術の創作活動の全域にわたり、芸術的認識の種々相を、これまた豊富な事例や諸作品を縦横に引用して解説します。最後に第七章で、自己超出＝価値創造に不可避的に伴う苦しみと忍耐の重荷を緩和するために、理知が発明するニセモノの自己超出＝似而非価値の本質と種々相およびその功罪を解明します。

（第三章以後は、日常生活や歴史上の具体的事例、思想的あるいは文芸的作品からの引用が豊富で、人間性論の随想として読んでも面白い、と何人もの読者に評されています。）

◎**『権力止揚論』**（一九八一年、大成出版社）

『存在と文化』で解明した人間の理知的共同自己超出の歴史的過程を、その指導理念となった重要な諸思想の形成・発展・変遷を軸として解明したものです。

序論と第一章は、この自己超出の現在の到達段階における主流思想を、次のように捉えます。「各個人は自己超出者＝自由意思主体すなわち自由で尊厳な人格である。共同自己超出のために、各個人が互いに自己と他者の自由と尊厳を不可侵の人権として保障し合おうとする意思が、一般意思である。」

第二章は、中世神学から啓蒙思想に至るこの思想の発見過程の概説、第三章は、近代民主主義の法・国家権力構想が、一般意思の具体化を目指しつつ次第に歪曲されて行った思想史過程の概説、第四章は、歪曲を克服し一般意思を各個人の日常生活に内在させようとする十九〜二十世紀思想の試行錯誤過程の概説です。

以上を受けて第五章は、「古代の諸聖人（釈迦・孔子・ソクラテス・キリスト）はひとしく個人の自由・尊厳・一般意思の思想を説いた。しかし彼らの思想は、流布につれて超越論的歪曲を蒙り、古代帝制権力・中世封建権力の理念的基礎とされてしまった。啓蒙思想家なかんづくルソーは、法が一般意思の表現たるべきことを提唱して近代市民革命に理念的基礎を与えたが、一般意思を多数意見によって代位させたことから、一般意思は国民の総意に、近代民主主義政治理念は個人の自由・尊厳の尊重・確保（人権保障）から最大多数の最大幸福の追求という功利論的理念に置き換えられてしまった。しかし近年、資本（経済権力）と国家権力との癒着による人間・自然・文化のとめどなき掠奪・破壊を前にして、古代聖人の思想が、これら権力の横暴の克服・止揚を目指す根本的社会変革の理論として、復活すべき条件がにわかに整いつつある」ことを説明します。

そしてこの変革に備え第六章において、自由・尊厳・一般意思理論に対抗する超越論と功利論を、理論自身に語らせることを通して、それぞれの矛盾・破綻を露わならしめ、それとの対比において自由・尊厳・一般意思理論の正しさを再確認し、論理的にいっそう鍛え上げる作業に着手します。すなわちまず、古代ギリシャとローマ・中世・近世ヨーロッパの諸思想それぞれの理論構成を、それらを育んだ歴史的社会的文化的土壌と関連させながら分析し、それぞれの系譜を辿るとともに、互いに敵対しあるいは影響し合ったいきさつを検証して行きます。そしてその中で、中世を支配したキリスト教超越論自身の内から、「神の被造物たる個人・個物のそれ自身の存在を認識することは、神の創造のみ業を知って神を讃仰し神の創造を完成させることである」というトマス・アクィナスらの論理に基づき、自然を個物の集合と解する功利論的自然観が生まれて、ガリレイ・デカルト・ニュートンらの近代的な物理学・数学を育て、それを基礎にホッブズの功利論哲学が作られ、さらにルソーらの一般意思理論を押し除けて近代民主主義政治イデオロギーの主流となったベンサムらの功利論思想が展開して行ったこと、社会矛盾（搾取と貧困・帝国主義）の激化によりその嘘がばれると、功利論と超越論の鵺的折衷理論たる、個人の利益追求が神の見えざる手となって社会の至福をもたらすというスミスの経済理論、弱肉強食・優勝劣敗を生物と社会の進化・発展の原動力だと説くダーウィンの生物進化論・ブルジョワ社会進化論などが搾取や帝国主義を正当化して、資本と国家の癒着支配による現代世界の惨状を招くまでに立ち至ったこと、これに対抗するヘーゲルやマルクスの理論は、功利論と超越論を弁証法的発展史観の中で総合・止揚せんとして実は両理論の雑炊を炊き上げ、専制・独裁権力の支配を正当化する結果に終わったこと、を明らかにします。

その上で、両理論の矛盾・破綻が自由・尊厳・一般意思の理論によって完全に克服・止揚されることを示し、さらにこの思想を論理的にいっそう精緻な体系に鍛え上げることを目指します。そしてそのモデル・ケースとして、古代聖人らの自由・尊厳・一般意思思想に唯一欠落していた科学的世界観における功利論と超越論の克服・止揚が、実は現代理論物理学の諸原理とそれらから導き出される物質宇宙像において、すでに完成に近い形で成し遂げられていたことを、第七章で明らかにします。かくて自由・尊厳・一般意思思想の高度の真実性を確認し、それに基づいて第八章で、法・経済・文化各権力の癒着による人権の圧殺システムと化した現代の国家権力機構・資本主義経済機構・資本主義的文化を、自由・尊厳・一般意思思想を指導理念として克服・止揚する方策の基本原理を概説します。具体的方策は後続の著作に託されることになります。

（『権力止揚論』は、西洋思想を中心に儒教・仏教など東洋思想をも交えて、古今東西の諸思想（諸哲学）をかなり網羅的に集めて、その歴史的展開を、人類の理知の共同自己超出過程として統一的体系的に記述した、思想史（哲学史）の通史したがって法思想史（法哲学史）としても読むことができます。実際に私はこれを、法学部の法哲学講義のテキストとして用いたのです。諸思想（諸哲学）の論理的相互関係と歴史的相互影響のいきさつが、従来の一般的な思想史（哲学史）よりずっと緊密かつ明快に示されている、という評価を受けています。）

◎「**トマス・アクィナスの所有権論と人民主権論**」（一九九四年『白鷗法学』創刊号）

『権力止揚論』の執筆当時は勉強不足で、自由・尊厳・一般意思思想の発見史におけるトマス・アクィナスの重要な役割を、未だ充分には理解していませんでした。その後勉強して理解不足を補充し『権力止揚論』を補完する意図で書いたのが、この論説です。

（因みに、トマスの法思想と多くの実定法原理の提唱は、仏伊など西欧諸国の法学では、近代法の基本理念と実定法的諸原理の直接の源泉であると看做され、トマス主義法学派という有力な法学派も存在します。）

◎『**宇宙超出論**』（一九九〇年、白順社）

『存在と文化』と『権力止揚論』は、現宇宙の生物とくに人間の自己超出に焦点を置いて自己超出を解説したものです。自己超出は、「過去体験の意味連関を参照して未来の可能性の中から選択することにより、過去体験の意味連関をいっそう優れた知恵に発展させると同時に、それを参照して選択されるべきいっそう豊かな未来の可能性を創り出す」という自由意思の営為すなわち新たな価値創造の永遠・無限の連鎖であり、永遠・無限の連鎖であることによってこの価値は、永遠・普遍・絶対の価値なのであり、したがって自由な価値創造主体である各個人の尊厳性を根拠付けるのです。

しかし人間の生＝自己超出は、個人としても生物種としても一時・有限であり、新たな生物がこれを引き継ぐとしても、現宇宙生物、否、現物質宇宙そのものが、いずれ滅亡・消滅することは、科学的に明らかです。それゆえ、人間など現宇宙生物の生命活動が自己超出であるからには、それは当然、現物質宇宙の消滅と入れ替わりに創造される新たな物質宇宙の諸生物の生＝自己超出によって引き継がれるはずです。然るに、全存在は諸生物の共同自己超出を通して自己超出するのですから、新物質宇宙の新生物による自己超出の引き継ぎは、とりもなおさず、現全存在＝現宇宙の新たな自己＝新宇宙への超出すなわち宇宙超出にほかなりません。

『宇宙超出論』は、以上の理を解説した宇宙超出の原理論を示した本ですが、「高校生にもわかるように書いてくれ」という出版社の要請により、自己超出の理を第一歩からわかり易く語り直し、そこから自然に宇宙超出の原理を導き出す、という手順で書きました。ですから、『存在と文化』『権力止揚論』を読んでいなくてもこれを読めば、宇宙超出論は一応理解できますが、体系的統一性と論理的緊密性を求めるなら、前二著を併せ読む必要があります。

ともあれこれによって、人間や他生物の未来に対する新たないっそう広々としいっそう豊かな展望が開かれたわけで、以後の著作は、そこに浮かび上がった永遠・無限の全存在＝生命の実体・実像を、人間の知力の及ぶ限りで描き出そうとしたものにほかなりません。

◎『宇宙超出への道』（一九九二年、白順社）

描き出しの手始めとして、これより先に『権力止揚論』の最終第八章でその基本原理を素描し、『宇宙超出論』の第七、第八章でその探究の心構えと重要な着眼点を提示した、現代先進文明諸国の支配体制すなわち法政・経済・文化各権力の癒着機構の病根の摘発と改革の具体的方策、およびこの病根と因果関係に在る倫理・愛・宗教の堕落・腐敗の現状とその改革への具体的道の大筋を示したのが、この本です。扱っている問題は極めて広汎で多岐にわたりますが、わかり易く整理して目次に列挙しました。

◎**「昔の商人と今の企業、昔の王様と今の国家」**（一九九六年、『白鷗法学』六号）

◎**「新しい革命への道」**（一九九七年、『白鷗法学』九号）

ソ連の崩壊、文化大革命の失敗、アメリカの国家権力と資本の一人勝ちの情況を前にして、それまでの日本の進歩勢力の中心であった社会主義者たちがすっかり自信を喪失し、国家大企業共同体の専横・独走を阻止する社会的ブレーキの役目を果たす者がいなくなって、改革の展望どころか明日の暮らしさえ、全くわからなくなった現状を打開するために、『宇宙超出への道』で示した改革の諸方策を結合しさらに前進させて、一個の新しい全体社会の仕組みとして提示したのが、この二著です。前著において、昔と今との公権力と経済機構の理念と仕組みの本質的・根本的な違いを明らかにし、この違いが今の諸悪・諸弊叢出の根本原因であることを見定めた上で、後著において、宇宙超出の大きな展望に従い、その原因を根源から除去する改革の方策を提示したわけです。

◎**「私の思想形成過程」**（一九九六年、『白鷗法学』五号）

標題どおりの内容ですが、主要なものを挙げれば、私の思想形成の飛躍の契機となった幾つかの出来事、科学的認識と芸術的認識を組み合わせた私の認識手法、試行錯誤の果てに「物質は未来の可能性である」という事実に気付いて眼のうろこが落ち、あらゆる疑問が氷解して存在の全貌が心中一望に見渡されたこと、その光景を逐次描いて来たのが『存在と文化』から『宇宙超出への道』に至る思想体系構築の道であること、宇宙超出の理が明らかになって、少年時から尋ね続けてきた「永遠・無限」の正体が、「現世における真善美の追求がそのまま永遠・無限への道である」という事実そのものにほかならないことを悟ったこと、などです。

◎『宇宙超出をめざす人たちの十七話』（一九九八年、白順社）

宇宙超出学会員が私の友人たちに呼びかけて作って下さった論説集ですが、冒頭の「宇宙超出論開題」は、私が宇宙超出学という理論体系の構築に挑んだ意図、手順および体系の全体像を簡略に素描して、この本の序文に代えたものです。「私の思想形成過程」をもう少し平易にしたものです。次の「宇宙超出論との出会い」は、拙著の読者の一人が理解した宇宙超出思想の素描で、私のものよりわかり易いかもしれません。なお多数の非会員が「宇宙超出をめざす人たち」の仲間になって下さったのは、「はしがき」に在るように「真善美の発見・実践・創造のしごとをすることが、宇宙超出であり永遠のいのちの輝きである」ことを理解し、宇宙超出とは自らの日頃の生き方のことなのだと気付かれたからにほかなりません。

◎『本能知と理知』（二〇〇三年、白順社）

以上の著作により、宇宙超出学の将来展望のうち、主として人間社会の法政・経済・文化・倫理・宗教すなわち自己超出の共同の仕組みの改革の展望は、ひとまず解明し了えたことになります。そこで次は、視野を人間から全生物＝地球生態系の誕生・進化に、そしてさらに現地球（現宇宙）生態系全体の自己超出へと拡大して、本能知と理知の相互関係を軸に、人間を含む現地球生物の誕生・進化と来宇宙生物への自己超出の行く末を考察しました。それらの論説をまとめたのが、この本です。

◎「特殊相対性理論・光速度不変の原理、一般相対性理論および現代物理学の宇宙論と宇宙超出学との論理的関係について」の三部作（二〇〇四年、『宇宙超出』二八、二九、三一、三二号）

さらに、来宇宙生物への自己超出には、その生物の誕生・進化に適する新物質宇宙の創造が必要ですから、対称性の自発的破れによる時空の相転移に必ず伴う時間の停止と無限大の物理量の出現を謎解きの鍵にしてその創造の仕組みを解明したのが、これらの論説です。

補遺

著者業績目録

番号	著書・論文など	発行年月日	種別	発表誌／発行所
1	刑事裁判と麻酔分析（一）	一九五五年二月二〇日	論文	法政論集三巻一号
2	刑事裁判と麻酔分析（二）	一九五五年九月二一日	論文	法政論集三巻二号
3	東ドイツ刑法学界の現況（共著）	一九五五年九月二一日	書評	法政論集三巻二号
4	故意過失概念の新構成	一九五六年三月二〇日	著書	郁文堂
5	刑事訴訟法翼	一九五六年三月二〇日	著書	山本書店
6	供述の任意性と証拠能力	一九五六年六月一〇日	判例批評	法政論集四巻一号
7	法学概論（共著）	一九五七年四月二〇日	著書	国元書房
8	労働法史概説	一九五七年九月一五日	著書	山本書店
9	刑事訴訟法三一九条二項にいう「自白」の意義（共著）	一九五八年三月二七日	論文	法政論集一一号

10	犯罪論における行為概念の存在論的構成	一九五八年六月一日	論文	中京大学論叢五巻一号
11	労働組合法一条二項にいう、労働組合法の目的を達成するためにした正当な争議行為の限界	一九五八年一一月一日	判例批評	中京大学論叢五巻三号
12	いわゆるジラード判決について	一九五八年一一月一日	判例批評	中京大学論叢五巻三号
13	規範の存在構造と犯罪論の体系	一九五九年二月一日	論文	中京大学論叢五巻四号
14	不当労働行為の救済命令が労働組合法第二条の要件を欠く組合の申立に基き発せられたことを理由として右命令の取消を求めることの許否、中央労働委員会規則第二五条の適用範囲	一九五九年二月一日	判例批評	中京大学論叢五巻四号
15	違法責任理論の新構成	一九五九年六月一日	論文	中京商学論叢六巻一号
16	応報の論理	一九五九年一二月五日	論文	中京商学論叢六巻三号
17	軽屏禁に対する一事不再理原則の適用の可否	一九六〇年二月五日	判例批評	中京商学論叢六巻四号
18	法の一般理論	一九六〇年六月一五日	著書	太洋プリント社
19	芸術における土台と上部構造―中国陶芸の変遷を中心にして―	一九六〇年七月一日	論文	中京商学論叢七巻一号
20	法の基本構造	一九六一年四月一日	著書	太洋プリント社
21	桃花紅と蘋果緑	一九六一年五月一日	小論	陶説九八号
22	存在と文化（一）	一九六一年九月一日	論文	中京商学論叢八巻一号
23	法の存在の二重性による客観的違法の基礎づけに関する一試論	一九六二年三月二〇日	論文	中京商学論叢八巻三・四合併号

24	法の基本構造（全訂版）	一九六二年四月一日	著書	太洋プリント社
25	存在と文化（二）	一九六二年九月一日	論文	中京商学論叢九巻一号
26	芸術における「類型性」と「現実性」—「真夏の夜の夢」と「西遊記」との場合—	一九六二年一一月一日	論文	中京大学論叢教養篇三号
27	事実の錯誤が犯罪性に及ぼす影響を判定する基準	一九六二年一二月一〇日	論文	中京商学論叢九巻二・三合併号
28	存在と文化（三）	一九六三年三月二〇日	論文	中京商学論叢九巻四号
29	法学原論	一九六三年四月一日	著書	太洋プリント社
30	労働法講義案	一九六三年四月一日	著書	太洋プリント社
31	徳川美術館所蔵の高麗氷裂磁　実は汝官窯青磁について	一九六三年五月一日	小論	陶説一二二号
32	存在と文化（四）	一九六三年九月二〇日	論文	中京商学論叢一〇巻二号
33	存在と文化（五）	一九六三年一一月二〇日	論文	中京商学論叢一〇巻三号
34	暴行・脅迫の意義	一九六四年二月二九日	論文	『刑法講座第五巻　各論の諸問題（財産犯を除く）』／日本刑法学会編集・有斐閣
35	存在と文化（六）	一九六四年三月二〇日	論文	中京商学論叢一〇巻四号
36	法学原理	一九六四年四月一日	著書	太洋プリント社
37	存在と文化（七）	一九六四年七月一日	論文	中京商学論叢一一巻一号

38	存在と文化（八）	一九六四年九月一日	論文	中京商学論叢一一巻二号
39	たぬき・むじな	一九六四年一〇月五日	判例批評	ジュリスト臨時増刊『刑法判例百選』
40	公務執行妨害罪における「暴行」	一九六四年一〇月五日	判例批評	ジュリスト臨時増刊『刑法判例百選』
41	アジア的停滞論の克服と社会史の一般法則、およびこれに関連して景徳鎮陶磁工業の発展を中心に中国における資本主義の発生を論ず（一）	一九六五年三月一日	論文	中京商学論叢一一巻四号
42	法学原理（全訂版）	一九六五年四月一日	著書	太洋プリント社
43	産業災害の法律（共著）	一九六五年五月三一日	著書	同文館
44	アジア的停滞論の克服と社会史の一般法則、およびこれに関連して景徳鎮陶磁工業の発展を中心に中国における資本主義の発生を論ず（二）	一九六五年六月一日	論文	中京商学論叢一二巻一号
45	自由意思の科学的基礎―古典主義刑法理論の防衛―	一九六五年七月一日	論文	中京商学論叢一二巻二号
46	自由心証主義（共著）	一九六五年一一月一〇日	論文	『刑事訴訟法基本問題四六講』／一粒社
47	自由心証主義違反と控訴理由（共著）	一九六六年三月一日	論文	中京商学論叢一二巻四号
48	法学原理（全訂二版）	一九六六年四月一日	著書	太洋プリント社
49	刑事訴訟法史	一九六六年六月一日	著書	太洋プリント社
50	経済犯罪（共著）	一九六六年八月二五日	著書	同文館
51	自由意思の哲学的基礎―自由意思の存在論的構造の解明に基づく刑事責任・法・社会規範・倫理・宗教の基礎づけ―	一九六六年一二月一日	論文	中京法学一巻一号

52	自由意思の哲学的基礎	一九六七年一月一日	著書	自版（著者・発行者沢登佳人）
53	法人の刑事責任（一）―犯罪能力を中心にして―（共著）	一九六七年三月一日	論文	中京法学一巻二号
54	みずから招いた精神障害	一九六七年四月二〇日	論文	『刑法改正の諸問題』／有斐閣
55	共同正犯と従犯―片面的共犯は認められるか―	一九六七年五月二五日	判例批評	ジュリスト増刊『刑法の判例　基本判例解説シリーズ2』
56	刑法総論（第一分冊）	一九六七年五月三〇日	著書	太洋プリント社
57	存在と文化（九）	一九六七年七月一〇日	論文	中京法学二巻一号
58	刑法総論（第二分冊）	一九六七年九月二〇日	著書	太洋プリント社
59	刑法概説1〔総論〕（共著）	一九六七年九月三〇日	著書	有斐閣
60	存在と文化（十）	一九六七年一〇月一日	論文	中京法学二巻二号
61	性倒錯の世界〈異常性犯罪の研究〉（共著）	一九六七年一二月三〇日	著書	荒地出版社
62	刑法総論（第三分冊）	一九六八年一月一日	著書	太洋プリント社
63	法の基本構造	一九六八年四月三〇日	著書	風媒社
64	罪刑法定主義の歴史的意義への反省	一九六八年五月一〇日	論文	『犯罪と刑罰（上）』／有斐閣
65	刑事訴訟法史（共著）	一九六八年五月二〇日	著書	風媒社
66	存在と文化（十一）	一九六八年六月一日	論文	中京法学三巻一号

67	井戸荒海	一九六八年六月一五日	随想	『茶碗と私』／光芸出版
68	存在と文化（十二）	一九六八年一〇月一日	論文	中京法学三巻二号
69	存在と文化（十三）	一九六九年一月一〇日	論文	中京法学三巻三号
70	徳利と盃の取り合せ	一九六九年二月二〇日	随想	『徳利と盃と私』／光芸出版
71	存在と文化（十四）	一九六九年三月一〇日	論文	中京法学三巻四号
72	社会史の法則	一九六九年四月三〇日	著書	風媒社
73	労働法史（共著）	一九六九年四月三〇日	著書	風媒社
74	沢登佳人・沢登俊雄共著「刑事訴訟法史」に対する庭山英雄の誤読を正し、併せてイギリスにおける自由心証主義の成立・発展過程を論ず	一九六九年五月二〇日	論文	中京法学四巻一号
75	宣徳染付唐草文提壺	一九六九年八月三〇日	随想	『壺と私』／光芸出版
76	存在と文化（十五）	一九六九年九月二〇日	論文	中京法学四巻二号
77	戦後治安立法の史的展開と階級闘争（共著）	一九六九年一一月一日	論文	法律時報四一巻一三号
78	存在と文化（十六）	一九六九年一二月一日	論文	中京法学四巻三号
79	存在と文化（十七）	一九七〇年三月一日	論文	中京法学四巻四号
80	笠原窯色絵鳳凰文大皿	一九七〇年三月三〇日	随想	『皿と私』／光芸出版

81	機動隊の不退去学生排除を違法とした事例―いわゆる博多駅事件第一審公判と裁判の中立性について（福岡地裁44・4・11）―	一九七〇年四月一日	判例批評	判例時報五八四号（判例評論一三四号）
82	たぬき・むじな	一九七〇年七月一日	判例批評	別冊ジュリスト27『刑法判例百選（新版）』
83	公務執行妨害罪における「暴行」	一九七〇年七月一日	判例批評	別冊ジュリスト 27『刑法判例百選（新版）』
84	政治犯罪と裁判の中立性	一九七〇年七月二〇日	判例批評	ジュリスト臨時増刊『昭和四十四年度重要判例解説』
85	存在と文化（十八）	一九七〇年九月一日	論文	中京法学五巻一号
86	存在と文化（十九）	一九七〇年一〇月一日	論文	中京法学五巻二号
87	存在と文化（二十・完結）	一九七〇年一〇月一日	論文	中京法学五巻二号
88	いわゆる大衆科学教育と科学の物神化	一九七〇年一一月一日	小論	ジュリスト四六五号
89	存在と文化（はしがき・総目次・総序・第二巻序論・第三巻はしがき）	一九七〇年一二月一日	論文	中京法学五巻三号
90	存在と文化　全三巻（第一巻　自由意思の基本構造、第二巻　社会史の法則、第三巻　存在の諸次元と文化の諸相）	一九七一年四月一日	著書	風媒社
91	すべての過失は認識ある過失である	一九七一年四月一五日	論文	『刑法と科学　法律編』／有斐閣
92	兇器準備集合罪の成立要件	一九七一年六月二五日	判例批評	ジュリスト臨時増刊『昭和四十五年度重要判例解説』
93	中国の風土と古陶磁（1）―宋の鈞窯・定窯・官窯・官汝窯をめぐって―（共著）	一九七一年一一月一日	小論	陶説二二四号
94	中国の風土と古陶磁（2）―華北の土と定窯の美―（共著）	一九七一年一二月一日	小論	陶説二二五号

95	残虐異常性犯罪はなぜ日本に少ないか	一九七二年八月一日	論文	現代のエスプリ六一号／至文堂
96	法学	一九七三年五月二〇日	著書	風媒社
97	片面的共犯―片面的共犯の成否と共犯の本質―	一九七三年一〇月二〇日	判例批評	ジュリスト増刊『刑法の判例 第二版 基本判例解説シリーズ2』
98	日本労働運動の現状と展望	一九七四年三月一日	論文	新潟県国家公務員労働組合共闘会議
99	臭を万年に遺すなかれ	一九七四年六月一日	論文	法律時報四六巻六号
100	刑事法における人間の虚像と実像――近代・現代刑事法の基本原理・基本構造に対する総批判序説	一九七五年一月三一日	論文	法政理論七巻一・二合併号
101	刑事法体系の新構成要綱、およびその体系の一部をなす実体的真実認識方法論としての刑事人権保障体系の新構成序説	一九七五年八月三一日	論文	法政理論八巻一号
102	ジャン-ジャック・ルソー著『社会契約について、または国家の形態に関するエッセー（社会契約論初稿）第一巻第一～二章』	一九七六年八月三一日	論文・翻訳	法政理論九巻一号
103	マルク・アンセル著『刑事責任・法的観点』	一九七六年八月三一日	論文・翻訳	法政理論九巻一号
104	刑事法における人間の虚像と実像	一九七六年一一月一五日	著書	大成出版社
105	伝聞法則とその例外規定との、および刑事訴訟法三二八条の新解釈、「全訴訟関係人を人格として取扱え」「疑わしきは罰せず」の法理を証拠法に貫徹する道	一九七七年三月一八日	論文	法政理論九巻三号
106	訴因と公訴事実とは同じ物である、公訴事実同一の範囲と一事不再理の効力の及ぶ範囲とは異なる	一九七七年三月二三日	論文	法政論集七〇号
107	違法性は行為無価値でも結果無価値でもなく、体制関係的無価値である	一九七七年七月二〇日	論文	『現代の刑事法学（上）』／有斐閣
108	反対の原理	一九七七年一〇月一日	随想	ジュリスト六四九号

109	権力止揚論（一）	一九七七年一二月三一日	論文	法政理論一〇巻二号
110	たぬき・むじな	一九七八年二月六日	判例批評	別冊ジュリスト57『刑法判例百選総論』一四巻一号
111	望越原	一九七八年四月一二日	詩歌	『第八詩歌集・早春賦』黒田了一他／明るい革新府政をすすめる文化人の会
112	己未元旦所懐	一九七九年三月一四日	詩歌	『第九詩歌集・道ひとすじに』黒田了一他／明るい革新府政をすすめる文化人の会
113	逮捕または勾留中の被疑者の取り調べは許されない	一九七九年一一月三〇日	論文	法政理論一二巻二号
114	ほんもの・にせもの	一九八〇年一月三一日	随想	新大広報昭和五四年度第三号
115	権力止揚論（二）	一九八〇年七月二五日	論文	法政理論一三巻一号
116	刑罰権の憲法的基礎（報告要旨）	一九八〇年一〇月一一日	論文	日本刑法学会第五七回大会における講演
117	日本刑務文学の現況	一九八〇年一二月二五日	論文	法政理論一三巻二号
118	フランス犯罪論に学ぶもの—独仏犯罪論体系の比較考察—	一九八一年三月二〇日	論文	法政理論一三巻三号
119	権力止揚論	一九八一年四月五日	著書	大成出版社
120	フランス刑事法〔刑法総論〕（共訳）	一九八一年七月一〇日	翻訳	成文堂
121	頑張れ、江川君	一九八一年一一月一日	随想	ジュリスト七五二号
122	ドイツ近代犯罪論体系の史的変遷	一九八一年一二月二六日	論文	法政理論一四巻二号

123	仏独近代刑罰権理念史序説（一）	一九八二年三月一五日	論文	法政理論一四巻三号
124	新版 刑法概説1〔総論〕（共著）	一九八二年三月二〇日	著書	有斐閣
125	王の正義は、外国人と寡婦と孤児との保護者たるにあり	一九八二年六月一日	小論	法学セミナー二六巻六号
126	刑罰権否定の法理	一九八二年一〇月五日	論文	刑法雑誌二五巻一号
127	フランス刑事法〔刑事訴訟法〕（共訳）	一九八二年一二月一〇日	翻訳	成文堂
128	憲法・刑事訴訟法英文によれば、検察・警察の取調を受けるとき、被疑者は弁護士のつきそい援助を求める権利を有する	一九八三年一月一七日	論文	法政理論一五巻二号
129	「見えない飛行機」は見えなくなった	一九八三年三月一日	随想	法学セミナー二七巻三号
130	フランス刑事訴訟法は、検察官と私訴原告人との協同による公衆訴追主義を採る	一九八三年一〇月一五日	論文	法政理論一六巻一号
131	裁判に活力を与える陪審裁判	一九八三年一二月一日	論文	陪審裁判創刊2／陪審裁判を考える会
132	フランス刑事訴訟法における「判決手続と訴追・予審との機能分離の原則」と「陪審制度・自由心証主義および口頭弁論主義の一体不可分性」	一九八四年一月一〇日	論文	法政理論一六巻二号
133	フランスの「人民代表訴追」とイギリスの「一般市民訴追」—捜査権強化と機能分離との調和—	一九八四年三月一五日	論文	法政理論一六巻三号
134	事実の錯誤と法律の錯誤（2）	一九八四年三月二五日	判例批評	別冊ジュリスト82『刑法判例百選総論（第二版）』
135	「角栄裁判」は宗教裁判以前の暗黒裁判だ！—日本の裁判が持つ構造的欠陥—	一九八四年八月一日	対談	諸君！一六巻八号
136	現住建造物放火罪における「未遂犯と不能犯の区別の基準」と「実行の着手の有無の判断基準」との間に矛盾が生じた事例	一九八四年八月一日	判例批評	判例時報一一一七号（判例評論三〇六号）

137	冤罪防止に陪審法復活を	一九八四年八月三一日	論文	新潟日報
138	邦訳・大革命期フランスの刑事訴訟立法（その一）、治安警察、刑事司法および陪審員の設置に関するデクレ（一七九一年九月一六―二九日）	一九八四年九月二〇日	論文・翻訳	法政理論一七巻一・二合併号
139	フランス陪審制度に見る近代刑事訴訟法の真髄と陪審なきわが法の惨状	一九八四年一二月一日	論文	自由と正義三五巻一三号
140	近代刑事訴訟法の真髄デュポール報告について―フランス一七九一年刑事訴訟法典提案趣旨説明の解説と全訳―	一九八四年一二月二〇日	論文・翻訳	法政理論一七巻三号
141	邦訳・大革命期フランスの刑事訴訟立法（その二）、罪刑法典（一）（革命暦四年霧月三日）（共訳）	一九八五年三月一五日	論文・翻訳	法政理論一七巻四号
142	冤罪を根絶する妙薬、圧制から人権を守る砦としての陪審	一九八五年四月一日	論文	陪審裁判三号
143	白井駿著『犯罪の現象学』人権侵害の危険性を論究―刑法学史上の画期的労作―	一九八五年四月二七日	書評	図書新聞
144	われわれは民主憲法を担えるか	一九八五年五月三日	論文	新潟日報
145	執行受けねば成立	一九八五年五月九日	論文	朝日新聞夕刊
146	立花隆氏への忠告、事実はペンよりも強し	一九八五年六月一日	小論	人権思想一号
147	平沢死刑囚時効論議に盲点―執行停止せず恐怖与え続けた検察―	一九八五年六月七日	論文	朝日新聞
148	邦訳・大革命期フランスの刑事訴訟立法（その三）、罪刑法典（二）（革命暦四年霧月三日）（共訳）	一九八五年七月一〇日	論文・翻訳	法政理論一八巻一号
149	被拘置者に対する死刑の時効の適用に関する、法務大臣への意見書	一九八五年七月一〇日	論文	法政理論一八巻一号
150	「蓮の糸」を切った人々へ―「時効は死刑執行を促す」論への反論―	一九八五年七月一〇日	論文	月刊『状況と主体』一一六号

151	刑事司法の病根だ	一九八五年七月二一日	小論	朝日新聞
152	死刑囚の時効について―平沢貞通の人身保護請求事件の顛末と批評―（一）	一九八五年九月二〇日	論文	法政理論一八巻二号
153	邦訳・大革命期フランスの刑事訴訟立法（その二）、罪刑法典（三完）（革命暦四年霧月三日）（共訳）	一九八五年九月二〇日	翻訳	法政理論一八巻二号
154	武林さんの質問に答えて―権力の発生原因と権力の分類―	一九八五年一〇月一日	小論	人権思想三号
155	死刑制度に一石投じた時効論―帝銀事件―	一九八五年一〇月一五日	小論	狭山差別裁判一四二号
156	拷問に等しい日本の刑事裁判手続き（上）	一九八五年一二月一日	論文	人権思想四号
157	死刑囚の時効について―平沢貞通の人身保護請求事件の顛末と批評―（二）	一九八五年一二月二五日	論文	法政理論一八巻三号
158	邦訳・大革命期フランスの刑事訴訟立法（その三）、重罪事件および軽罪事件における犯罪の訴追に関する法律（革命暦九年雨月七日）（共訳）	一九八五年一二月二五日	論文・翻訳	法政理論一八巻三号
159	拷問に等しい日本の刑事裁判手続き（下）	一九八六年二月一日	論文	人権思想五号
160	フランス一七九一年刑法典草案に関するルペルチエ報告（共訳）	一九八六年三月一五日	翻訳	法政理論一八巻四号
161	一七八九年人権宣言の罪刑法定主義は裁判官の罪刑専断防止を目的としてはいなかった・宣言の諸草案および議会審議録からの考察　第一部　本論	一九八六年三月一五日	論文	法政理論一八巻四号
162	平沢貞通氏の恩赦について	一九八六年五月七日	論文	帝銀事件死刑囚平沢貞通氏の恩赦に関する意見書／平沢貞通氏を救う会・帝銀事件弁護団
163	一七八九年人権宣言の罪刑法定主義は裁判官の罪刑専断防止を目的としてはいなかった・宣言の諸草案および議会審議録からの考察　第二部　諸草案および審議録の邦訳、提案者・発言者の列伝	一九八六年七月二五日	論文・翻訳・解説	法政理論一九巻一号

164	陪審のない刑事裁判はアルコールの抜けた酒である	一九八六年八月一日	論文	人権思想六号
165	一七八九年人権宣言の罪刑法定主義は裁判官の罪刑専断防止を目的としてはいなかった・宣言の諸草案および議会審議録からの考察　第三部　結論　罪刑法定主義の本旨と現代的意義	一九八六年一〇月三〇日	論文	法政理論一九巻二号
166	人権に関する法律（1）	一九八七年一月三一日	論文	新潟県豊栄市中央公民館における市民法律講座講義要旨
167	沢登佳人副代表の閉会の挨拶／『新潟陪審友の会』の名称について	一九八七年二月一〇日	解説	陪審の友／新潟陪審友の会一号
168	明治治罪法の精神（共著）	一九八七年二月五日	論文	法政理論一九巻三号
169	人権への誤解を解く	一九八七年九月一日	論文	人権思想七号
170	トマス・アクィナスの所有権論について	一九八七年九月一日	論文	人権思想七号
171	社会改革運動再建の指標としての人権	一九八七年九月一日	論文	人権思想七号
172	監獄はなぜ存在するのか	一九八八年一一月五日	論文	法学セミナー増刊・総合特集シリーズ41『監獄の現在』
173	一七八九年人権宣言に見る近代刑事法の初心	一九八八年一一月三〇日	論文	法政論集一二三号
174	法学開眼—法の世界と現実の世界—法学の道は人間の道に通じる。火花散る二大鬼才の饗宴	一九八九年四月二〇日	対談	法学セミナー増刊『法学入門一九八九』
175	ごぞんじですか陪審裁判	一九八九年五月二〇日	論文	どんこん／越書房六号
176	新たに制定されるべき陪審法の基本理念・原則・構造に関する「新潟陪審友の会」の意見	一九八九年七月一日	論文	新潟陪審友の会
177	フランス革命と近代刑事法	一九八九年七月一日	論文	法律時報六一巻八号

178	報道の落とし穴	一九八九年七月一五日	小論	ジュリスト九三八号
179	克服された二つの矛盾	一九八九年八月一日	随想	法学セミナー三四巻八号
180	新たに制定されるべき陪審法の基本理念・原則・構造に関する「新潟陪審友の会」の意見─陪審法検討小委員会「陪審法草案（1989年4月）」の検討を通して─	一九八九年八月一日	論文	新潟陪審友の会
181	なぜ今、陪審なのか	一九八九年一一月一日	論文	月刊 TIMES 一三巻一一号
182	フランス一七九一年刑事訴訟法典草案に関するデュポール報告（共訳）	一九八九年一二月一一日	翻訳	法政理論二二巻二号
183	宇宙超出論序説（レジュメ）	一九八九年一二月一五日	論文	人権思想八号
184	文明のコストとしての犯罪	一九九〇年一月三〇日	対談	Cahoots／白順社
185	自白は証拠の女王	一九九〇年四月三〇日	随想	時の法令一三七六号
186	書証排除と自由心証主義	一九九〇年五月三〇日	随想	時の法令一三七八号
187	真説罪刑法定主義	一九九〇年六月三〇日	随想	時の法令一三八〇号
188	アドリアン・デュポール	一九九〇年七月三〇日	随想	時の法令一三八二号
189	体罰の行き過ぎを防ぐ法	一九九〇年八月三〇日	随想	時の法令一三八四号
190	宇宙超出論─人生のむなしさを超えて─	一九九〇年九月一日	著書	白順社
191	マスコミよ、冷静なれ	一九九〇年九月一八日	随想	新潟日報

192	人質のお父さん	一九九〇年九月一九日	随想	新潟日報
193	子供だけの自由	一九九〇年九月二〇日	随想	新潟日報
194	軽老の精神	一九九〇年九月二一日	随想	新潟日報
195	結婚なんてツマラナイ	一九九〇年九月二二日	随想	新潟日報
196	ルソーの予言	一九九〇年九月三〇日	随想	時の法令一三八六号
197	雍正古月軒の謎	一九九〇年一〇月三〇日	随想	時の法令一三八八号
198	陪審裁判の基礎知識	一九九〇年一一月一日	論文	『陪審裁判―試案 解説 資料―』／新潟陪審友の会
199	江川クンは正しかった	一九九〇年一一月三〇日	随想	時の法令一三九〇号
200	盗作と創作の間	一九九〇年一二月三〇日	随想	時の法令一三九二号
201	検察官一体原則の不思議	一九九一年一月三〇日	随想	時の法令一三九四号
202	フランス革命と近代刑事法の理念	一九九一年二月一日	論文	『近代刑事法の理念と現実―フランス革命二百年を機に―』／立花書房
203	真理は世にいれられず	一九九一年二月二八日	随想	時の法令一三九六号
204	木村大造先生	一九九一年三月三〇日	随想	時の法令一三九八号
205	宇宙超出への道―永遠のいのちをたずねて―	一九九二年一月一五日	著書	白順社
206	官窯古赤絵と中国専制君主政	一九九二年四月一日	随想	新潟大学学報五五〇号

207	天皇陛下御即位奉祝討論会	一九九二年五月一五日	討論	人権思想九号
208	一七八九年フランス国民議会八月四日夜の会議議事録（共訳）	一九九二年九月二一日	翻訳	法政理論二五巻一号
209	宇宙超出論開題	一九九二年一一月二二日	論文	宇宙超出研究会
210	蚕はなぜ糸を吐くか―私の思想形成過程―（新潟大学法学部最終講義）	一九九三年二月一〇日	論文	宇宙超出研究会
211	学生のみなさん、ありがとう	一九九三年三月一日	随想	『法紀』／新潟大学法学ゼミナール協議会二〇号
212	真善美の復権	一九九三年六月一日	随想	ジュリスト一〇二三号
213	白鷗大学教授就任のあいさつ	一九九三年六月二二日	小論	白鷗大学新聞二八号
214	国家なければ刑罰なし	一九九三年七月二四日	論文	新刑法学会報告要旨
215	人間と宇宙への視点【刑法学の虚像と実像】	一九九三年八月一〇日	対談	『ぼくたちの犯罪論』／白順社
216	新経営哲学と宇宙超出論	一九九三年八月二〇日	論文	宇宙超出二号
217	社会のしくみと環境問題	一九九三年九月一一日	小論	日本社会党新潟県本部三区協議会学習会講演要旨
218	アドリアン・デュポール	一九九三年九月三〇日	論文	『刑事法学の総合的検討（上）』／有斐閣
219	死刑へのアフォリズム	一九九三年一〇月一日	論文	法学セミナー三八巻一〇号
220	詩とは何か	一九九三年一一月一日	小論	『本―白鷗大学の教員が薦める本―』／白鷗大学学生委員会編
221	沢登佳人さんに聞く「21世紀に向けて人類はいま何を―」	一九九四年一月二五日	小論	CIM／くらしの相談・にいがた四号

222	トマス・アクィナスの所有権理論と人民主権論	一九九四年四月一五日	論文	白鷗法学一号
223	デュポールの人権宣言および憲法原理草案（解説と訳文）	一九九四年四月一五日	論文	白鷗法学一号
224	反自殺・反脳死論―生と死についての哲学的考察―	一九九四年五月一〇日	著書	白順社
225	佐久間基追悼文	一九九四年六月三〇日	随想	法学論集三二号
226	国家なければ刑罰なし	一九九四年七月二三日	論文	新刑法学会会報九号
227	フランス大革命期公教育立法の展開―ルソー、コンドルセおよびルペルチエの公教育思想と国民主権原理との関わりのなかで―（共著）	一九九四年九月三〇日	論文	白鷗法学二号
228	遺族のためにこそ死刑廃止を	一九九四年一二月二〇日	論文	『死刑廃止を求める』／日本評論社
229	M・E・マイヤー研究（共著）	一九九五年二月一〇日	論文	白鷗法学三号
230	阪神大震災当初、行政は驚くほど迅速・適切に被害者を救助したのに、マスコミ・世論はなぜそれを袋叩きにしたのか？	一九九五年五月一〇日	論文	宇宙超出四号
231	中国伝統絵画の本質、歴史及び日本絵画への影響	一九九五年九月二九日	論文	『中国現代絵画名作展図録』／新潟県立近代美術館
232	（邦訳）孫世昌「多元の広さと困惑―現代中国画の創作について」	一九九五年九月二九日	翻訳	『中国現代絵画名作展図録』／新潟県立近代美術館
233	（邦訳）晏少翔「筆の表現力」	一九九五年九月二九日	翻訳	『中国現代絵画名作展図録』／新潟県立近代美術館
234	M・E・マイヤー研究（続・完）（共著）	一九九五年九月三〇日	論文	白鷗法学四号
235	近代民主主義の危機と宇宙超出論	一九九五年一〇月二〇日	論文	宇宙超出五号

236	私の思想形成過程	一九九六年三月一五日	論文	白鷗法学五号
237	小六：白鳥　父子二人展を祝って	一九九六年三月二六日	小論	「父子二人展」（一九九六年三月二六日開催　於ホテル新潟）への祝辞（注）小六：高橋操、白鳥：白鳥十三
238	刑法概説1〔総論〕第3版（共著）	一九九六年四月二〇日	著書	有斐閣
239	昔の商人と今の企業、昔の王様と今の国家	一九九六年一〇月一九日	論文	白鷗法学六号
240	宇宙超出論と道徳	一九九七年一月二〇日	論文	宇宙超出六号
241	地域循環型経済・地域主権の理念を実現する政策プログラム〜改革の目標とその方法	一九九七年二月二二日	論文	市民新党にいがた主催「市民塾」第九〜一一回資料
242	ヴァラエティー　近頃不思議に思うこと	一九九七年三月一五日	随想	白鷗法学七号
243	「重罪」背景に強い義務意識	一九九七年九月五日	小論	東京新聞
244	新しい革命への道―地域主権と地域循環経済、徴ボランティア制と新商品価格決定方式―	一九九七年一〇月三一日	論文	白鷗法学九号
245	陪審裁判の基礎知識	一九九八年一月三〇日	論文	『市民の手に裁判を―陪審制度』／尚学社・新潟陪審友の会編
246	許された危険の法理に基づく因果関係論の克服	一九九八年三月二〇日	論文	法政理論三〇巻四号
247	刑法総論の体系	一九九八年三月二〇日	論文	白鷗法学一〇号
248	白鷗大学はすばらしい！	一九九八年三月二〇日	随想	白鷗大学新聞四二号
249	適正利潤について	一九九八年六月一〇日	論文	宇宙超出八号

250	序に代えて　宇宙超出学開題	一九九八年九月一〇日	論文	『宇宙超出をめざす人たちの17話―沢登佳人先生古稀記念論集―』／白順社・宇宙超出学会編
251	お礼の言葉と著者報告を聞いて感じたこと	一九九八年一〇月一五日	随想	宇宙超出九号
252	著者報告「記念論文に書いたこと、など」と若干の討論について	一九九八年一〇月一五日	討論	宇宙超出九号
253	人は死んだらどうなるか？―宇宙超出学による解説―	一九九八年一二月一五日	論文	宇宙超出一〇号
254	討論のレジュメを読んで、死後への疑問に答える	一九九八年一二月一五日	論文	宇宙超出一〇号
255	書評『注釈少年法／田宮裕、廣瀬健二編』	一九九九年五月一日	書評	法学セミナー五三三号
256	臓器移植と人間の生命	一九九九年五月三〇日	著書	白順社
257	本能知と理知との関係および脳死者の思考について	一九九九年六月三〇日	論文	宇宙超出学会市民講演会レジュメ
258	宗教と宇宙超出学	一九九九年一〇月一日	論文	宇宙超出一二号
259	野田妙子さんの句について	一九九九年一二月二〇日	随想	宇宙超出一三号
260	言葉と解釈―刑訴法一九八条一項但書の反対解釈について―	一九九九年一二月二〇日	随想	宇宙超出一三号
261	生命と宇宙の哲学	一九九九年一二月二〇日	論文	宇宙超出一三号
262	『世界』3月号掲載「本土移設」試案について　高見・国富両氏の意見を読んで―痛みを引き受けてこそ	二〇〇〇年四月二四日	小論	ACT／アクト新聞社一二〇号
263	宇宙超出学に基づいて最新物理学理論をより深く理解しその将来を展望する	二〇〇〇年四月三〇日	論文	宇宙超出一四号

264	幻聴の不思議―創造の源泉は本能知の無意識的活動に在る―	二〇〇〇年六月三〇日	随想	宇宙超出一五号
265	少年の教育と少年法の精神	二〇〇〇年六月三〇日	論文	宇宙超出一五号
266	司法制度改革審議会への意見書	二〇〇〇年九月一〇日	論文	新潟陪審友の会
267	公立美術館は地元作家応援を	二〇〇〇年九月一三日	小論	新潟日報
268	道徳としての人権と民主主義（１）	二〇〇〇年九月二五日	論文	宇宙超出一六号
269	近代証拠法概説	二〇〇〇年一〇月二七日	論文	日弁連刑事弁護センター主催「目撃証言研究会」報告要旨
270	道徳としての人権と民主主義（２）	二〇〇〇年一一月一〇日	論文	宇宙超出一七号
271	刑事陪審と近代証拠法	二〇〇一年二月二八日	著書	新潟陪審友の会
272	司法制度改革審議会への意見書	二〇〇一年三月一日	論文	新潟陪審友の会
273	真実を発見する法―裸眼（本能知・自然）で全体を広く見渡してから眼鏡（理知・科学文明）を懸けて事物を観る―（第一四回新潟研究会の報告）	二〇〇一年六月一日	論文	宇宙超出一九号
274	教育を受けることはなぜ義務なのか　勤労奉仕の義務化はなぜ必要か	二〇〇一年六月一日	論文	宇宙超出一九号
275	陪審裁判の基礎知識	二〇〇一年九月二二日	論文	アムネスティ静岡グループ陪審制学習会資料、前掲２４５を若干訂正
276	「三国志」の人物像（第一回）	二〇〇二年一月一日	論文	宇宙超出二一号
277	「三国志」の人物像（第二回）	二〇〇二年四月一日	論文	宇宙超出二二号

278	(往復書簡)人はなぜ死を恐れるのか	二〇〇二年一〇月一日	書簡	宇宙超出二四号
279	宇宙超出学における存在の基本構造図式の再検証(上)―水原舜爾先生の講演「人間～この愚かなるもの」の感想に言寄せて―	二〇〇二年一〇月一日	論文	宇宙超出二四号
280	宇宙超出学における存在の基本構造図式の再検証(中)―水原舜爾先生の講演「人間～この愚かなるもの」の感想に言寄せて―	二〇〇二年一二月一日	論文	宇宙超出二五号
281	宇宙超出学における存在の基本構造図式の再検証(下)―水原舜爾先生の講演「人間～この愚かなるもの」の感想に言寄せて―	二〇〇三年二月一日	論文	宇宙超出二六号
282	宇宙超出思想受胎のころ	二〇〇三年七月一五日	随想	宇宙超出二七号
283	「宇宙超出学における存在の基本構造図式の再検証」について	二〇〇三年七月一五日	解説	宇宙超出二七号
284	本能知と理知―見えてきた生命の実体―(沢登佳人先生喜寿記念出版)	二〇〇三年一二月一〇日	著書	白順社
285	『本能知と理知』の出版に当たって	二〇〇四年一月二〇日	書簡	宇宙超出二八号
286	特殊相対性理論・光速度不変原理と宇宙超出学との論理的関係について	二〇〇四年一月二〇日	論文	宇宙超出二八号
287	一般相対性理論と宇宙超出学との論理的関係について	二〇〇四年三月一〇日	論文	宇宙超出二九号
288	全存在は物質宇宙をどのように創造したのか	二〇〇四年七月三〇日	論文	宇宙超出三〇号
289	宇宙超出学と他思想との思考手順の根本的な違いについて	二〇〇四年七月三〇日	論文	宇宙超出三〇号
290	現代物理学の宇宙論と宇宙超出学との論理的関係について――全存在はどのような手法で時空を創造したのか	二〇〇四年四月一五日	論文	宇宙超出三一号
291	刑事司法改革の理念と目標	二〇〇四年一二月一〇日	論文	宇宙超出三二号

292	（続）現代物理学の宇宙論と宇宙超出学との論理的関係について――全存在はどのような手法で時空を創造したのか	二〇〇四年一二月一〇日	論文	宇宙超出三二号
293	生命の正体とは？小松美彦著『脳死臓器移植の本当の話』の内容紹介	二〇〇四年一二月一〇日	書評・解説	宇宙超出三二号
294	新裁判員法の欠陥とその克服	二〇〇五年三月一一日	論文	陪審制度への道四号／陪審制度を復活する会
295	宇宙超出学の道案内～主要著書の解説　体系構築の四十三年の足跡〈一九六一年～二〇〇四年〉	二〇〇五年四月一〇日	解説	宇宙超出三三号
296	裁判員法の問題点　改善と全面否定のいずれを目指すべきか～根本さんの寄稿文との関連で	二〇〇五年九月一五日	論文	宇宙超出三四号
297	「三国志」の人物像（第三回）　曹操は赤壁でなぜ敗れたのか	二〇〇五年九月一五日	論文	宇宙超出三四号
298	沢登佳人「裁判員法の問題点」（『宇宙超出』三四号）の訂正と追加	二〇〇六年二月一〇日	論文	宇宙超出三五号
299	生物進化論の再検討――進化は地球生態系の相転移である	二〇〇六年六月一〇日	論文	宇宙超出三六号
300	刑事手続システムの世界標準と日本の刑事訴訟法	二〇〇六年九月二五日	論文	宇宙超出三七号
301	孔孟、墨子、後期儒教、日本封建思想および天皇制思想の比較考察	二〇〇六年九月二五日	論文	宇宙超出三七号
302	第18回新潟研究会藤田報告における討論	二〇〇七年三月五日	討論	宇宙超出三八号
303	宇宙超出学の全体像―3人の読者の疑問に答えて―	二〇〇七年三月五日	論文	宇宙超出三八号
304	裁判員制度スタートの前になすべきこと、とは？	二〇〇七年三月一〇日	論文	宇宙超出三九号
305	地球外生物存在否定の論理	二〇〇七年七月一〇日	論文	宇宙超出四〇号

306	長篠の戦で武田勝頼はなぜ敗れたのか　付けたり、川中島の戦と桶狭間の戦の真相	二〇〇七年七月一〇日	論文	宇宙超出四〇号
307	官僚裁判官～裁判の公正の確保を～	二〇〇七年八月二日	論文	奈良新聞社
308	政治的圧力に対する盾～今が最善を尽くす時～	二〇〇七年八月一六日	論文	奈良新聞社
309	死生一体論　宇宙超出学に基づく死生一体の論理的且つ実証的な証明	二〇〇七年一二月一〇日	論文	宇宙超出四一号
310	書評：横山潔『イギリスの少年刑事司法』成文堂二〇〇六年五月　外国法研究の模範。わが国の年少者非行・犯罪対策にぜひ参考を。	二〇〇七年一二月一〇日	書評	宇宙超出四一号
311	懐古三首（漢詩ニ倣ウ）	二〇〇七年一二月一〇日	詩歌	宇宙超出四一号
312	「死生一体論」への疑問に答えることを通して、宇宙超出の原理を再確認し、死生一体の理を闡明する	二〇〇八年三月二五日	論文	宇宙超出四二号
313	「死生一体論」への疑問に答えることを通して、宇宙超出の原理を再確認し、死生一体の理を闡明する（続き）	二〇〇八年六月二五日	論文	宇宙超出四三号
314	我が国における裁判員（陪審）制の歴史と現状と課題（一）「自由と生命」を守る	二〇〇八年九月四日	論文	奈良新聞
315	我が国における裁判員（陪審）制の歴史と現状と課題（二）日本側の無知で弊害	二〇〇八年九月一八日	論文	奈良新聞
316	我が国における裁判員（陪審）制の歴史と現状と課題（三）主権者の自覚と責任	二〇〇八年一〇月二日	論文	奈良新聞
317	「死生一体論」で言いたかったこと（第一九回新潟研究会における質問への答え）	二〇〇八年一〇月二五日	討論	宇宙超出四四号

［安藤雅裕　作成］

あとがき――「宇宙超出学会」の紹介を兼ねて

今日の社会で毎日のように起きているさまざまな事件・事象を見聴きしていて、何かがおかしい・どこか変だと感じている人が多いのではないでしょうか。とにかくあらゆることが嘘っぽいのです。ですから、現代社会のすべての領域において、これまで当たり前だと考えられていたことに対しても、根本的・根源的に疑いの目を向ける必要があると思います。

私たちが宇宙超出学会を創立した一九九三年は、ちょうど日本のバブル経済が崩壊し、また戦後政治の変革がしきりに叫ばれていた時期でした。

「バブルとは泡のこと。外見は大きく見えるが中身が無い。これは政治や経済だけのことではなく、今の文明全体がバブルなのです。日本だけでなく世界の学問や芸術さえも、普遍的価値である真善美を追究するのではなく商品化している。人間社会の倫理や家族の崩壊も深刻です。」

創立記念講演において沢登佳人先生は、それに続けて、「人間は行き詰まったとき、自分自身に立ち還る必要がある。全存在であるわれわれ自身は、互いに尊厳ある存在であり自然の一部であることを自覚し、理知偏重をやめ理知と本能知を正しく使って、政治・経済・文化の諸領域で新しい制度を創るために、協力していくべきである。」と訴えられました。

それから一五年……。最近明らかになった米国の金融バブルの崩壊等によって、グローバル化した世界はその全体がもろに影響を受け、今日の事態は当時の状況よりいっそう深刻化しています。

私たちは、かなり絶望的な今日の人類社会・現代文明の在りようを根本的に見直し抜本的に改革する処方箋を書くことを目標として、沢登先生の思想・哲学を導き手とする宇宙超出学会を創立し、研究および提言・出版等の事業・活動を続けてきました。これまでに、研究会を一九回開催し、会報（機関誌）「宇宙超出」を四四号発行し、そして沢登先生の論文や学会員らの論説を「宇宙超出をめざす人たちの一七話」（一九九八年・白順社）、「本能知と理知～見えてきた生命の実体」（二〇〇三年・同）として出版してきました。そして、今回本書を発行する運びとなった次第です。

本文執筆中に、本年度のノーベル物理学賞・化学賞を日本人四人が受賞したというニュースが飛び込んできました。物理学賞受賞の南部陽一郎氏の「対称性の自発的破れ」理論と同賞受賞の小林誠・益川敏英両氏による小林・益川理論（「CP対称性の破れ」）については、沢登先生がいち早く注目し、宇宙超出学においてこれらの理論を、生命の働きによる物質宇宙の創造・進化のカラクリを解明する鍵としたのです。

小林氏は、新聞社の座談会で今後の物理学の課題を問われ、「一つは重力の理論、そのカギが超弦理論の研究。もう一つは超対称性理論……この二つがつながっているという気がしているが、かなりの概念の飛躍も必要だ。」と答え、同席した野依良治氏（〇一年ノーベル化学賞受賞）は、「哲学的な考えが必要になるのだろうか?」と述べています（朝日新聞・二〇〇八年一〇月九日）。

本書のよき読者なら、宇宙超出学が、重力理論と素粒子理論とを「物質宇宙は生命の自由意思的選択の対象として生命の一要素である」という生命論体系によって総合止揚していること、その中で超弦理論と超対称性理論の意味するところも自然に解明されていることに、気付かれたことでしょう。ここに、まさしく「概念の飛躍」による斬新な「哲学的な考え」（仮説）が提起されているのです。

諸科学（者）の多くは、自分の専門領域に閉じこもりがちで知的冒険を好みません（とくにわが国ではそれが顕著です）。宇宙超出学は、現代諸科学の最新の知見を取り入れて大胆な解釈を加え、それらを総合し体系化することによって、古今東西の森羅万象に関する難問について次々に明快な解答を出してきました。そしてその解答は、私たちの生活感覚＝常識と見事に一致しており心地良い。しかし残念なことに、それらの成果はまだほとんど世に知られていません。それはたいへん残念なことであるばかりか、非常にモッタイナイ話です。

混迷の時代にこそしっかりした理念や理想、原理が必要不可欠です。私（たち）は、宇宙超出学がそれにピッタリのもので、今その出番が求められていると考えています。宇宙超出学会は、いのち（生命）の意味を問い、ほんとうの自分を探し求めているすべての人に対して、常に門戸が開かれています。

読者の皆さん！　あなたや私、そして過去・現在・未来にわたって存在するすべてのものたち、すなわち全存在の永遠のいのちの輝きをいっそう豊かなものにするために、協同して真善美の発見・実践・創造を重ねて行こうではありませんか。

最後に、本書の発刊を快諾いただいた現代人文社の代表取締役成澤壽信様と編集作業等にご協力いただいた関係者の皆様に、こころより感謝申し上げます。

二〇〇八年一〇月吉日

高見　優（団体役員。宇宙超出学会・事務局）

宇宙超出学会・連絡先＝新潟市西区真砂二―二〇―九、高見優方

◎著者プロフィール

沢登佳人（さわのぼり・よしと）

一九二七年　神奈川県生まれ。
一九五二年　京都大学法学部（旧制）卒業。
一九五二年～一九九八年　名古屋大学助手、中京大学、山梨学院大学、新潟大学、白鷗大学各教授を歴任。
現在　新潟大学名誉教授、財団法人新潟県安全衛生センター理事長。

生命《せいめい》とは何《なん》ぞや
生と死の総合科学的解明

二〇〇九年一月二〇日　第一版第一刷

著者　沢登佳人
発行人　成澤壽信
発行所　株式会社 現代人文社
〒一六〇-〇〇〇四　東京都新宿区四谷二-一〇 八ツ橋ビル七階
振替　〇〇一三〇-三-五二三六六
電話　〇三-五三七九-〇三〇七（代表）
FAX　〇三-五三七九-五三八八
E-Mail henshu@genjin.jp（編集部）
hanbai@genjin.jp（販売部）
Web http://www.genjin.jp
発売所　株式会社 大学図書
印刷所　シナノ書籍印刷 株式会社
装丁　Malpu Design（黒瀬章夫）

検印省略　PRINTED IN JAPAN　ISBN978-4-87798-403-8　C1010